全国医药高职高专护理类专业"十二五"规划教材

人体解剖与组织胚胎学

主 编 庞传武

U0341675

中国医药科技出版社

内 容 提 要

  本书是全国医药高职高专护理类专业"十二五"规划教材之一,依照教育部教育发展规划纲要等相关文件要求,紧密结合护士执业资格考试特点,根据《人体解剖与组织胚胎学》教学大纲的基本要求和课程特点编写而成。全书包括人体解剖学、组织学和胚胎学的基本内容,以系统解剖学为主线,以"实用、够用"为原则,精炼、系统、科学、准确地介绍了人体解剖与组织胚胎学的基本知识。全书分十二章,内容包括绪论、基本组织、运动系统、消化系统、呼吸系统、泌尿系统、生殖系统、脉管系统、感觉器、神经系统、内分泌系统、胚胎学概要。本书适合医药卫生高等职业教育、函授及自学高考等相同层次不同办学形式教学使用,也可作为医药行业培训和自学用书。

图书在版编目(CIP)数据

人体解剖与组织胚胎学/庞传武主编 . —北京:中国医药科技出版社,2013.7

全国医药高职高专护理类专业"十二五"规划教材

ISBN 978 - 7 - 5067 - 6128 - 4

Ⅰ. ①人… Ⅱ. ①庞… Ⅲ. ①人体解剖学 - 高等职业教育 - 教材 ②人体组织学 - 人体胚胎学 - 高等职业教育 - 教材 Ⅳ. ①R32

中国版本图书馆 CIP 数据核字(2013)第 082426 号

美术编辑 陈君杞
版式设计 郭小平

出版 中国医药科技出版社
地址 北京市海淀区文慧园北路甲 22 号
邮编 100082
电话 发行:010 - 62227427 邮购:010 - 62236938
网址 www. cmstp. com
规格 787 × 1092mm $^1/_{16}$
印张 19
字数 382 千字
版次 2013 年 7 月第 1 版
印次 2013 年 7 月第 1 次印刷
印刷 廊坊市广阳区九洲印刷厂
经销 全国各地新华书店
书号 ISBN 978 - 7 - 5067 - 6128 - 4
定价 39. 00 元

本社图书如存在印装质量问题请与本社联系调换

全国医药高职高专护理类专业"十二五"规划教材
建设委员会

编委会 / 《人体解剖与组织胚胎学》

主　编　庞传武

副主编　张敏平　张　沛　陈　东

编　委　（以姓氏笔画为序）

王　强（河套学院）

杨海涛（廊坊卫生职业学院）

汪新华（北京卫生职业学院）

张　沛（北京卫生职业学院）

张晓芳（泰山护理职业学院）

张敏平（泰山护理职业学院）

陈　东（泰山护理职业学院）

周树启（北京卫生职业学院）

庞传武（泰山护理职业学院）

唐国斌（曲靖医学高等专科学校）

黄　皓（泰山护理职业学院）

编写说明

当前，我国医药高等职业教育教学已步入了一个新的发展阶段，教育部门高度重视，依托行业主管部门规范指导，各学术团体和高等院校也开展了更加深入的医药高等职业教育教学改革的研究。为贯彻落实《国家中长期教育改革和发展规划纲要（2010~2020年）》和全国医学教育工作会议精神，结合我国"十二五"规划关于医疗卫生改革的战略和政策，适应最新颁布的护士执业资格考试新大纲的要求，推动高质量教材进课堂，2012年9月，在卫生计生委人才交流服务中心的指导下，中国医药科技出版社联合中华预防医学会公共卫生教育学会职教分会，在总结"十一五"期间教材建设经验的基础上，组织泰山护理职业学院、广西卫生职业技术学院、北京卫生职业学院、廊坊卫生职业学院、通辽职业学院、济南护理职业学院等十余所院校，启动了全国医药高职高专护理类专业"十二五"规划教材的编写工作。

《国家中长期教育改革和发展规划纲要（2010~2020年）》提出当前我国职业教育应把提高质量作为重点，到2020年，我国职业教育要形成适应经济发展方式转变和产业结构调整要求、体现终身教育理念、中等和高等职业教育协调发展的现代职业教育体系。作为重要的教学工具，教材建设应符合纲要提出的要求，符合行业对于医药职业教育发展的要求、符合医药职业教育教学实际的要求。根据全国医药行业的现状和对护理高技能型人才的需求，医药高职高专教学公共核心知识体系和课程体系的建立、精品课程与精品教材的建设，成为全国医药高职高专院校护理类专业教学改革和教材建设亟待解决的任务。

在编写过程中我们坚持以人才市场需求为导向，以技能培养为核心，以医药高素质实用技能型人才培养必需知识体系为要素，规范、科学并符合行业发展需要为该套教材的指导思想；坚持"技能素质需求→课程体系→课程内容→知识模块构建"的知识点模块化立体构建体系；坚持以行业需求为导向，以国家相关执业资格考试为参考的编写原则；坚持尊重学生认知特点、理论知识适度、技术应用能力强、知识面宽、综合素质较高的编写特点。

本套教材根据全国医药高职高专院校护理类专业教学基本要求和课程要求进行编写，涵盖了护理类专业教学的所有重点核心课程和若干选修课程，可供护理及其相关专业教学使用。欢迎广大读者特别是各院校师生提出宝贵意见。

全国医药高职高专护理类专业"十二五"
规划教材建设委员会
2013年6月

前言 / PREFACE

　　本书是全国医药高职高专护理类专业"十二五"规划教材之一，依据《护理专业教学大纲》和《全国护士执业资格考试大纲》编写而成。《人体解剖与组织胚胎学》是一门重要的医学基础课。该课学习的好坏直接关系到其他医学基础课、临床课的学习，关系到护理专业课的学习，关系到护士执业资格考试。

　　本教材的特点是：①科学性。教材传播给学生的是自然科学和社会科学，是现代医学科学体系。编写内容是前人的科学研究成果，是科学体系的总结。编写中从唯物主义观点出发，实事求是，摒弃伪科学、假科学。编写中查阅大量的有关资料，包括本科教材、专科教材、中专教材和相关的专业杂志，将前人的研究成果，加以总结，编入教材，使教材成为人类科学研究成果的结晶。②先进性。现代科学进展很快，包括医学科学和护理学，有许多新方法、新理论、新观点不断出现。本教材重视吸收这些新的知识，不墨守成规。③直观性。解剖学是形态学和结构学。要使用大量的图，突出形象性。这些图有线条图，也有 X 片图，CT、核磁共振图，突出了形象性和立体性。同学们注意在学习中应用。④实用性。本教材是护理专业高职高专教材，强调对护理专业有用的知识。以《护理专业教学大纲》和《全国护士执业资格考试大纲》为依据，对护理专业关系不大或者不密切，甚至完全无关紧要的内容作了适当的删减，保证教材的实用和精炼；而对护理有实用价值的内容适当增加，保证为学习临床护理打下良好的基础。

　　本教材章节排序参考系统解剖学的顺序，胚胎学内容放在最后。系统解剖学是本门功课的主要内容，是学生学习的重点；系统解剖学的排序比较科学，由易向难逐步深入，符合学生由浅入深的学习规律。

　　为帮助学生学习，本教材章节前设置了学习目标（分掌握、熟悉、了解三个层次），章节后增加了思考题。内文中增加了重点提示（讲课中所强调的重点）、知识链接（链接相关的临床和护理知识）。章节前的学习目标和章节后的思考题，可引导学生逐步提高自学能力，尽快适应职业院校的学习。

　　本教材主要用于护理专科层次学生的学习。五年制专科一般开课时数 144 课时，三年制开课时数 108 课时。本教材兼顾了两种学制学生的学习，能够满足他们的学习要求。

编者

2013 年 3 月

目录 /CONTENTS

第一章 第一章 绪论 / 1

一、人体解剖与组织胚胎学的定义及其在医学中的重要性 ·················· (1)

二、学习人体解剖与组织胚胎学的观点和方法 ·························· (2)

三、人体的组成和体型 ······································· (4)

四、解剖学方位术语 ··· (5)

五、组织学的研究技术与方法 ···································· (6)

第二章 基本组织 / 8

第一节 上皮组织 ··· (8)

一、被覆上皮 ··· (9)

二、腺上皮和腺 ··· (13)

第二节 结缔组织 ·· (13)

一、固有结缔组织 ·· (13)

二、软骨组织和骨组织 ······································· (17)

三、血液和淋巴 ··· (21)

第三节 肌组织 ·· (24)

一、骨骼肌 ·· (24)

二、心肌 ··· (26)

三、平滑肌 ·· (26)

第四节 神经组织 ·· (27)

一、神经元 ·· (27)

二、神经胶质细胞 ·· (30)

三、神经纤维 ··· (31)

四、神经末梢 ··· (32)

第三章 运动系统 / 35

第一节 骨和骨连结 ··· (35)

一、概述 ··· (35)

二、躯干骨及其连结 ·· (39)

三、颅骨及其连结 ……………………………………………………… (45)

四、附肢骨及其连结 ……………………………………………… (49)

第二节 骨骼肌 ……………………………………………………… (60)

一、概述 …………………………………………………………… (60)

二、头肌 …………………………………………………………… (61)

三、颈肌 …………………………………………………………… (62)

四、躯干肌 ………………………………………………………… (63)

五、四肢肌 ………………………………………………………… (66)

第四章 消化系统 / 72

第一节 概述 ………………………………………………………… (72)

一、消化系统的组成 ……………………………………………… (72)

二、胸部的标志线和腹部分区 …………………………………… (73)

第二节 消化管 ……………………………………………………… (74)

一、消化管的一般微细结构 ……………………………………… (74)

二、口腔 …………………………………………………………… (75)

三、咽 ……………………………………………………………… (79)

四、食管 …………………………………………………………… (80)

五、胃 ……………………………………………………………… (81)

六、小肠 …………………………………………………………… (84)

七、大肠 …………………………………………………………… (87)

第三节 消化腺 ……………………………………………………… (89)

一、肝 ……………………………………………………………… (89)

二、胰 ……………………………………………………………… (93)

第四节 腹膜 ………………………………………………………… (94)

一、腹膜和腹膜腔的概念 ………………………………………… (94)

二、腹膜与脏器的关系 …………………………………………… (94)

三、腹膜形成的结构 ……………………………………………… (95)

第五章 呼吸系统 / 97

第一节 呼吸道 ……………………………………………………… (97)

一、鼻 ……………………………………………………………… (97)

二、咽 ……………………………………………………………… (99)

三、喉 ……………………………………………………………… (99)

四、气管与主支气管 ……………………………………………… (101)

第二节 肺 …………………………………………………………… (103)

一、肺的位置与形态 ……………………………………………… (103)

二、肺内支气管及支气管肺段 ···(104)

三、肺的微细结构 ···(105)

四、肺的体表投影 ···(106)

五、肺的血管 ···(107)

第三节 胸膜与纵隔 ···(108)

一、胸膜 ···(108)

二、纵隔 ···(109)

第六章 泌尿系统 / 111

第一节 肾 ···(112)

一、肾的形态 ···(112)

二、肾的位置 ···(112)

三、肾的被膜 ···(113)

四、肾的剖面结构 ···(114)

五、肾的微细结构 ···(114)

六、肾的血液循环 ···(117)

第二节 输尿管 ···(118)

一、输尿管的分部 ···(118)

二、输尿管的狭窄 ···(119)

第三节 膀胱 ···(119)

一、膀胱的形态 ···(119)

二、膀胱的位置和毗邻 ···(120)

三、膀胱壁的结构 ···(121)

第四节 尿道 ···(122)

第七章 生殖系统 / 123

第一节 男性生殖系统 ···(123)

一、内生殖器 ···(123)

二、外生殖器 ···(128)

第二节 女性生殖系统 ···(131)

一、内生殖器 ···(131)

二、外生殖器 ···(138)

第三节 乳房 ···(140)

一、乳房的位置和形态 ···(140)

二、乳房的形态 ···(140)

三、乳房的结构 ···(140)

第四节 会阴 ···(141)

一、会阴的概念 …………………………………………………………（141）
二、会阴的分区 …………………………………………………………（141）

第八章 脉管系统 / 143

第一节 心血管系统 ………………………………………………………（143）
一、概述 …………………………………………………………………（143）
二、心 ……………………………………………………………………（146）
三、肺循环的血管 ………………………………………………………（154）
四、体循环的动脉 ………………………………………………………（154）
五、体循环的静脉 ………………………………………………………（170）
六、血管壁的微细结构和微循环 ………………………………………（178）
第二节 淋巴系统 ………………………………………………………（180）
一、淋巴管道 ……………………………………………………………（181）
二、淋巴器官 ……………………………………………………………（182）

第九章 感觉器官 / 191

第一节 眼 ………………………………………………………………（191）
一、眼球 …………………………………………………………………（192）
二、眼副器 ………………………………………………………………（194）
三、眼的血管 ……………………………………………………………（196）
第二节 耳 ………………………………………………………………（197）
一、外耳 …………………………………………………………………（197）
二、中耳 …………………………………………………………………（197）
三、内耳 …………………………………………………………………（198）
第三节 皮肤 ……………………………………………………………（200）
一、皮肤的微细结构 ……………………………………………………（200）
二、皮肤的附属结构 ……………………………………………………（201）

第十章 神经系统 / 204

第一节 概述 ……………………………………………………………（204）
一、神经系统的分部 ……………………………………………………（205）
二、神经系统的活动方式 ………………………………………………（206）
三、神经系统的常用术语 ………………………………………………（206）

第二节　中枢神经系统 ································· (207)

　　一、脊髓 ··· (207)

　　二、脑 ··· (211)

　　三、脑和脊髓的被膜 ····························· (226)

　　四、脑和脊髓的血管 ····························· (228)

　　五、脑脊液及其循环 ····························· (232)

第三节　周围神经系统 ····························· (233)

　　一、脊神经 ····································· (234)

　　二、脑神经 ····································· (242)

　　三、内脏神经 ··································· (249)

第四节　中枢神经的传导通路 ····················· (256)

　　一、感觉传导通路 ······························· (256)

　　二、运动传导通路 ······························· (259)

第十一章　内分泌系统 / 262

第一节　垂体 ····································· (263)

　　一、垂体的形态和位置 ··························· (263)

　　二、垂体的分部 ································· (263)

　　三、垂体的微细结构 ····························· (263)

　　四、垂体的功能 ································· (264)

第二节　甲状腺 ··································· (265)

　　一、甲状腺的形态和位置 ························· (265)

　　二、甲状腺的微细结构 ··························· (265)

第三节　甲状旁腺 ································· (266)

　　一、甲状旁腺位置和形态 ························· (266)

　　二、甲状旁腺的微细结构和功能 ··················· (266)

第四节　肾上腺 ··································· (267)

　　一、肾上腺的位置和形态 ························· (267)

　　二、肾上腺的微细结构及功能 ····················· (267)

第五节　松果体 ··································· (268)

　　一、松果体的位置和形态 ························· (268)

　　二、松果体的功能 ······························· (269)

第十二章 人体胚胎学概要 / 270

第一节 生殖细胞的成熟 …………………………………………………… (270)

一、精子的成熟 ……………………………………………………………… (270)

二、卵的成熟 ………………………………………………………………… (271)

第二节 受精与卵裂 ………………………………………………………… (272)

一、受精 ……………………………………………………………………… (272)

二、卵裂 ……………………………………………………………………… (273)

三、胚泡的形成（第1周） ………………………………………………… (274)

第三节 植入与蜕膜 ………………………………………………………… (274)

一、植入 ……………………………………………………………………… (274)

二、蜕膜 ……………………………………………………………………… (275)

第四节 三胚层的形成及其分化 …………………………………………… (276)

一、三胚层的形成 …………………………………………………………… (276)

二、三胚层的早期分化 ……………………………………………………… (278)

第五节 胎膜与胎盘 ………………………………………………………… (281)

一、胎膜 ……………………………………………………………………… (281)

二、胎盘 ……………………………………………………………………… (283)

第六节 胎儿血液循环及出生后的变化 …………………………………… (284)

一、胎儿心血管系统的结构特点 …………………………………………… (284)

二、胎儿的血液循环途径 …………………………………………………… (285)

三、胎儿出生后血液循环的变化 …………………………………………… (285)

第七节 双胎与多胎 ………………………………………………………… (285)

一、双胎 ……………………………………………………………………… (285)

二、多胎 ……………………………………………………………………… (286)

第八节 先天性畸形 ………………………………………………………… (286)

一、先天性畸形的发生原因 ………………………………………………… (286)

二、胚胎的致畸敏感期 ……………………………………………………… (287)

三、先天性畸形分类 ………………………………………………………… (287)

参考文献 / 289

第一章

绪 论

学习目标

1. 掌握人体解剖学的常用术语。
2. 熟悉解剖学及组织胚胎学的定义；人体的组成及部位；组织切片的染色方法。
3. 了解解剖学及组织胚胎学的学习观点和方法。

一、人体解剖与组织胚胎学的定义及其在医学中的重要性

人体解剖与组织胚胎学包括解剖学、组织学、胚胎学。

解剖学是通过手术工具解剖、凭借肉眼观察的方法，研究正常人体形态结构的科学，又称大体解剖学。按其研究和叙述方法的不同，通常分为系统解剖学、局部解剖学。

系统解剖学是按照人体的器官系统的顺序（如运动系统、消化系统、呼吸系统等）描述其形态结构的科学，是学习的主要部分，是为其他医学基础课和临床课的学习打基础的。局部解剖学是按照人体的部位，由浅入深，逐层描述各层结构的形态及其相互关系的科学，主要为外科手术学打基础的。

组织学是借助于显微镜观察的方法，研究正常人体的细胞、组织、器官微细结构的科学，又称微体解剖学。随着电子显微镜的发明、同位素的应用以及其他新技术的发展，细胞超微结构的研究不断取得新的成就，乃至有超微组织学、组织化学等新学科逐步形成。

胚胎学是研究人体在出生之前发生、发育过程中，形态结构变化规律的科学。

综上所述，可知解剖学、组织学和胚胎学都是研究人体形态结构的科学，广义地说，都应归属于解剖学。因此，通常所说的解剖学，只是狭义地指系统解剖学而言。

人体解剖与组织胚胎学，是一门重要的医学基础课程，为其他医学基础课和临床医学课打基础，提供正常人体形态结构的基础知识，以便更好地理解和分析人体发生疾病时的病理变化，进而更好地防治疾病。如将整个医学比作一栋楼房，解剖学是这栋楼房的基石；如若将整个医学比作一棵大树，解剖学则是这棵大树的根。因此，学好解剖学非常重要，希望同学们充分认识到它的重要性，努力学好解剖学，

为其他后续课程的学习打下良好的基础，为成为一个合格的白衣天使打下良好的基础。

二、学习人体解剖与组织胚胎学的观点和方法

人体解剖与组织胚胎学是研究人体形态结构及其在发生、发育过程中演变规律的一门科学。要全面而准确地认识和理解人体的形态结构及其演变规律，必须掌握如下观点和方法。

（一）学习人体解剖与组织胚胎学的基本观点

1. 发展进化的观点

人类的形态结构是亿万年来由低级动物经过不同的进化阶段，逐渐发展进化而来的。因此，人类的形态结构还存留着与动物，特别是与人类相近的脊椎动物相似的特征。如具有两侧对称的身体，脊髓都位于消化管的背侧。人属脊椎动物亚门、哺乳纲、灵长目，故人体具有哺乳动物的共同特征，即全身被有毛发，以乳汁哺育幼儿，体腔被膈分成胸、腹两腔。作为灵长目，人又具有灵长目的共同特征，即眼位于头部的前面，指（趾）末端的背侧被盖有甲。人虽与动物特别是灵长目中的类人猿有许多相似之处，但又有一系列的本质区别，如由于直立行走，为支持体重足底发展呈拱形；由于生产劳动和语言的产生，人脑发展成思维器官；上、下肢有了明确的分工，特别是双手，成为劳动的器官，能制造和不断改进生产工具，从而使人类能主动地认识和改造客观世界。人由受精卵到成体的发育过程，反映了由单细胞到多细胞，由无组织器官到组织器官的形成和分化，由无脊椎到有脊椎，即由低等动物发展到人的类似过程。人体出现的某些畸形和变异，如从种系发生或个体发生的角度去分析和认识，也只是某些返祖现象和胚胎发育不全的表现。了解这些发展和变异是更好地学习和理解人体形态结构的重要基础。

2. 形态和功能互相联系的观点

人体的形态结构是生理功能的基础，如红细胞因富含血红蛋白，具有结合和携带氧的功能。生理功能的改变也必然影响其形态结构，加强体育锻炼使肌肉发达，长期卧床可导致肌肉萎缩、骨质疏松。从种系进化上看，四足动物的四肢与人类的上、下肢是同源器官，四足动物以四肢行走，前、后肢的结构基本相同；人类由于直立行走和生产劳动，上、下肢有了明确分工，其形态结构有了明显差异。因此人体的形态结构与生理功能是相互依赖、相互影响的。深入了解这些辩证关系，对更好地认识和掌握器官的形态特征是十分重要的。

3. 局部和整体统一的观点

人体各部之间，局部与整体之间，在神经系统和内分泌系统的调节下相互影响，彼此协调，形成一个有机的统一体。各个局部都是整体的一部分，不可能离开整体独立存在，而是相互联系，彼此影响的。学习时虽从个别器官入手，但必须始终注意局部与整体的关系，从整体的观点理解局部，由局部更深入地了解整体。

4. 理论和实际相联系的观点

学习的目的为了应用。因此，在学习中必须根据培养目标，注意理论联系实际，

联系临床应用，做到学用结合。同时必须重视实验课，充分利用标本、模型、组织切片、图表、电化教具以及活体观察等方法，以加深理解，增强记忆，进一步提高分析问题和解决问题的能力。

（二）学习人体解剖与组织胚胎学的主要方法

人体解剖与组织胚胎学是医学生进入大学所学的第一门医学课程。医学课程有什么特点呢？①它具有学科的独立性。医学不同于高中的物理、化学，他是独立的自然科学，与高中的课程虽有联系，但联系不密切。换句话说，即使高中的成绩不太理想，只要努力，照样可以学好医学课程。②医学课程名词繁多。从学习上看，医学课程需要记忆的多，需要思维的少，记忆繁多的名词并理解其含义，是医学生学习的主要内容。③现代医学发展很快。随着自然科学的发展，医学也发生着突飞猛进的进步，许多新技术、新方法、新药品、新设备不断涌现。所以，医学生工作后也要学习，要终生学习，才能成为一名好的医务工作者。基于以上思考，我们要掌握以下学习方法。

1. 学会记忆

因解剖学名次术语繁多，只有掌握适当的记忆方法，才能取得良好的记忆效果。

系统记忆法：也称为归纳记忆法。将相近相似的内容、名词、术语找出一定的规律，归纳分类，使其转化为有条理、更系统，便于记忆的知识。例如实质器官的"门"，肺门、肾门、肝门、脾门等归纳为一类记忆。还有气血屏障、血尿屏障、血脑屏障等可运用此类方法归纳记忆。

比较记忆法：利用比较记忆，可以发现事物的共性和特性，加深对事物的印象。如对结缔组织的各个种类的形态结构的比较，各种白细胞镜下结构的比较，肱骨和股骨形态的比较等都可以用此法记忆。

规律记忆法：如四肢骨的配备，进出实质性器官的结构，神经传导通路的走行都有一定的规律可循，找出这种规律，将可帮助记忆。

区别记忆法：将相同相似的器官，找出结构、形态的不同点，加以总结对照记忆。如两肺的相同点、不同点结合起来记忆，记忆效果明显提高。其他如椎骨、男女骨盆的相同点、不同点加以总结，便于记忆。

推理记忆法：根据已学过的知识进行分析推理，找出事物之间的规律，从而加以记忆。如肝蒂内有动脉、静脉、神经、淋巴管，肾蒂也有相同的结构，肺根内的结构也基本一样。这样结合起来，则容易记忆。

趣味记忆法：将相互有谐音或有特殊区别意义的内容编成自己喜欢的歌诀，则容易记忆。如8块腕骨（手舟骨、月骨、三角骨、豌豆骨、大多角骨、小多角骨、头壮骨、钩骨）可编成："舟、月、三角、豆，大、小、头壮、钩"的歌诀。

另外还有联想记忆法、数字记忆法、画图记忆法、分类记忆法等。只要努力学习自己就可以找到各种各样的记忆方法，提高学习效果。

2. 勤动口

问老师，问同学，问电脑，问自己。充分发挥自己学习的主观能动性，参与学校、老师、同学组织的各种学习活动。活动中不耻下问，积极发言，积极交流。只有这种积极学习的态度，做到勤问，勤记，勤学，必定取得好的学习效果。同时利用现代化的网络可以有效地帮助你的学习。网络上有各种各样的解剖学知识，有名词解释，有解剖图表，有影视资料，有著名专家的授课，有学习课件，有学习交流软件，也有学习方法的介绍。所以，网络是我们的最方便的老师。希望大家会上网，能上网，能管好自己上网，不要被网络上不利于学习的东西所迷惑，白白浪费了青春大好时光。

3. 勤动手

多摸、多写、多画。多摸指多接触标本、模型、图片等实验资源，既是学习的过程，也是提高实验技能的过程。在动手实验的过程中，要细致观察图（插图、挂图）、标本（尸体标本、切片标本）、模型（动态的和静态的），也包括活体。实验前应熟悉教材内容，预习实验指导，明确实验的目标和重点。必要时对着课本进行实验，从而提高实验效果。

多写是指在学习过程中总结出学习重点，做好学习笔记。读书笔记无疑是加深知识融化于脑的有效方法，也为复习功课提供了捷径。因此，多写非常重要。

画图是脑手协调统一的过程，通过画图能使机体的形态、结构、功能特点在脑内建立清晰的形象。形象记忆是大脑最不容易丢失的记忆。因此，在学习过程中，要坚持锻炼画图技能，为进一步的掌握学习内容奠定基础。

三、人体的组成和体型

人体结构和功能的基本单位是细胞。形态结构特点相似、功能相近的细胞群，由细胞间质结合在一起所形成的结构叫组织。几种不同的组织组成具有一定形态、完成一定生理功能的器官，如肺、肾、肝等。许多功能相关的器官，连接在一起完成一种连续的生理功能，叫系统。人体有运动系统、消化系统、呼吸系统、泌尿系统、生殖系统、脉管系统、感觉器、神经系统和分泌系统。

消化系统、呼吸系统、泌尿系统和生殖系统的大部分器官都位于胸腔、腹腔和盆腔内，并借一定的孔道与外界相通，故又总称为内脏。

按照人体的形态和部位，可将人体分为头、颈、躯干和四肢四大部分。躯干又可分为胸、腹、腰、背四个部位。四肢则有上肢和下肢之分。上肢又分为肩、臂、前臂和手四部分；下肢可分为臀、大腿、小腿和足四部分。

人体的结构虽基本相同，但由于受遗传、环境、营养乃至职业和锻炼等因素的影响，而使个体之间躯体高矮不同，内脏的形态和具体位置也有所差别。这些特点在人体上的综合表现，称为体型。人的体型大致可分为三型：①矮胖型，体态粗矮，头大，四肢相对短小，腹围超过胸围，胸腹腔的容积较大；一般心较大，多呈横位，肺短，胃的位置较高且较宽短。②瘦长型。身材瘦长而细弱，四肢较长，胸围大于腹围，心多呈垂直位，肺长，腹部脏器的位置较低，且较细长。③适中型，介于上述两种类型之间。上述三型皆属正常体型。熟悉人体的体型和相应的特征，不但对临床物理诊断有一定帮助，而且是 X 线诊断中不可忽视的生理因素。

四、解剖学方位术语

为了研究人体各部的位置及其相互关系，统一规定了解剖学姿势、方位、轴和面等术语。

1. 解剖学姿势

也称标准姿势，其规定为：身体直立，两眼平视，上肢下垂，下肢并拢，手掌和足尖向前。

2. 方位

以解剖学姿势为标准，为描述人体结构，规定了人体的方位，

（1）上与下　近头者为上，近足者为下。

（2）前与后　近腹者为前，近背者为后。

（3）内侧与外侧　以身体正中矢状面为准，距其近者为内侧，反之为外侧。

（4）内与外　凡属空腔器官，在腔内或器官管壁上，近腔者为内，远腔者为外。

（5）浅与深　以体表皮肤为准，近表面者为浅，远表面者为深。

（6）近侧与远侧　在四肢，距其附着部位近者为近侧，远者为远侧。

在出生前，胎儿在母体子宫内生长发育，体形弯曲，以解剖学姿势为依据的前、后、上、下等方位术语，不适用于胎儿。描述胎儿方位，以胎儿的头、尾、背、腹为标准，称近头者为头端（头侧），近尾者为尾端（尾侧），近腹者为腹面，近背者为背面。

3. 轴

按解剖学方位，人体有三种相互垂直的轴。这在描述某些器官的形态，特别是在叙述关节运动时，尤为重要（图 1-1）。（1）矢状轴　是呈前后方向的线，并与身体的长轴和冠状轴皆呈垂直位的水平线，有无数条。

（2）冠状轴　是呈左右方向的线，并与身体的长轴和矢状轴皆呈垂直位的水平线，可作无数条。

（3）垂直轴（vertical axis）　与身体长轴平行且呈上下方向的线，且与水平面垂直，有无数条。

4. 面

常用的面有三种：

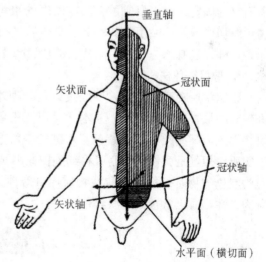

图 1-1　人体的轴和面

（1）水平面（横切面）（horizontal plane）　即与人体长轴垂直，将人体分为上、下两部分的切面。

（2）矢状面（sagittal plane）　与横切面和冠状面垂直，将人体分为左、右两部分的纵切面。通过人体正中线的矢状面，称为正中矢状面，它将人体分为左、右对称的

两部分。

（3）冠状面（额状面）（coronal plane）　与上述两种面垂直，将人体分为前、后两部分的纵切面。

（4）如果以某一器官本身为标准，沿其长轴所作的切面为纵切面，与其长轴垂直的切面则为横切面。

五、组织学的研究技术与方法

1. 显微镜简介

显微镜是研究组织学（器官的微细结构）的主要工具。通过显微镜可以将组织放大几百倍到上百万倍，从而观察到人体器官的微观结构，为从微观结构上研究疾病的发生打下良好的基础。显微镜多种多样，包括普通光学显微镜、荧光显微镜、相差显微镜、激光扫描共聚焦显微镜、电子显微镜等。普通光学显微镜最为常用，一般分为低倍镜、高倍镜、油镜 3 种镜头，放大倍数在几百倍到上千倍，其他显微镜多用在临床实验和实验室进行基础医学研究和其他领域的实验研究。

2. 组织切片

组织学的研究方法是采用组织切片。切片的厚薄根据显微镜的放大倍数决定，放大倍数越高应切的越薄，普通光学显微镜一般要求切成 5 ~ 10μm 的组织切片。具体组织切片的处理方法包括以下过程：①取材、固定：用刀和剪取下新鲜的组织材料，放在 10% 的甲醛固定液中，使蛋白质等成分迅速固定，以保持活体状态的结构。②脱水、透明、包埋：固定的组织块先用乙醇脱水，再用二甲苯透明，最后放入液体石蜡，随着石蜡的固定，组织变成了有一定硬度的组织蜡块。③切片、染色：用专治的切片机将组织切成薄片，贴于载玻片上，脱蜡后进行染色，最后用树胶加盖片封固。除了有蜡切片外，还有冰冻切片、涂片、铺片、磨片等，用于不同的组织。

3. 常用染色法

组织学所观察的标本，要经过染色处理才能在显微镜下观察。染色方法很多，下面仅介绍最常用的染色法：苏木素–伊红染色（简称 HE 染色）。苏木素是碱性染料，可将细胞内某些成分染成蓝色。对碱性染料亲和力强，着色为蓝色的物质，称为嗜碱性物质。伊红是酸性染料，可将细胞内某些成分染成红色。对酸性染料亲和力强，着色为红色的物质，称为嗜酸性物质。对碱性染料和酸性染料的亲和力都不强的物质，称为中性物质，常被染成淡红色。

思考题

1. 系统解剖学的概念？

2. 组织学的概念？

3. 胚胎学的概念？

4. 细胞的概念？

5. 组织的基本概念？

6. 器官的概念？

7. 系统的概念，人体有哪些系统构成？

8. 解剖学姿势怎么规定的？

9. 何为上和下？

10. 何为正中矢状面？

11. 冠状面可以做多少个？

12. HE 染色用哪些染料？

（庞传武）

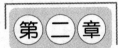

第二章

基 本 组 织

学习目标

1. 掌握上皮组织的分类和共同特点；上皮细胞的特殊结构及主要的结构特点和功能；疏松结缔组织的组成及其各细胞成分的主要功能；血液的组成、血细胞的正常值；骨骼肌、心肌和平滑肌的一般结构特点；神经组织的基本结构及神经元的分类、结构特点和功能；突触的概念及结构特点。

2. 熟悉被覆上皮类型、形态及主要分布；腺上皮的分类、外分泌腺的分类；软骨组织的成分及主要分类；结缔组织的结构特点和分类；骨板的形成及长骨骨干骨板的排列方式；血细胞的形态及功能特点；肌节、闰盘、横小管、肌浆网、三联体的概念；神经纤维、神经末梢的分类及各类的功能特点。

3. 了解上皮组织的一般特点；致密结缔组织、脂肪组织及网状组织的结构特点和分布；血细胞的发生；心肌和骨骼肌超微结构的不同点；神经胶质细胞的分类及功能。

组织由细胞和细胞间质构成。细胞是主体，细胞间质位于细胞之间，对细胞有支持和营养等作用。人体的组织按其结构和功能不同，可分为上皮组织、结缔组织、肌组织和神经组织四类，这四类组织是构成人体器官的基本成分，称为基本组织。

第一节　上皮组织

上皮组织简称上皮，由大量形态规则、排列紧密的细胞和少量细胞间质构成。可分为被覆上皮、腺上皮和特殊上皮三大类。

上皮组织具有保护、分泌、排泄、吸收和感觉等功能。覆盖于人体表面或内衬于体内各种管、腔及囊的内表面的上皮称为，以保护和吸收功能为主；以分泌功能为主的上皮称为腺上皮，是构成腺的主要成分；某些部位上皮细胞特化后可完成特殊的功能，称为特殊上皮，如感觉上皮、生殖上皮等。

上皮组织的共同特点：①细胞多而密集，细胞间质少；②上皮细胞有极性，即细胞朝向有腔器官的腔面或体表的一端游离，称游离面，与游离面相对的另一端称基底面，基底面依靠一层均质状的薄膜即基膜与其深面的结缔组织相连接；③一般没有血管，其营养靠深部结缔组织中的毛细血管供应；④一般有丰富的神经末梢分布。

一、被覆上皮

被覆上皮根据排列层数及细胞的形态，可分类如下（图2－1）。

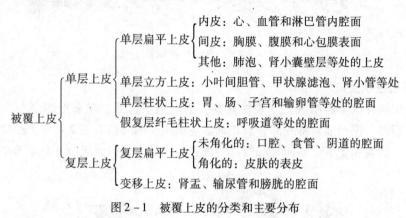

图2－1　被覆上皮的分类和主要分布

（一）单层上皮

单层上皮只有一层细胞构成，并呈极性分布，按细胞形态特点单层上皮又分为以下四种。

1. 单层扁平上皮

由一层扁平细胞紧密连接而成。从垂直切面观察，细胞扁薄，核扁圆位于细胞中央（图2－2）。其中分布在心、血管和淋巴管内表面的单层扁平上皮称内皮，细胞很薄，游离面光滑，有利于物质交换及血液和淋巴的流动；分布在胸膜、腹膜和心包膜表面的单层扁平上皮称间皮，间皮细胞的游离面光滑而湿润，可减少活动时器官间的摩擦，有利于器官的活动。

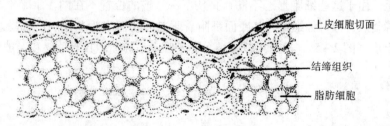

图2－2　单层扁平上皮

【重点提示】内皮和间皮为同一种上皮，因分布部位不同而命名，功能上各有侧重。

2. 单层立方上皮

由一层立方形的细胞组成。从表面观察，细胞呈多边形。在垂直切面上，细胞呈立方形，核圆形，位于细胞的中央（图2－3）。这种上皮分布于小叶间胆管、甲状腺滤泡及肾小管等处，具有分泌和吸收功能。

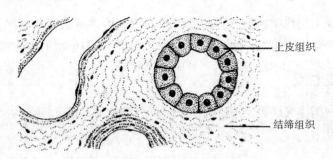

图2-3 单层立方上皮

3. 单层柱状上皮

由一层棱柱状细胞组成。从表面观察，细胞呈多边形。在垂直切面上，细胞为柱状，核椭圆形，位于细胞基底部，其长轴多与细胞长轴一致（图2-4）。此种上皮分布在胃、肠、胆囊和子宫、输卵管等器官的内表面，具有保护、吸收和分泌等功能。

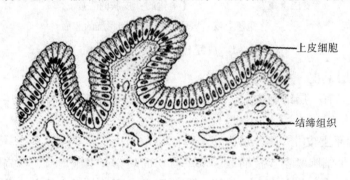

图2-4 单层柱状上皮

4. 假复层纤毛柱状上皮

由柱状细胞、梭形细胞、锥形细胞和杯状细胞组成。其中柱状细胞数量最多，表面有大量纤毛。由于这些细胞形态不同、高矮不一，核的位置不在同一水平上，故从垂直面上看很像复层，但每种细胞的基底面都附着于基膜，而实为单层，因而得名为假复层纤毛柱状上皮（图2-5）。这种上皮主要分布于呼吸道腔面，具有分泌和保护作用。

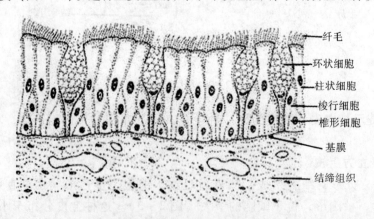

图2-5 假复层纤毛柱状上皮

（二）复层上皮

复层上皮由多层细胞构成，浅层细胞抵达游离面，基底层细胞与基膜相贴，中间层居中。根据其细胞的形态特点复层上皮又分为复层扁平上皮和变移上皮。

1. 复层扁平上皮

又称复层鳞状上皮（图2-6），由多层细胞组成，细胞形状不一。紧靠基膜的一层基底细胞为矮柱状，中部为数层多边形细胞，浅层为数层扁平细胞。基底层细胞较幼稚，具有旺盛的分裂能力，新生的细胞逐渐向表层方向移动，变成中层、表层的细胞，补充脱落的表层细胞，使细胞不断更新。复层扁平上皮分布于常受机械摩擦的部位，如皮肤表层、口腔、食管、及阴道等处，具有很强的保护作用。

位于皮肤表皮的复层扁平上皮，浅层细胞的核消失，胞质充满角蛋白，细胞干硬，并不断脱落，称角化的复层扁平上皮。对机械性磨损的耐受力更强。衬贴在口腔、食管和阴道等腔面的复层扁平上皮，浅层细胞有核，含角蛋白少，称未角化的复层扁平上皮。

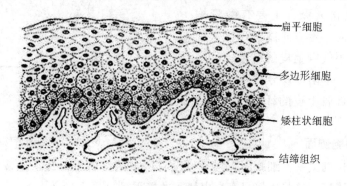

扁平细胞
多边形细胞
矮柱状细胞
结缔组织

图2-6 复层扁平上皮

2. 变移上皮

又称移行上皮，主要分布于肾盂、输尿管及膀胱等处。其特点是细胞的形状和层数可随器官容积的改变而变化。当膀胱收缩时，上皮变厚，细胞层数变多，表层细胞呈大立方形，胞质浓密，称盖细胞；中间层细胞呈梨形或多边形。基底层细胞呈立方形或矮柱状。当膀胱扩张时，上皮变薄，细胞层数减少，浅层细胞变扁平（图2-7）。变移上皮可防止尿液侵蚀，起有保护作用。

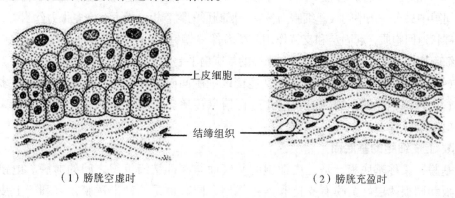

上皮细胞

结缔组织

（1）膀胱空虚时　　　　　　　　　　（2）膀胱充盈时

图2-7 变移上皮

（三）上皮组织的特殊结构

上皮细胞的游离面、基底面和相邻细胞的侧面，形成一些特殊结构，以适应上皮组织的功能。

1. 上皮细胞的游离面

（1）微绒毛　由上皮细胞的细胞膜和细胞质共同形成的微细指状突起，其内含有纵行的微丝（图2－8）。微绒毛存在于小肠和肾近端小管上皮细胞的游离面，扩大了细胞的表面积，有利于细胞的吸收功能。

（2）纤毛　由上皮细胞的细胞膜和细胞质共同形成的较粗而长的指状突起，其内部结构复杂，主要有微管构成。纤毛具有向一定方向做节律性摆动的能力。存在于气管上皮的纤毛，可排出吸入的灰尘、细菌以及分泌物（图2－5）；存在于输卵管上皮的纤毛可输送卵子和受精卵。

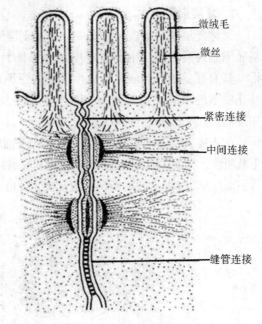

图2－8　上皮细胞的特殊结构

微绒毛
微丝
紧密连接
中间连接
缝管连接

2. 上皮细胞侧面

上皮细胞排列紧密，细胞间隙很窄且没有明显的细胞外基质。上皮细胞侧面的特化结构为细胞连接。这些连接只有在电镜下才能看到（图2－8）。

（1）紧密连接　又称闭锁小带，在上皮细胞靠近游离面处，相邻细胞侧面的细胞膜外层呈嵴状部分融合，围绕在细胞顶部四周，封闭细胞间隙。紧密连接具有屏障作用，可阻止大分子物质从细胞间隙进入深部组织，从而保持细胞内环境的稳定。

（2）中间连接　又称黏着小带，位于紧密连接下方，相邻细胞间有一狭小间隙，其中充满均质状物质。两侧细胞膜的胞质面有少量致密物质，并有很多平行微丝附着。中间连接除具有黏着作用外，还有保持细胞形状和传递细胞间收缩力的作用。

（3）桥粒　又称黏着斑，位于中间连接的深部。呈斑状连接，相邻细胞间有较宽的间隙，间隙中央有一条中间线。细胞面各有一椭圆形的附着板，板上有许多张力丝附着，并常折成袢状返回胞质，起固定和支持作用。桥粒像"铆钉"一样把细胞连接起来，是一种牢固的细胞连接，在易受机械性刺激和摩擦的复层扁平上皮中多见。

（4）缝隙连接　又称通讯连接，连接区细胞间隙很窄，相邻两细胞间有许多相通的小管，使细胞能够互相沟通，借此进行信息传递。缝隙连接有利于细胞间的离子交换和电冲动传递。

3. 上皮细胞的基底面

基膜：又称基底膜，是上皮细胞的基底面与深部结缔组织之间的薄膜。电镜下分为基板和网板两层。基膜有支持和连接作用，同时也是一种半透膜，有利于上皮组织和深部的结缔组织进行物质交换。

二、腺上皮和腺

腺上皮是由腺细胞组成的以分泌功能为主的上皮。以腺上皮为主要成分组成的器官叫腺。

（一）外分泌腺和内分泌腺

根据其分泌物的排出方式，腺可分为外分泌腺和内分泌腺。外分泌腺的分泌物通过导管输送到体表或器官腔面，如汗腺、唾液腺等；内分泌腺没有导管，其分泌物经血液或淋巴输送到全身各种组织细胞，如甲状腺、肾上腺等，将在内分泌系统讲解。

（二）外分泌腺的结构和分类

1. 外分泌腺的一般结构　外分泌腺外包结缔组织被膜，被膜深入腺内构成腺的间质。腺的实质由分泌部和导管部两部分组成。

（1）分泌部：也称腺泡，一般有一层腺细胞围成，中央有腺腔。腺细胞合成的分泌物先排入腺腔内再经导管排出。

（2）导管部：管壁由上皮围成，与分泌部相连，主要作用是输送分泌物。有些腺的导管上皮还有重吸收和分泌的功能。

2. 外分泌腺的分类

按构成腺的腺细胞数量外分泌腺可分为单细胞腺（如杯状细胞）和多细胞腺（如唾液腺）。多细胞腺根据导管有无分支，可分为单腺和复腺；根据分泌部的形态可分为管状腺、泡状腺和管泡状腺；根据分泌物的性质可分为黏液性腺、浆液性腺和混合性腺。

第二节　结缔组织

结缔组织由细胞和大量细胞间质构成。结缔组织与上皮组织比较，有如下特点：①细胞数量少，但种类多，无极性；②细胞间质多，由纤维、基质和基质内的组织液构成；③由间充质分化而来。结缔组织分布广泛、形式多样，包括胶态的固有结缔组织、固态的骨组织和软骨组织以及液态的血液和淋巴（图2–9）。结缔组织广泛分布于各种组织器官之间，起连接、支持、营养和保护作用。

间充质由间充质细胞和基质构成。间充质细胞是一种分化程度较低的干细胞，能分化成各种结缔组织细胞、内皮细胞和平滑肌细胞等。

一、固有结缔组织

一般所说的结缔组织，通常就是指固有结缔组织，按其结构和功能不同分为疏松结缔组织、致密结缔组织、脂肪组织和网状组织四类。

（一）疏松结缔组织

疏松结缔组织又称蜂窝组织，结构特点是细胞种类较多，纤维少且排列松散，基质丰富（图2–10）。疏松结缔组织广泛分布于全身各种细胞、组织和器官之间，具有支持、连接、防御、保护、营养和创伤修复等功能。

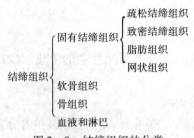

图 2-9　结缔组织的分类

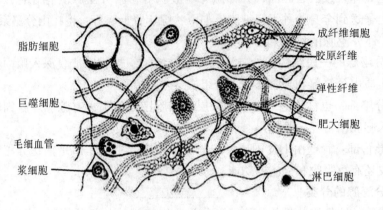

图 2-10　疏松结缔组织铺片

1. 细胞　疏松结缔组织的细胞多种多样，分别具有不同的功能。

（1）成纤维细胞：是疏松结缔组织的主要细胞，能合成纤维和基质，故名成纤维细胞。细胞呈多突起扁平形状，紧贴附于胶原纤维束上；细胞核大，呈椭圆形，染色浅，核仁明显；胞质弱嗜碱性，HE 染色标本上细胞轮廓不清楚。电镜下，可见细胞质内有丰富的粗面内质网、游离核糖体和发达的高尔基复合体等细胞器。表明成纤维细胞合成蛋白质的功能旺盛，在创伤愈合过程中，发挥重要作用。

成纤维细胞的功能处于相对静止状态时，称为纤维细胞。细胞体积小，长梭形，扁平多突起，核小色深，核仁不明显。在某些情况下（如手术或创伤），静止的纤维细胞可转化为功能活跃的成纤维细胞，加快纤维和基质的合成，促进伤口愈合，但也容易形成瘢痕。

（2）巨噬细胞：又称组织细胞，数量多，分布广。细胞形态不规则，表面有一些短而钝的突起，称伪足；核小而圆，染色较深；细胞质丰富，呈嗜酸性，内有大量吞噬体、吞饮小泡和溶酶体等（图 2-10）。

巨噬细胞具有趋化性。淋巴细胞分泌的一些细胞因子及某些细菌产生的一些化学物质可使巨噬细胞向产生这些物质的部位运动，巨噬细胞的这种性能称为趋化性。这些化学物质称为趋化因子，变性的蛋白质也具有趋化因子的作用。在趋化因子的作用下，静止的巨噬细胞活化为游走的巨噬细胞，并进行活跃的吞噬功能。

巨噬细胞的功能有：①变形运动和趋化性，能聚集在病灶部位；②吞噬作用，能吞噬异物、细菌、衰老死亡的细胞以及肿瘤细胞；③参与免疫反应；④合成和分泌生物活性物质。

（3）肥大细胞：细胞体积较大，呈圆形或椭圆形；细胞核小而圆，染色浅；胞质内充满了粗大的嗜碱性异染颗粒（图2-10）。肥大细胞的细胞质内含有白三烯，颗粒内含有肝素、组胺和嗜酸性粒细胞趋化因子等物质。肥大细胞与过敏反应有密切关系。

知识链接

　　白三烯和组胺可引起毛细血管扩张和通透性增加，小支气管平滑肌收缩，从而引起全身或局部的过敏反应，如荨麻疹及支气管哮喘等。肝素有抗凝血作用。嗜酸性粒细胞趋化因子能吸引血液中的嗜酸性粒细胞（有抗过敏作用）向过敏反应部位集结，从而减轻过敏反应。能使肥大细胞释放白三烯和脱颗粒的抗原物质称为过敏原，常见的过敏原有花粉、某些药物及蛋白质等。

　　（4）浆细胞：细胞呈圆形或椭圆形。细胞核圆形，常偏于细胞一侧，核内染色质丰富，多聚集在核周并向核中心成辐射状排列，形似车轮状（图2-10）。细胞质嗜碱性。浆细胞能合成和分泌免疫球蛋白（immuno globulin，Ig），即抗体，参与机体的体液免疫。

　　（5）脂肪细胞：细胞体积大，呈球形，胞质内充满脂滴常将细胞核挤向一侧。在HE染色的标本中，脂滴被溶解，胞质呈空泡状（图2-10）。脂肪细胞可合成和储存脂肪，参与机体的脂类代谢。

　　（6）未分化的间充质细胞：是保留在结缔组织中的一种原始、幼稚的细胞，保持着间充质的分化潜能。在机体需要时，可分化为成纤维细胞脂肪细胞、平滑肌细胞等多种细胞。

　　（7）白细胞：疏松结缔组织中的白细胞来自血液，以中性粒细胞、嗜酸性粒细胞和淋巴细胞多见。

　　2. 细胞间质　疏松结缔组织的细胞间质多，由纤维、基质和基质中的组织液组成。

　　（1）纤维：有三种，包括胶原纤维、弹性纤维和网状纤维。

　　1）胶原纤维：数量最多，新鲜时呈乳白色，故又称白纤维。HE染色呈粉红色，粗细不等，常成束排列成波浪状（图2-10）。电镜下，胶原纤维由更细的胶原纤维组成，后者的化学成分是胶原蛋白。胶原纤维具有很强的韧性，抗拉力强。

　　2）弹性纤维：新鲜时呈黄色，又称黄纤维。弹性纤维比胶原纤维细，排列散乱，分支并连接成网（图2-10），具有很强的弹性。

　　3）网状纤维：细而短，分支多，交织成网。HE染色标本中不着色。用银染法，网状纤维呈棕黑色，故又称嗜银纤维。网状纤维主要存在于网状组织，也分布在结缔组织和其他组织交界处。

　　（2）基质：是一种无色透明的无定形胶状物，化学成分是蛋白多糖和水。蛋白多糖是蛋白质和多糖结合成的复合物，多糖分子包括透明质酸、硫酸软骨素、硫酸角质素及硫酸肝素等。其中透明质酸含量最多，具有异染性，与蛋白质分子和多糖分子共同组成分子筛，能阻止侵入机体内的物质扩散。有些病原菌、癌细胞等能分泌透明质酸酶，分解基质中的透明质酸，从而破坏分子筛的屏障作用，使局部感染向周围蔓延扩散。

由于透明质酸含有许多亲水基团，易与水分子结合，从而使基质呈均质凝胶状，起细胞外的"储水库"作用。

　　（3）组织液 tissue fluid：是从毛细血管动脉端渗入基质内的液体。组织液经毛细血管静脉端和毛细淋巴管回流到血液及淋巴。组织液不断地循环更新，有利于血液与组织中的细胞进行物质交换，成为细胞赖以生存的体液内环境。当病变引起组织液水分过度流失或积流时，可导致组织脱水或水肿。

（二）致密结缔组织

　　致密结缔组织是一种以纤维成分为主的固有结缔组织，可分为不规则的和规则的两种致密结缔组织。

　　1. 不规则的致密结缔组织

　　结构与疏松结缔组织基本相似，特点是纤维较粗大，纵横交织，排列紧密，纤维间间隙很小，细胞成分较少（图2－11）。主要分布于皮肤的真皮、硬脑膜、巩膜及一些器官的被膜等处，具有很强的抗拉力。

　　2. 规则的致密结缔组织

　　又分为两种，一种以胶原纤维为主，构成肌腱，结构特点是胶原纤维聚集成平行排列的胶原纤维束，纤维束之间有形态特殊的成纤维细胞，称为腱细胞（图2－11）。另一种以弹性纤维为主，也称弹性组织。粗大的弹性纤维平行排列成束，如黄韧带；或成层排列，如大动脉的中膜。

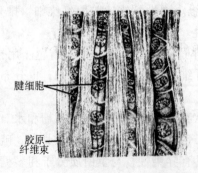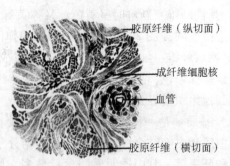

图2－11　致密结缔组织

（三）脂肪组织

脂肪组织由大量脂肪细胞聚集而成，并被疏松结缔组织分隔成若干脂肪小叶（图2-12）。脂肪组织主要分布于浅筋膜、网膜和系膜等处，具有储存脂肪、保持体温、缓冲机械性外压、参与脂类代谢、支持和保护等作用。

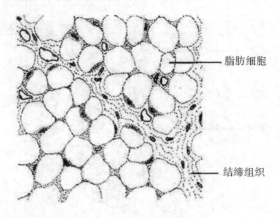

图2-12　脂肪组织

（四）网状组织

网状组织主要由网状细胞和网状纤维构成。网状细胞呈星状多突起，相邻细胞的突起相互连接成网；由网状细胞产生的网状纤维沿网状细胞分布，也交织成网。网状组织主要分布于造血器官和淋巴器官等处，提供血细胞和淋巴细胞发育所需要的微环境（图2-13）。

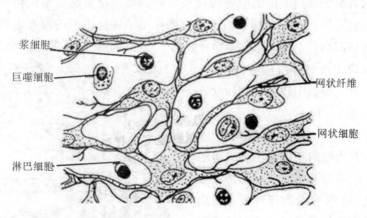

图2-13　网状组织

二、软骨组织和骨组织

（一）软骨组织

软骨组织由软骨细胞和细胞间质构成。软骨组织与其周围的软骨膜一起构成软骨。

1. 软骨细胞

包埋在软骨基质内，所在的腔隙称软骨陷窝。靠近软骨表面的是幼稚软骨细胞，较小，呈扁圆形，单个存在。越靠近软骨中央，软骨细胞越成熟，体积逐渐增大，呈圆形或椭圆形，常成群存在。软骨中央部分 2～8 个软骨细胞同处在一个软骨陷窝内，它们由一个软骨细胞分裂而来，称同源细胞群（图 2-14）。软骨细胞有形成纤维和基质的功能。

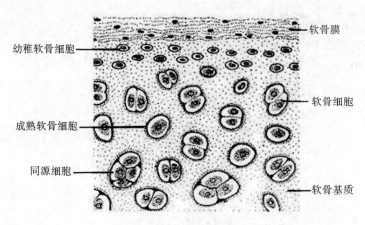

图 2-14　透明软骨

2. 细胞间质

由基质和纤维构成。基质呈凝胶状，主要成分为蛋白多糖和水；包埋在基质中的纤维主要有胶原纤维和弹性纤维。

（二）软骨

软骨由软骨组织及其周围的软骨膜构成。软骨膜由致密结缔组织构成，能保护和营养软骨，同时对软骨的生长和修复也有重要作用。软骨组织内没有血管，其营养供应来自软骨膜内的血管，借助软骨基质良好的渗透性营养物质可抵达软骨深部。

根据其基质中所含纤维成分的不同，软骨可分为三种，即透明软骨、弹性软骨和纤维软骨（表 2-1）。

1. 透明软骨

基质中含有很细的胶原纤维和大量的水分。含水分较多是透明软骨呈半透明状的重要原因之一。主要分布于呼吸道的软骨、关节软骨和肋软骨等处。透明软骨具有较强的抗压性，并有一定的弹性和韧性。

2. 弹性软骨

基质中含有大量交织成网的弹性纤维（图 2-15），具有较强的弹性，主要分布于耳廓、会厌等处。

3. 纤维软骨

基质中含有大量平行或交错排列的胶

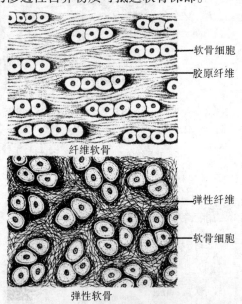

图 2-15　纤维软骨和弹性软骨

原纤维束（图2-15），韧性较大，主要分布于椎间盘、耻骨联合及关节盘等处。

表2-1 三种软骨的比较

分布	分类	所含纤维
透明软骨	胶原纤维	呼吸道软骨、肋软骨、关节软骨
弹性软骨	大量弹性纤维	耳廓、会厌等处
纤维软骨	大量胶原纤维束	椎间盘、耻骨联合及关节盘等处

（三）骨组织

骨组织是坚硬的结缔组织，由大量钙化的细胞间质和多种细胞组成。钙化的细胞间质称为骨基质，细胞包括骨原细胞、成骨细胞、骨细胞和破骨细胞。骨细胞数量多，分布在骨基质内，其余细胞位于骨组织边缘。骨由骨组织、骨膜和骨髓等构成，是人体最大的钙库。

1. 骨基质

即钙化的细胞间质，简称骨质，包括有机质和无机质。有机质含量少，包括大量的胶原纤维和少量无定形的基质有机成分，这种未钙化的细胞间质又称类骨质；无机质含量较多，又称骨盐，主要为磷酸钙和碳酸钙。骨盐沉积于成板层状排列的胶原纤维上，形成坚硬的板状结构，称骨板。骨板内或骨板间由骨质形成的小腔隙为骨陷窝。骨陷窝周围有放射状的骨小管，使相邻的骨陷窝相互相通（图2-16）。

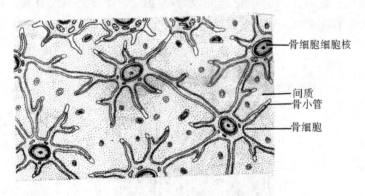

图2-16 骨细胞模式图

2. 骨组织的细胞

（1）骨原细胞：位于骨组织表面，细胞较小，是骨组织的干细胞，当骨组织生长、改建及骨折修复时，能分化为成骨细胞。

（2）成骨细胞：位于骨组织表面，胞体较大，成年前较多，成年后较少。成骨细胞的功能是合成和分泌胶原纤维和基质的有机成分。当成骨细胞被其分泌的类骨质包埋并有钙盐沉积时，便成为骨细胞。

（3）骨细胞：细胞体较小，扁椭圆形，位于骨陷窝内；突起多而细长，相邻细胞突起借缝管连接相连，包埋在骨小管内（图2-16）。骨组织对骨质的更新与维持具有重要作用。骨陷窝周围的薄层骨质钙化程度较低，当机体需要时，骨细胞可溶解此层骨质使钙释放。钙释放入骨陷窝的组织液中，参与调解血钙的平衡。

（4）破骨细胞：位于骨组织表面的小陷窝内，是一种多核大细胞。电镜下，细胞贴近骨基质的一侧有许多不规则的微绒毛，称皱褶缘。破骨细胞的主要功能是溶解和吸收骨质，参与骨组织的重建和维持血钙的平衡。

（四）长骨的结构

长骨由骨松质、骨密质、骨膜、关节软骨及位于骨髓腔内的骨髓构成。

1. 骨松质

多分布于长骨的骺部，结构疏松，由许多针状或片状的骨小梁交织而成，小梁之间有很多空隙，其内充满红骨髓。

2. 骨密质

多分布于长骨骨干部，结构致密，由规则排列的骨板及骨细胞构成。骨板按排列方式分为四种（图2-17）。

（1）外环骨板：环形排列于骨干的外周面，较厚而整齐。

（2）内环骨板：沿骨干的骨髓腔面排列，较薄而不整齐。内、外环骨板均有横向穿行的管道，称穿通管，其内有来自骨膜的血管和神经。

（3）哈佛斯系统：又称骨单位，呈长筒状，位于内、外环骨板之间，由同心圆状排列的筒状骨板构成，其中轴有一条纵行的中央管。中央管与穿通管相通，是血管和神经的通路。

（4）间骨板：是填充在骨单位之间及骨单位与环骨板之间的骨板，排列不规则。间骨板是旧的骨单位或内、外环骨板被破坏吸收后残留的部分。

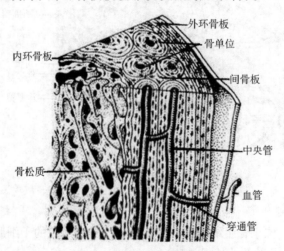

图2-17 长骨骨干结构

3. 骨膜

由致密结缔组织组成，包在骨的外表面及覆盖在骨髓腔、骨小梁及中央管的内表面。在外表面的称骨外膜，分两层：外层主要是粗大的胶原纤维束，有些纤维可横向穿入外层环骨板，称穿通纤维，有固定骨膜的作用；内层疏松，富含小血管及神经，并含有骨原细胞和成骨细胞。在内表面的称骨内膜，纤维细而少，富含细胞及血管。骨膜除具有营养、保护功能外，还参与骨的生长和修复。

（五）骨的发生

骨的发生方式有两种方式：即膜内成骨和软骨内成骨。

1. 膜内成骨

间充质先分化成原始结缔组织膜，其中的间充质细胞分化为骨原细胞后者再增殖分化为成骨细胞。成骨细胞合成分泌类骨质，其自身被包埋其中转化为骨细胞，类骨质经钙化形成骨质

2. 软骨内成骨

将要成骨的部位，由间充质先分化为透明软骨雏形。在胚胎发育过程中，软骨先后退化，被分解吸收由骨原细胞分化为成骨细胞而造骨。

三、血液和淋巴

血液 blood 是红色液态的结缔组织，成人循环血量 4000～5000ml，占体重的 7%～8%。血液由血浆和血细胞构成。血浆相当于细胞间质，约占血液容积的 55%；血细胞约占血液容积的 45%，包括红细胞、白细胞和血小板。正常情况下血细胞有稳定的形态结构、数量和比例（图 2－18），一般采用 Wright 或 Giemsa 染色血液涂片标本观察。

（一）血浆

血浆是淡黄色的液体，主要成分是水，占 90%，其余为血浆蛋白（包括白蛋白、球蛋白、酶蛋白、脂蛋白、纤维蛋白原等）、激素、糖、脂类、维生素、无机盐及代谢产物等。血浆不仅是运载血细胞、营养物质和全身代谢产物的循环液体，而且还参与机体免疫反应、体液和体温调节、酸碱平衡与渗透压的维持，具有稳定机体适宜内环境的功能。血液凝固后所析出的淡黄色清明液体，称血清，血清中不含纤维蛋白原。

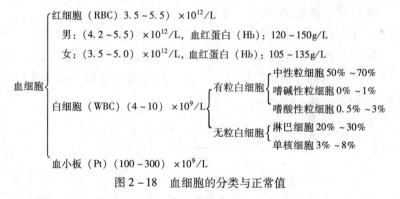

图 2－18　血细胞的分类与正常值

（二）血细胞

用瑞氏染色法的血涂片，是最常用的观察血细胞形态的方法（图 2－19）。

1. 红细胞（erthrocyte，red blood cell，RBC）

直径约 7.5～8.5μm，呈双面凹的圆盘状，中央较薄，周缘较厚。这一形态结构特点有利于增加红细胞的表面积。

成熟红细胞无细胞核，也无细胞器，胞质内充满了血红蛋白（hemoglobin，Hb）。血红蛋白具有结合和运输 O_2 和 CO_2 的功能。当血液流经肺时，由于肺内 O_2 分压高，CO_2 分压低，血红蛋白即释放 CO_2 而与 O_2 结合；相反，当血液流经其他组织器官时，

血红蛋白释放所携带的 O_2 并与 CO_2 结合。血红蛋白的这一特点是红细胞在体内完成气体运输和交换功能的生理学基础。红细胞的数量及血红蛋白的含量可随生理功能而改变。如婴儿高于成人，运动时高于安静状态，高原地区居民高于平原地区居民。红细胞的形态和数量以及血红蛋白质与量的改变超出正常范围，则为病理现象。一般认为红细胞数少于 $3.0 \times 10^{12}/L$，血红蛋白低于 $100g/L$，则为贫血（anemia）。红细胞数多于 $7.0 \times 10^{12}/L$，血红蛋白超过 $180g/L$，则为红细胞增多。红细胞的平均寿命约 120 天。衰老的红细胞多在脾、骨髓和肝等处被巨噬细胞吞噬，同时由红骨髓生成和释放同等数量的红细胞进入外周血，以维持红细胞数量的相对恒定。

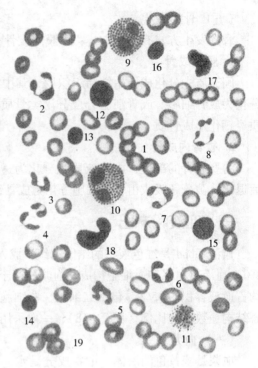

图 2-19 血细胞的种类和形态

注：1. 红细胞；2、3、4、5、6、7、8：中性粒细胞；
9、10：嗜酸粒细胞；11：嗜碱粒细胞；
12、13、14、15、16：淋巴细胞；
17、18：单核细胞

网织红细胞（reticulocyte）是一种未完全成熟的红细胞，用煌焦油蓝染色呈细网状，故称网织红细胞。这些细胞内尚残留部分核蛋白体，说明该细胞仍有合成血红蛋白的功能。网织红细胞进入外周血 1~3 天后，核蛋白体等细胞器消失，成为成熟红细胞。成年人外周血中网织红细胞占红细胞总数的 0.5%~1.5%，新生儿可达 3%~6%。表明新生儿造血功能旺盛。在骨髓造血功能发生障碍的病人，网织红细胞计数降低。外周血中网织红细胞的数量可作为了解红骨髓造血功能及某些血液病的诊断、疗效判断的指标之一。

知识链接

　　网织红细胞增高，提示骨髓造血功能旺盛，见于各种增生性贫血，如缺铁性贫血、巨幼细胞性贫血、失血性贫血，尤以溶血性贫血时增加最为显著，常大于 10%。缺铁性贫血及巨幼细胞性贫血在给予铁剂、维生素 B_{12}、叶酸治疗后，可见网织红细胞明显增加。网织红细胞减低，提示骨髓造血功能低下，见于再生障碍性贫血。

2. 白细胞（leukocyte，white blood cell，WBC）

为无色有核的球形细胞，能做变形运动，参与机体防御和免疫功能。血液中白细胞的数量没有显著的性别差异，但婴幼儿较成人稍多，并受饮食、运动及女性月经周期等生理因素的影响。在某些疾病状态下，白细胞总数及各类的百分率都可能发生改变。

白细胞一般比红细胞大。根据白细胞胞质内有无特殊颗粒，可将其分为有粒白细胞和无粒白细胞。前者常简称粒细胞，根据其特殊颗粒的染色性，又可分为中性粒细胞、嗜酸性粒细胞和嗜碱性粒细胞；后者则有单核细胞和淋巴细胞。

（1）中性粒细胞（neutrophilic granulocyte，neutrophil）：中性粒细胞是白细胞中数量最多的一种，直径 $10 \sim 12 \mu m$。细胞核呈腊肠形或呈分叶状，一般分为 $2 \sim 5$ 叶，以 $2 \sim 3$ 叶者居多，叶间借细丝相连。核的分叶越多则细胞越衰老。细胞质内有很多细小的淡紫红色的中性颗粒，分布均匀，颗粒内含有吞噬素和溶菌酶等。中性粒细胞具有变形运动和吞噬异物的能力，在体内起重要的防御作用。中性粒细胞在吞噬、处理了大量细菌后，自身也死亡，成为脓细胞。

中性粒细胞在急性炎症时数量增多。其在组织中可存活 $2 \sim 3$ 天。

（2）嗜酸性粒细胞（eosinophilic granulocyte，eosinophil）：直径 $10 \sim 15 \mu m$，细胞核多分为 2 叶，细胞质内充满粗大均匀的鲜红色嗜酸性颗粒。颗粒内含有酸性磷酸酶和组胺酶等。嗜酸性粒细胞能吞噬抗原抗体复合物，释放组胺酶灭活组织胺，从而减轻过敏反应。当患过敏性疾病或感染寄生虫时，血液中嗜酸性粒细胞增多。故嗜酸性粒细胞具有抗过敏和抗寄生虫作用。嗜酸性粒细胞在组织中可存活 $8 \sim 12$ 天。

（3）嗜碱性粒细胞（basophilic granulocyte，basophil）：直径 $10 \sim 12 \mu m$，细胞核分叶或呈"S"形或不规则形，着色较浅。细胞质内含有大小不等、分布不匀的嗜碱性颗粒，染成深蓝色。颗粒内含有肝素、组胺、嗜酸性粒细胞趋化因子等。肝素有抗凝血作用，组胺等参与机体过敏反应。嗜碱性粒细胞在组织中可存活 $12 \sim 15$ 天。

（4）淋巴细胞（lymphocyte）：淋巴细胞直径 $6 \sim 20 \mu m$，大小不等。细胞核圆形或椭圆形，染色质着色深，呈深蓝色；细胞质很少，染成天蓝色。

根据细胞膜的表面结构和免疫功能的不同，可将淋巴细胞分为 T 淋巴细胞和 B 淋巴细胞等。T 淋巴细胞能识别、攻击和杀灭异体细胞；B 淋巴细胞能转化为浆细胞，产生抗体。

（5）单核细胞（monocyte）：单核细胞是血液中体积最大的白细胞，直径 $14 \sim 20 \mu m$，呈圆形或椭圆形，细胞核常呈肾形、马蹄铁形或扭曲折叠的不规则形，细胞质较多，常染成灰蓝色。单核细胞具有活跃的变形运动和一定的吞噬能力。单核细胞在血液中停留 $1 \sim 5$ 天，然后穿出血管进入结缔组织，分化为巨噬细胞。

3. 血小板

血小板是由骨髓内巨核细胞胞质脱落而成的胞质碎块，体积很小，直径 $2 \sim 4 \mu m$，一般呈双凸盘状。在血涂片标本中，血小板多成群分布，外形不规则，周围部染成浅蓝色，中央部有紫蓝色颗粒分布。血小板参与凝血和止血过程。血小板的寿命为 $7 \sim 14$ 天。

（三）血细胞的发生概述

体内各种血细胞的寿命有限，每天都有一定数量的血细胞衰老死亡，同时又有相同数量的血细胞在骨髓生成并进入血流，使外周血中血细胞的数量和质量维持动态平衡。

血细胞的发生是造血干细胞在一定的微环境和某些因素的调节下，先增殖分化为各类血细胞的祖细胞，然后祖细胞定向增殖、分化成为各种成熟血细胞的过程。

1. 红细胞的发生

红细胞要经过原红细胞、早幼红细胞、中幼红细胞、晚幼红细胞和网织红细胞，最后才成为成熟的红细胞。其主要的形态变化规律是：细胞由大到小；细胞核从有到无；细胞质由嗜碱性，不含血红蛋白，到含血红蛋白，并显嗜碱性。

2. 有粒白细胞的发生

有粒细胞要经过原粒细胞、早幼粒细胞、中幼粒细胞、晚幼粒细胞、杆状粒细胞，最后才成为细胞核分叶的有粒白细胞。其主要的形态变化规律是：细胞由大到小；细胞核先由圆形变为杆状，再由杆状形成分叶；细胞质由无颗粒到有颗粒。

3. 淋巴细胞的发生

主要经过原淋巴细胞、幼淋巴细胞，最后发育为成熟的淋巴细胞。淋巴细胞发生过程中，形态变化不很显著。

4. 单核细胞的发生

其形态变化不如有粒白细胞明显。

5. 血小板的发生

血小板由骨髓内的巨核细胞形成。巨核细胞体积很大，细胞成熟后，胞质片状断离脱落成为血小板。

（四）淋巴

淋巴是在淋巴管道内流动的液体，由组织液渗入毛细淋巴管内而形成。机体各部淋巴管内的淋巴成分不同，在不同生理

> **知识链接**
>
> 临床上将血细胞的形态、数量、比例和血红蛋白含量的测定称为血象。血象对于了解机体状况和诊断疾病十分重要。比如红细胞或血红蛋白数量少于正常为贫血；血小板减少会出现凝血障碍等。

状态下，其成分也有所变化。如肢体的淋巴亮而透明，含蛋白质约 0.5%；小肠淋巴管中的淋巴因含许多脂肪滴而呈乳白色，称乳糜；源于肝的淋巴中蛋白质约占 6%。淋巴是组织液回流的辅助管道，在维持机体各部组织液动态平衡中发挥重要作用。

第三节 肌组织

肌组织主要由肌细胞构成，分骨骼肌、心肌和平滑肌三种，具有收缩和舒张的功能。骨骼肌和心肌在光镜下可见明暗相间的横纹，称横纹肌。骨骼肌舒缩活动受意识控制，故称随意肌。心肌和平滑肌舒缩活动不受意识控制，称不随意肌。

肌细胞之间有少量结缔组织、血管、淋巴管和神经。肌细胞细长呈纤维状，又称肌纤维。肌细胞的细胞膜称肌膜，细胞质称肌浆，肌浆内的滑面内质网称肌浆网。肌细胞的结构特点是肌浆内含有大量肌丝，它是肌纤维舒缩功能的主要物质基础。

一、骨骼肌

骨骼肌一般借肌腱附于骨骼。整块肌外周由致密结缔组织包裹，同时还深入肌块内部将其分隔包裹肌束和肌纤维。

（一）骨骼肌纤维的一般结构

骨骼肌纤维一般呈细长圆柱状，直径为 $10 \sim 100\mu m$，长短不一。细胞核呈扁椭圆形，数量较多，位于细胞周缘，紧贴肌膜内面（图 2 - 20）。

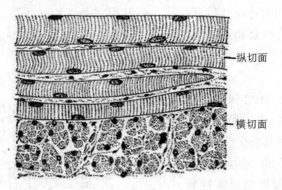

图 2 - 20 骨骼肌的一般结构

肌浆内有许多与肌纤维长轴平行排列的肌原纤维。肌原纤维呈细丝状，每条肌原纤维上都有许多明暗相间的明带和暗带。相邻肌原纤维的明带和暗带都整齐地排列在同一平面上，所以整条骨骼肌纤维显示出明暗相间的横纹。明带又称 I 带，暗带又称 A 带。暗带中央有一条浅染窄带，称 H 带，H 带中央有一条深染的 M 线（膜），明带中央有一条深染的 Z 线（膜）。相邻两条 Z 线之间的一段肌原纤维称肌节，每个肌节均由1/2明带＋暗带＋1/2明带组成。肌节是肌原纤维结构和功能的基本单位（图 2 - 21）。

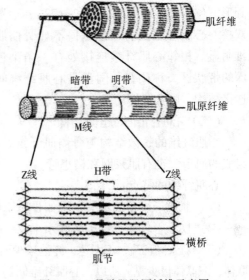

图 2 - 21 骨骼肌肌原纤维示意图

（二）骨骼肌纤维的超微结构

1. 肌原纤维

肌原纤维由大量的粗肌丝和细肌丝构成，它们有规律的平行排列，组成明带、暗带。粗肌丝位于暗带，中央固定于 M 线，两端游离，其伸向周围的小突起称横桥。细肌丝位于 Z 线的两侧，其一端固定于 Z 线，另一端伸入暗带内的粗肌丝间，直达 H 带的外缘。因此，I 带内只有细肌丝，A 带中央的 H 带内只有粗肌丝，除 H 带以外的暗带内既有粗肌丝又有细肌丝。当肌纤维收缩时，细肌丝向 M 线方向滑动，此时明带变窄，肌节缩短。

2. 横小管

肌膜向肌浆内凹陷形成的小管，由于走行方向与肌纤维长轴垂直，故称横小管 transverse tubule，或称 T 小管，位于 A 带与 I 带交界处。同一平面上的横小管分支吻合围绕于每条肌原纤维的周围，可将肌膜的兴奋迅速传入肌纤维内的每个肌节，保证肌纤维的同步收缩。

3. 肌浆网

又称肌质网，是肌纤维中特化的滑面内质网，位于横小管之间，纵行包绕每条肌原纤维的，称纵小管。肌浆网的两端扩大呈扁囊状，与横小管平行称终池。

横小管及其两侧的终池合称三联体，此部位将神经冲动从肌膜及横小管传递到肌浆网。肌浆网膜上有钙泵和钙通道，具有调节肌浆中钙离子浓度的功能。

二、心肌

心肌主要由心肌纤维构成，分布于心及邻近心脏的大血管根部，其收缩有自律节律性，缓慢而持久，不易疲劳。

（一）心肌纤维的一般结构

心肌纤维呈不规则的短圆柱状，有分支并互相吻合成网。一般只有一个核，核呈椭圆形，位于细胞的中央（图 2 – 22），少数有双核。心肌纤维也有横纹，但不如骨骼肌纤维明显。相邻心肌纤维连接处有一条染色较深的带状区，称闰盘。闰盘是心肌纤维间的连接结构，内含缝管连接。

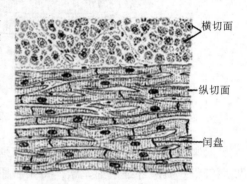

图 2 – 22　心肌纤维的微细结构

（横切面、纵切面、闰盘）

（二）心肌纤维的超微结构

心肌纤维的超微结构与骨骼肌纤维相似，也有规则排列的粗、细两种肌丝，及其组成的肌节，也有肌浆网和横小管。

心肌纤维的特点：

（1）肌原纤维粗细不等，不如骨骼肌规则、明显。

（2）横小管较粗，位于 Z 线水平，一个肌节只有一个横小管。

（3）肌浆网稀疏，不发达，终池较少而且扁小，多见于横小管的一侧，故通常只有二联体，三联体极少见。所以，心肌纤维储钙能力较差，必须不断地从体液中摄取钙。

4. 闰盘位于 Z 线水平，由相邻两个心肌纤维的分支相互嵌合而成，是心肌纤维间的连接结构常成阶梯状。其横向位置通过中间连接和桥粒，使心肌纤维间的连接更为牢固；纵向位置有缝隙连接，便于细胞间化学物质的交流和电冲动的传导，分别使心房肌和心室肌整体的收缩和舒张同步化（图 2 –23）。

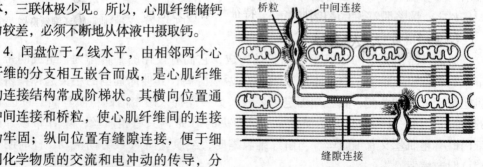

图 2 – 23　心肌闰盘超微结构模式图

（桥粒、中间连接、缝隙连接）

三、平滑肌

平滑肌主要由平滑肌纤维构成，纤维间有少量的结缔组织，血管及神经等。主要分布于内脏器官和血管等中空性器官的管壁内，多组成平滑肌束或层，肌纤维相互平行或交错排列，其收缩较为缓慢而持久。

平滑肌纤维的一般结构：平滑肌纤维呈长梭形，有一个椭圆形的核，位于细胞中央，无横纹（图2-24）。

平滑肌纤维长短不一，一般长200μm，直径8μm. 小血管壁上的平滑

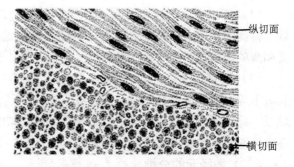

图2-24 平滑肌的微细结构

肌纤维很短，约20μm；妊娠末期子宫壁平滑肌纤维很长，可达500μm。

第四节　神经组织

神经组织是神经系统的基本结构和功能单位，由神经细胞和神经胶质细胞构成。神经细胞是神经组织的结构和功能单位，也称神经元，具有接受刺激、整合信息和传导冲动的能力；神经胶质细胞对神经元起支持、保护、营养和绝缘等作用。

一、神经元

（一）神经元的形态结构

神经元是一种大小不等，形态不一，有突起的细胞，由细胞体和突起两部分构成。胞体包括细胞膜、细胞质和细胞核三部分，突起分树突和轴突（图2-25）。

1. 胞体

是神经元的营养和代谢中心，形态多样化，有圆形、锥体形、梭形和星形等。细胞核大而圆，位于细胞中央，着色浅。细胞质内有丰富的细胞器，特征性结构为尼氏体和神经原纤维。

（1）尼氏体：又称嗜染质，为强嗜碱性的斑状或颗粒状，均匀分布在核周质和树突内，轴丘处无尼氏体。电镜下，尼氏体有大量平行排列的粗面内质网和散在其间的游离核糖体构成，尼氏体具有合成蛋白质和神经递质的功能。

（2）神经原纤维：在银染切片中，呈棕黑色细丝状，交错排列成网，并伸入到树突和轴突内。电镜下，神经原纤维是由神经丝和微管构成的，它们除了构成神经元的细胞骨架外，还与营养物质、神经递质及离子运输有关。

2. 突起

为胞体局部胞膜和胞质向表面伸展形成突起，可分为树突和轴突两种。

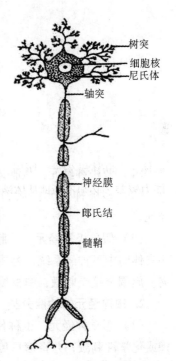

图2-25 神经元模式图

（1）树突：每个神经元有一至多个树突，较粗短，形如树枝状，表面一般有树突棘。树突的功能主要是接受刺激，将刺激传向细胞体。树突和树突棘扩大了神经元接受刺激的表面积。

（2）轴突：每个神经元只有一个轴突。轴突一般比树突细，分支较少。直径均一，长短不等，短的仅有数微米，长者可达1m以上。胞体发出轴突的部位常呈圆锥形，称轴丘，此区无尼氏体，所以染色较淡。轴突的功能主要是将神经冲动由胞体沿轴膜向终末传递至其他神经元或效应细胞。

（二）神经元的分类

神经元的分类方法很多，常以神经元的突起数目、功能等进行分类。

1. 按神经元的突起数目分类

可将神经元分为三类（图2-26）。

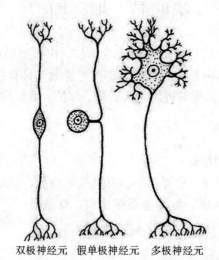

双极神经元　假单极神经元　多极神经元

图2-26　神经元分类（按形态）

（1）双极神经元：从胞体两端分别发出一个树突和一个轴突。

（2）多极神经元：从胞体发出一个轴突和多个树突，是人体中最多的一种神经元。

（3）假单极神经元：从胞体只发生一个突起，但在离胞体不远处突起即分为两支，一支伸向中枢神经系统，称中枢突，另一支伸向周围组织和器官内的感受器，称周围突。周围突接受刺激，中枢突传导神经冲动到神经中枢。

2. 按神经元的功能分类　可分为三类（图2-27）：

（1）感觉神经元：也称传入神经元，多为假单极神经元，可接受体内、外各种物理或化学性刺激，并将信息传向中枢。感觉神经元的胞体主要位于脑神经节和脊神经节内。

（2）运动神经元：又称传出神经元，常为多极神经元，将神经冲动传递给肌细胞或腺细胞。运动神经元的胞体主要位于脑和脊髓的灰质和自主神经节内。

（3）中间神经元：又称联络神经元，主要为多极神经元，介于前两种神经元之间，对信息有加工和传递作用。人类神经系统中，中间神经元数量最多，约占神经元总数的 99%。

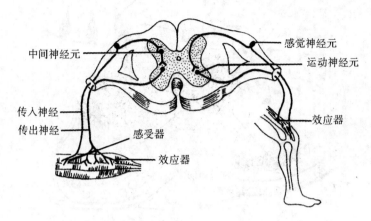

图 2 – 27　神经元分类（按功能）

【重点提示】神经元一旦成熟，就不再具有分裂和增殖能力，神经细胞的损伤是永久性的，但如果营养良好并避免损害，神经元能终生生存并发挥功能。

（三）突触

突触是神经元与神经元之间或神经元与非神经元细胞之间特化的细胞连接，是信息传递的重要部位。

1. 突触的类型

突触种类很多，据其接触部位不同，可分为轴 – 体突触、轴 – 树突触、轴 – 轴突触、树 – 树突触、体 – 树突触等；据其传递信息的方式，又可分为电突触和化学突触两类。电突触为缝隙连接，以电流作为信息载体进行传递。化学突触以神经递质作为传递信息的媒介，是最常见的一种连接方式。

2. 化学突触的结构

电镜下，突触由突触前部、突触间隙和突触后部三部分构成（图 2 – 28）。

突触前部一般是神经元的轴突终末部分，呈球状膨大，轴膜增厚形成突触前膜，在银染的光镜标本中呈现棕黑色的圆形颗粒，称突触小体。突触前膜内的胞浆内含有许多突触小泡，小泡内含有神经递质，是突触前部的特征性结构。

突触后部是与突触前部相对的神经元树突或胞体，与突触前膜相对的细胞膜增厚形成突触后膜。突触后膜上有特异性的神经递质的受体和离子通道。一种受体只能与一种相应的神经递质结合。突触间隙是突触前膜与突触后膜之间的细胞外间隙，宽15～30nm。

当神经冲动传到突触前膜时，突触小泡贴近突触前膜，并将神经递质释放到突触间隙内，神经递质即与突触后膜上的受体结合，引起突触后膜细胞的兴奋或抑制。随后神经递质被相应的酶水解而失去活性，由此保证突触传递冲动的敏感性。由神经递质所传递的冲动是单向的。

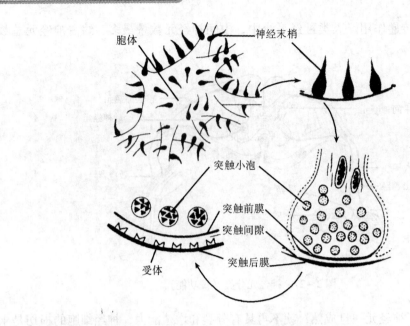

胞体

神经末梢

突触小泡

突触前膜

突触间隙

突触后膜

受体

图 2 - 28　化学突触模式图

二、神经胶质细胞

神经胶质细胞散在于神经元之间或神经元与非神经细胞之间。按其所在部位可分为中枢神经胶质细胞和周围神经胶质细胞两类。

（一）中枢神经系统的神经胶质细胞（图 2 - 29）

1. 星形胶质细胞

是神经胶质细胞中体积最大、数量最多的一种。细胞体呈星形，核大，多为圆形或卵圆形，胞体上有许多突起。

星形胶质细胞的突起呈薄膜状，覆盖在神经元胞体及突起周围，构成胶质膜，以防止神经递质的扩散，在传导过程中起绝缘作用，并参与构成血一脑屏障。

2. 少突胶质细胞

分布与神经元胞体附近和有髓神经纤维周围，胞体较星形胶质细胞小，呈椭圆形，突起末端扩展成扁平薄膜，反复包绕神经元的轴突，形成中枢神经系统中有髓神经纤维的髓鞘。

3. 小胶质细胞

是最小的神经胶质细胞，胞体细长或椭圆形，突起细长有分支，表面有许多小棘突。具有吞噬功能。

4. 室管膜细胞

位于脑室和脊髓中央管的腔面，形成单层立方或柱状上皮，称室管膜，参与脉络丛的构成。

（二）周围神经系统的神经胶质细胞

1. 施万细胞

又称神经膜细胞，包裹在周围神经系统神经纤维的周围，形成髓鞘和神经膜施万细胞的表面有一层基膜，对周围神经纤维的再生起重要的诱导作用。

2. 卫星细胞

又称被囊细胞，是神经节内包裹神经元胞体的扁平细胞，核圆形或卵圆形，染色较深。卫星细胞具有营养和保护神经节细胞的功能。

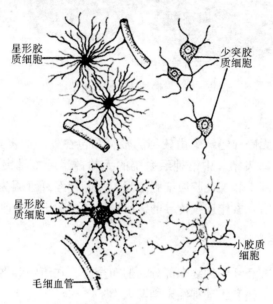

图2-29 神经胶质细胞

【重点提示】分布在中枢神经系统的神经胶质细胞无树突和轴突之分，与相邻的细胞也不形成突触样结构。神经胶质细胞具有分裂能力，尤其是在脑或脊髓受伤时能大量增生。

三、神经纤维

神经纤维由神经元的长突起及包绕在其外面的神经胶质细胞构成。根据其周围有无髓鞘包裹，可将其分为有髓神经纤维和无髓神经纤维。

（一）有髓神经纤维

周围神经系统的有髓神经纤维，由神经细胞的突起、髓鞘和神经膜组成。中央为神经元的突起，突起的周围包绕髓鞘和神经膜，髓鞘和神经膜都呈节段性，相邻节段间有一无髓鞘的狭窄处，称郎飞结（图2-30）。相邻两个郎飞结之间的一段神经纤维称结间体。结间体由一个施万细胞所形成的髓鞘和神经膜构成。髓鞘有保护和绝缘的作用，可防止神经冲动的扩散。

中枢神经系统的有髓神经纤维由少突胶质细胞形成。神经纤维的功能是传导神经冲动。有髓神经纤维对神经冲动的传导是通过郎飞结的轴膜呈跳跃式传导。结间体越长，跳跃的距离越大，传导的速度也就越快。

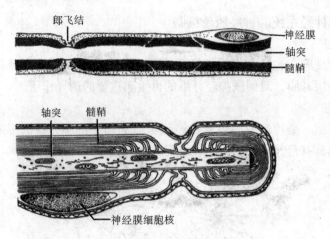

图 2 - 30　有髓神经纤维结构模式图

（二）无髓神经纤维

周围神经系统的无髓神经纤维由较细的轴突和包在外面的神经膜细胞构成。神经膜不形成髓鞘，故无郎飞结。中枢神经系统的无髓神经纤维轴突外面没有鞘膜包裹，轴突裸露在有髓神经纤维和神经胶质细胞之间。无髓神经纤维因为没有髓鞘和郎飞结，神经冲动是通过轴膜沿轴索作连续传导的，所以传导速度比有髓神经纤维慢。

四、神经末梢

神经末梢是周围神经纤维的终末部分，遍布全身，在组织和器官内形成末梢装置，按功能分为感觉神经末梢和运动神经末梢两大类。

（一）感觉神经末梢

感觉神经末梢是感觉神经元周围突的末端，它分布到皮肤、肌肉、内脏器官及血管等处共同构成感受器。感受器能感受体内、外各种刺激，并把刺激转化为神经冲动，通过感觉神经纤维传至中枢从而产生感觉。

感受器按其形态结构，可分为两类：

1. 游离神经末梢

由感觉神经元周围突的终末细小分支形成，无髓鞘。其裸露的细支广泛分布在表皮，角膜上皮、黏膜上皮及某些结缔组织内，能感受痛觉、温度的刺激（图 2 - 31）。

2. 有被囊的神经末梢

在神经末梢的外面都有结缔组织被囊包裹，种类很多，常见的有以下三种。

（1）触觉小体：为椭圆形小体，分布于皮肤真皮的乳头层，以手指掌侧和足底皮肤最为丰富，能感受触觉（图 2 - 32）。

（2）环层小体：呈圆形或卵圆形，分布于真皮网状层等处，能感受压觉和振动觉（图 2 - 33）。

（3）肌梭：呈梭形，分布于骨骼肌内，能感受肌的张力变化和运动刺激，在调节骨骼肌的活动中起重要作用（图 2 - 34）。

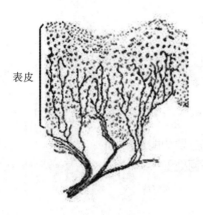

图2-31 游离神经末梢

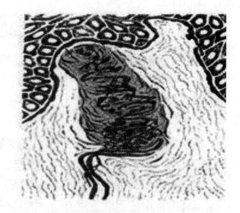

图2-32 触觉小体

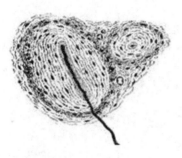

图2-33 环层小体

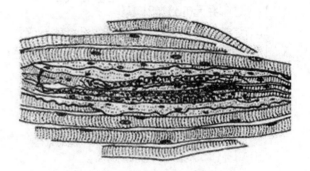

图2-34 肌梭

（二）运动神经末梢

运动神经末梢是运动神经元的轴突在肌组织或腺体的终末结构，支配肌的活动和调节腺细胞的分泌，也称效应器。按其功能可分两类。

1. 内脏运动神经末梢

分布于心肌、平滑肌及腺体等处。神经纤维较细，无髓鞘，分支的终末部分呈串珠样膨体，附着在肌细胞或腺细胞的表面，并与之形成突触。

2. 躯体运动神经末梢

分布于骨骼肌，在抵达肌纤维时失去髓鞘，裸露的轴索在肌纤维表面形成爪状分支，再形成扣状膨大附着于肌膜上，称运动终板或称神经肌突触（图2-35）。

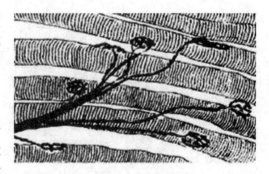

图2-35 运动终板

思考题

1．简述上皮组织的特点和分类？试述被各类覆上皮的分类及主要分布？

2．上皮组织的特殊结构有哪些？各有什么功能特点？

3．简述腺上皮及其分类？

4．说出结缔组织的特点及分类？

6．疏松结缔组织是怎样组成的？各组成成分的主要功能是什么？

7．软骨分几类？各类的结构特点怎样？分布在何处？

8．简述骨组织的成分及主要结构特点？

9．试述血细胞的组成正常值及主要功能？

10．释横小管、肌浆网、三联体及闰盘的定义？

11．述肌组织的分类和各类的光镜结构特点？

12．述神经元的分类？

13．述神经元、突触、有髓神经纤维的构成？

14．周围神经系统中有髓神经纤维与无髓神经纤维结构和功能的不同？

15．化学突触的超微结构和信息传递过程？

（张敏平）

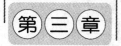

第三章

运动系统

学习目标

　　1. 掌握人体骨骼的数量、分类；脊柱、骨盆、胸廓、颅骨、上肢骨、下肢骨的组成及特点；人体主要的骨性标志；骨连结的种类、关节的基本结构；肩关节、肘关节、髋关节、膝关节的结构特点；骨骼肌的形态分类和命名原则。

　　2. 熟悉骨的组成；全身各骨的名称、位置；颞下颌关节、手关节、足关节的组成；头颈肌肉、胸背部肌肉和四肢肌肉的名称和基本功能。

　　3. 了解骨的化学成分与物理性质；各骨的一般骨性标志；各关节的运动形式；各肌在的运动中的作用；白线、腹直肌鞘、腹股沟管的形态以及其意义。

　　运动系统由骨、骨连结和肌三部分组成（图3－1）。全身各骨籍骨连结形成骨骼，构成坚硬的骨支架，能够支撑体重、保护内脏并赋予人体基本形态。如颅骨保护脑，胸廓保护心、肺等器官。骨骼肌附着于骨，在神经的支配下收缩、舒张，收缩时以关节为支点牵引骨改变位置，产生运动。所以，运动系具有支持、保护和运动的功能。

　　骨或肌的某些部分，在人体的表面常形成明显的隆起或凹陷，有些部分虽然位置较深，但也可被触到。在医疗实践中，常利用这些在体表可被识别或触到的骨或肌的突起和凹陷，作为确定深部器官的位置、选取手术切口的部位、判定血管和神经的走向、以及针灸取穴的依据。

第一节　骨和骨连结

一、概述

（一）骨

　　骨主要由骨组织构成。每块骨都有一定的形态和功能，并具有它自己固有的血管和神经，它不但能生长发育，而且有自身改建、修复和再生的能力。

1. 骨的形态和分类

　　成人约有骨206块，根据它们在体内的部位，可分为躯干骨、颅骨和附肢骨三部分（图3－1）；根据骨的外形，又可分为长骨、短骨、扁骨和不规则骨等。

（1）长骨：呈长管状，可分一体两端。两端较膨大，称为骺，一般都具有光滑的关节面，在活体，关节面覆盖有一层薄的关节软骨。体又称骨干，位于两端之间，一般较细，内部的空腔叫髓腔，容纳骨髓。在骨干的中部，有1～2个通向髓腔的小孔，叫滋养孔，是滋养血管出入骨的部位。在骨干和骺相邻的部分称为干骺端，幼年时保留一片软骨称为骺软骨，是长骨变长的主要位置。到17～25岁，骺软骨完全消失，骺与骨干融合，在融合处留有一层薄而较致密的骨质，称骺线。骺线形成后，骨就不再增长。长骨分布于四肢，如肱骨和股骨等。

（2）短骨：近似立方形，多成群分部。如手部的腕骨和足部的跗骨等。

（3）扁骨：呈板状，主要构成颅腔、胸腔和盆腔的壁，起保护作用。如颅顶各骨和胸骨等。

（4）不规则骨：外形不规则，如椎骨和颞骨等。

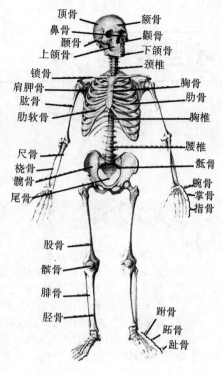

图 3-1　人体骨骼

此外，在经常与骨发生摩擦的某些肌腱内，尚有一些结节状小骨，称籽骨。

2. 骨的构造　骨由骨质、骨髓和骨膜等构成（图3-2）。

（1）骨质：骨质由骨组织构成，依其结构可分密质和松质。密质构成骨的表层，致密坚实，能承受较大的压力。松质位于骨的内部，由片状和针状的骨小梁交织排列而成，结构疏松，呈海绵状。骨小梁的排列方向，与骨所承受的压力和相应张力的方向一致。

不同种类的骨，密质和松质的配布有所不同：长骨的骨干主要由密质构成，其中以中部为最厚，向两端则逐渐变薄，到关节面则成为很薄的一层。松质的配布正相反，两端很发达，向骨干中部延伸则逐渐变薄。短骨的构造与长骨的两端相似，表层为薄层密质，而内部完全是松质。扁骨由两层密质夹着一层松质构成。

（2）骨髓：分布于髓腔和松质的间隙内，质柔软，富有血管。骨髓分红骨髓和黄骨髓两类。红骨髓是造血器官，具有造血的功能。胎儿及婴幼儿的骨髓都是红骨髓，从六岁前后开始，髓腔内的红骨髓出现脂肪组织，逐渐成为黄骨髓。但髂骨、胸骨和椎骨等处的红骨髓，却终生保存，因此，在临床检查骨髓时，这些骨常成为穿刺取样的部位。黄骨髓主要由脂肪组织构成，通常无造血功能，但仍保持其造血潜能。在人体大量失血时，部分黄骨髓可重新转变为红骨髓进行造血。

（3）骨膜：除关节面以外，骨的表面都有骨膜被覆。骨膜为致密结缔组织所构成的薄膜，含有丰富的血管和神经，以及一些幼稚的骨原细胞。骨膜不仅与骨的营养和感觉有关，而且对骨的生长和损伤后的修复以及再生也有重要作用。

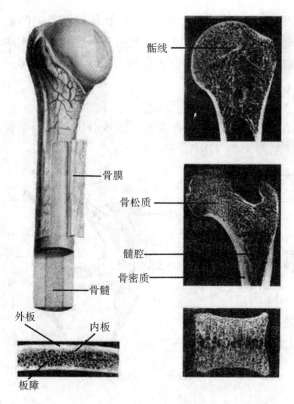

图 3-2 骨的构造

3. 骨的化学成分和物理特性

骨含有机物质和无机物质两种成分，成人新鲜骨中有机物质约占 1/3，无机物质约占 2/3。有机质主要存在于骨的胶原纤维中，它使骨具有一定的韧性和弹性。无机物质的成分主要是碱性磷酸钙，它使骨具有坚硬性。二者相结合，使骨不仅具有较大的硬度，而且有一定的韧性和弹性。

骨的化学成分可受年龄和生活条件等因素的影响而不断变化。幼儿的骨，有机质无机质各占一半，因此骨的韧性和弹性较大。受外力作用时，易变形而不易发生骨折或是折而不断，称为青枝骨折。老年人的骨有机质减少，而无机质增多。因此，骨质较脆，韧性较差，容易引起骨折。

4. 骨的血液供应和神经

骨的血液供应十分丰富。滋养动脉是营养长骨最主要的动脉，每个长骨一般有 1～2 支，起自各骨邻近的动脉干，并常在骨的一定部位穿经滋养孔和滋养管，进入松质或髓腔。骨的静脉多与动脉伴行，但靠近长骨的两端，常有较大的静脉单独穿出。

神经伴随滋养血管进入骨内，骨膜对张力或撕扯的刺激较为敏感，因此骨脓肿和骨折时疼痛剧烈。

5. 骨表面有些特殊的结构

如骨面突然高起的称为突，较尖锐的小突起称为棘，基底较广的突起称隆起，粗糙的隆起称粗隆，圆形的隆起称结节，细长的锐缘称嵴，大的凹陷称窝，小的称凹或小凹；长形的凹称沟，浅的凹陷称压迹；骨内的腔洞称腔、窦或房，腔或管的开口称口或孔，不整齐的口称裂孔；骨端的膨大较圆者称头或小头，头下略细的部分称颈，椭圆的膨大称髁。

（二）骨连结

骨与骨之间借结缔组织、软骨或骨相连，形成骨连结。根据骨连结的方式，可分为直接连结和间接连结两大类（图3-3）。

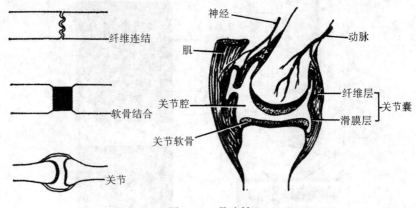

图3-3　骨连结

1. 直接连结

直接连结是骨与骨之间借致密结缔组织、软骨或骨直接相连，这种骨连结运动能力很小或完全不能运动。其中凡借致密结缔组织相连的叫纤维连结，如颅顶诸骨之间的缝、椎骨棘突之间的韧带等；借软骨相连的叫软骨连结，如椎骨体之间的椎间盘、骺与骨干之间的骺软骨等；借骨相连的叫骨性结合，这类骨连结一般都由纤维连结或软骨连结骨化而成，如老年人颅骨缝的骨化，和成人髂、坐、耻三骨融合为髋骨等。

2. 间接连结

间接连结是骨与骨之间借膜性的结缔组织囊相连结，相对的骨面之间具有间隙。这类骨连结，运动能力较大。间接连结通常又叫关节或滑膜关节。

（1）关节的构造，任何关节都具有关节面、关节囊和关节腔三部分，它们是关节最基本的结构（图3-3）。

关节面是构成关节各骨的邻接面。关节面都覆盖着一层光滑的关节软骨，关节软骨一般由透明软骨构成，具有减少摩擦和缓冲外力冲击的作用。

关节囊为结缔组织所构成的膜性囊，附着在关节面的周缘或其附近的骨面上。它分内、外两层：外层叫纤维层，厚而坚韧，其周缘与骨膜相延续；内层叫滑膜层，贴于纤维层的内面，其周缘附着于关节软骨的边缘。滑膜层能产生滑液，滑液具有润滑关节和营养关节软骨等作用。

关节囊的厚薄和紧张的程度，与关节的稳固性和灵活性有密切关系。凡关节囊薄而松弛的关节，其运动都较灵活，但稳固性较差，如上肢的关节。反之，关节囊厚而紧张的，其稳固性较强，而灵活性则较差，如下肢的关节等。

关节囊与关节软骨所围成的潜在性腔隙叫关节腔。腔内含有少量滑液。关节腔内为负压，负压有利于关节的稳固。

除上述基本结构外，有些关节还具有韧带、关节盘和半月板等辅助结构。韧带由致密结缔组织构成，呈扁带状或圆束状。韧带有增强关节的稳固性和限制关节运动等作用。关节盘和半月板分别呈盘状和半月状，由纤维软骨构成，位于构成关节两骨的关节面之间，能使相邻关节面的形状更相适应，它既有利于关节的稳固，更有利于关节的运动。

（2）关节的运动：在肌的作用下，关节可产生运动。运动的形式主要有以下几种：屈和伸；内收和外展；旋转；环转等。

【重点提示】正常成年人共有206块骨，通过直接或间接连结组合成能够支撑人体的骨骼。骨是由骨质、骨髓和骨膜组成。长骨的生长是通过骺软骨实现的。

知识链接

　　骨龄是骨骼年龄的简称，借助于人体左手腕部的骨骺在X光中的特定图像来确定。通过骨龄的检测可以大致预测成年后的身高。

二、躯干骨及其连结

躯干骨包括椎骨、胸骨和肋，各骨籍骨连结构成脊柱和胸廓。

（一）脊柱

脊柱位于背部正中，是躯干的中轴，它由24块椎骨、一块骶骨、一块尾骨以及其间的骨连结共同构成。除有支持体重和运动的功能外，还参与构成胸腔、腹腔和盆腔的后壁，有保护腔内器官的作用。

1. 椎骨

幼年时有椎骨32～33块，即颈椎7块，胸椎12块，腰椎5块，骶椎5块和尾椎3～4块。成年后，骶椎和尾椎分别融合成为骶骨和尾骨。

（1）椎骨的一般形态：椎骨由椎体和椎弓两部分构成（图3－4）。椎体呈短圆柱状，位于椎骨的前部，是椎骨负重的主要部位。椎体主要由松质构成，仅在表面有一层极薄的密质。椎弓位于椎体的后方，呈半环形，连于椎体后面的外侧部，与椎体共同围成椎孔。全部椎骨的椎孔相连，形成椎管，管内容纳脊髓。椎弓由椎弓根和椎弓板构成：椎弓与椎体相连的部分较细，称椎弓根；其余部分较宽，叫椎弓板，两侧的椎弓板在中线相连。椎弓根的上、下缘各有一个切迹，相邻两个椎骨的上、下切迹共同围成椎间孔，孔内有神经和血管通过。椎弓发出7个突起；向后方伸出的一个叫棘突；向两侧伸出的一对叫横突；向上方和下方各伸出一对上关节突和下关节突。

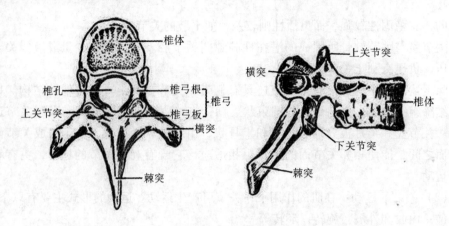

图 3 - 4　胸椎

（2）各部椎骨的主要形态特点

①颈椎：椎体较小，横突根部有圆形的横突孔。棘突较短，末端分叉，（图 3 - 5）。第 1、第 2 和第 7 颈椎的形态较特殊，分述如下：

第 1 颈椎又称寰椎。寰椎呈环状，无椎体和棘突，由前弓、后弓和两个侧块构成。前弓较短，后弓较长，前、后两弓在两侧与侧块相连。侧块的上、下面各有一个关节面，上面的较凹陷，与颅骨的枕髁相接（图 3 - 6）。

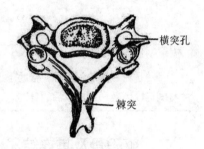

图 3 - 5　颈椎

第 2 颈椎又叫枢椎。椎体有一个向上的突起，叫齿突（图 3 - 6）。

第 7 颈椎又叫隆椎。棘突较长，末端不分叉，可在体表摸到，是计数椎骨序数时的重要标志。（图 3 - 6）

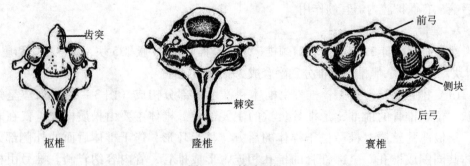

图 3 - 6　特殊颈椎

②胸椎：椎体侧面的后部和横突末端的前面，有与肋相连结的凹形关节面。棘突较长，斜向后下方（图 3 - 4）。

③腰椎：椎体最大，椎弓发出的突起最为明显，棘突为长方形骨板，呈矢状位，近乎水平地伸向后方（图 3 - 7），各棘突间隙较宽，临床常在此做腰椎穿刺。

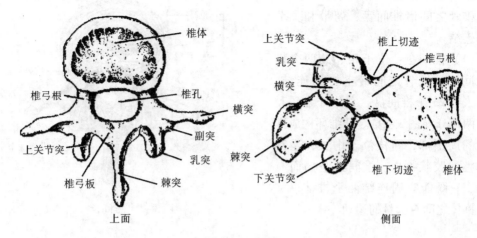

上面　　　　　　　　　　　　　　　　　　　　侧面

图3-7　腰椎

④骶骨：略呈三角形（图3-8）。底朝上，接第5腰椎，其前缘的中份向前突出，叫岬；尖向下，接尾骨。骶骨的前面光滑而微凹，其中部有四条横线，是相邻骶椎体融合的遗迹。横线的两端有四对骶前孔。骶骨的后面粗糙隆凸，沿正中线的隆起叫骶正中嵴，由骶椎的棘突融合而成。骶正中嵴的两侧有四对骶后孔。骶骨两侧面的上部各有一关节面，叫耳状面。骶骨内有纵行贯穿骶骨的骶管，管的下口呈三角形，叫骶管裂孔。此孔两侧有向下的突起为骶角，骶管与骶前孔和骶后孔相通。在会阴部进行某些手术时，可在骶管裂孔进行神经阻滞麻醉。

⑤尾骨：通常由3~4块退化了的尾椎融合而成，它上接骶骨，末端游离于肛门的后方（图3-8）。

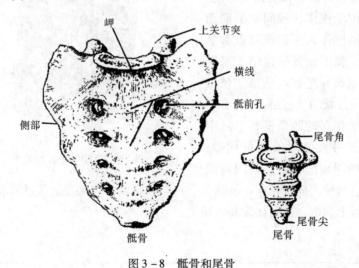

图3-8　骶骨和尾骨

2. 椎骨的连结

椎骨之间借椎间盘、韧带和关节等相连结。

（1）椎间盘：位于相邻的两个椎体之间，是椎骨之间最主要的连结。成年人有 23 个椎间盘。它分纤维环和髓核两部分（图 3-9）。纤维环构成椎间盘的周围部，髓核位于中央，是富有弹性的胶状物质。椎间盘坚韧而有弹性，它既能牢固连结两个椎体，又容许椎体之间有少量的运动。

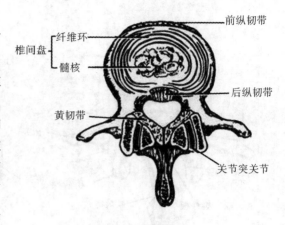

图 3-9 椎间盘

> **知识链接**
>
> 纤维环的后外侧部较为薄弱，破裂时，可导致髓核突向椎管或椎间孔，产生压迫神经的症状，称为"椎间盘突出症"。最容易突出的椎间盘是第 4~5 腰椎间盘。常见的表现有腰部、臀部和下肢的放射状疼痛；下肢感觉异常或是出现肌肉萎缩甚至可能导致大小便的异常。通常大部分的椎间盘突出症患者通过腰背肌的锻炼和服药等保守治疗症状可以好转；只有少部分患者需要手术治疗。

（2）韧带：连结椎骨的韧带，可分长、短两类（图 3-10）。

长韧带纵贯脊柱全长，共有三条，即前纵韧带、后纵韧带和棘上韧带。前、后纵韧带分别位于椎体和椎间盘的前面和后面，对连结椎体和固定椎间盘都具有重要的作用。棘上韧带是连结于棘突尖端的韧带，细长而坚韧。从第 7 颈椎以上则扩展成为片状的项韧带。

短韧带连结相邻的两个椎骨。其中连结上、下两椎弓板之间的叫黄韧带；连结棘突之间的叫棘间韧带。棘间韧带

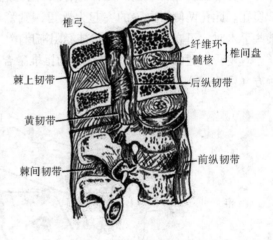

图 3-10 椎骨的连结

前接黄韧带，后与棘上韧带相连。故临床上行腰椎穿刺时，除穿过皮肤和皮下组织外，还需依次穿过棘上韧带、棘间韧带和黄韧带。

> **知识链接**
>
> 脊柱的韧带如果出现了皱褶或是增厚的情况就会压迫脊髓导致出现相应的症状，这时往往需要手术才能解决问题。

（3）关节：脊柱的关节有关节突关节和寰枢关节。关节突关节由相邻两个椎骨的上、下关节突构成，运动幅度很小。寰枢关节由寰椎和枢椎构成，以齿突为轴，可使寰椎连同头部作旋转运动。

3. 脊柱的形态和运动　成年男性的脊柱长约 70cm，女性和老年人的脊柱稍短。其长度可因姿势不同而略有差异，如静卧比站立时长 2～3cm。全部椎间盘的厚度约占脊柱全长的 1/4。

从前方观察脊柱，可见椎骨的椎体自上而下逐渐增大，自骶骨以下又渐次缩小。椎体大小的变化，与脊柱承受重力的变化密切相关，负重越大的椎骨其椎体越大，反之越小。

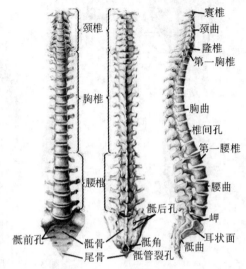

图 3－11　脊柱的外形

从后方观察脊柱，可见棘突纵行排成一条直线。但各部椎骨棘突的倾斜度各不相同：颈椎棘突的方向较水平；胸椎的棘突斜向后下方，呈叠瓦状，排列较紧密；腰椎的棘突近于水平伸向后方，棘突之间的距离也较大。

从侧面观察时，可见脊柱有四个生理性弯曲（图 3－11）：即颈曲、胸曲、腰曲和骶曲。颈曲、腰曲凸向前，胸曲、骶曲凸向后。这些弯曲是在直立姿势的影响下，逐渐形成的。新生儿的脊柱只有一个凸向后方的弯曲，当婴儿能抬头时，出现了颈曲，能直立时，又出现了腰曲。脊柱的这些弯曲，既有利于人体的直立，又增强了脊柱的弹性，对行走或跳跃时所产生的震动起缓冲作用。脊柱在相邻两个椎骨之间的运动幅度很小，但从整个脊柱来看，运动幅度就相当大。脊柱的主要运动形式有四类：即前屈、后伸、侧屈和旋转运动。运动幅度最大的部位在下腰部和下颈部，故脊柱的损伤也以这两处较为多见。

（二）胸廓

是由胸椎、肋、胸骨和它们之间的骨连结共同构成。具有支持和保护胸、腹腔内的器官和参与呼吸运动等功能（图 3－12）。

1. 肋

共 12 对，均弯曲成弓形；由肋骨和肋软骨构成。肋骨细长，分体及前、后两端（图 3－13）。肋骨的后端稍膨大，叫肋头。肋头的后外方有一粗糙隆起，叫肋结节。肋头和肋结节分别与胸椎的椎体和横突形成关节。肋体长而扁，分上、下两缘和内、外两面，内面在靠近下缘处有一浅沟，叫肋沟，肋间血

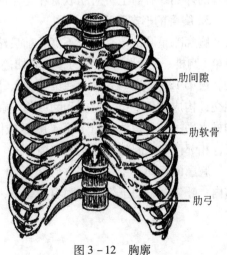

图 3－12　胸廓

管和神经沿此沟走行。肋的前端稍宽阔，与肋软骨相接。肋软骨连于肋骨的前端，出透明软骨构成。它可随年龄的增长而出现钙化。第 1~7 肋的前端和胸骨相连，称为真肋，第 8~10 肋前端籍肋软骨相连形成肋弓，称为假肋，第 11~12 肋前端游离于腹壁肌层，称为浮肋。

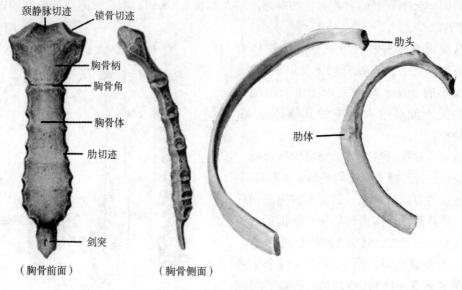

图 3-13 胸骨和肋骨

2. 胸骨

位于胸前壁正中，自上而下依次分为胸骨柄、胸骨体和剑突（图 3-13）。胸骨柄的上缘，中部微凹，叫颈静脉切迹，出现吸气性呼吸困难时，该处凹陷。颈静脉切迹的两侧有锁切迹，胸骨藉此和锁骨相连。胸骨柄和胸骨体的连结部形成向前微凸的角，叫胸骨角，易在体表摸到。与胸骨角外侧端相连的是第 2 肋软骨，故胸骨角常作为计数肋序数的标志。剑突薄而长，其形态个体差异较大，有的有孔，或末端呈分叉状。胸骨的外侧缘有与上 7 对肋软骨相连结的切迹。

3. 胸廓的形态和运动

胸廓略呈圆锥形，上窄下宽，前后略扁（图 3-12）。它有上、下两口。上口较小，由第 1 胸椎、第 1 肋和胸骨的颈静脉切迹围成，上口的前缘低，后缘高。胸廓的下口较大，由第 12 胸椎、第 12 肋和第 11 肋、肋弓和剑突共同围成。两侧肋弓向内上在中线相交，构成胸骨下角。剑突和肋弓均可在体表触到。剑突与胸骨体连结处约相当于第 9 胸椎水平；胸骨角约相当于第 4 胸椎椎体的下缘。胸廓的前面和后面较短，两侧面较长，相邻两肋之间的间隙叫肋间隙。

胸廓的运动：主要表现在呼吸运动。吸气时，肋上升，胸廓容积增加，空气进入肺内；呼气时，肋下降，胸廓容积缩小，空气从肺内排出。

胸廓的外形可因年龄、性别及健康状况等影响而有个体差异。新生儿的胸廓前后径与横径略同，因此，呈圆桶状；成年人前后径小于横径，呈扁圆锥形；老年人则因胸廓弹性减退，运动减弱，胸廓变得更扁而长。成年女性的胸廓较男性者略圆而短。经常进行体育锻炼者，胸廓往往较为宽短；而身体瘦弱者，胸廓往往扁平而狭长称为"扁平胸"；佝偻病患儿胸廓前后径大、胸骨突出称为"鸡胸"；肺气肿患者胸廓各径均增大称为"桶状胸"；肺不张、肺萎缩、胸腔积液或是胸壁肿瘤时可导致胸廓不对称。

（三）躯干的骨性标志

　　第7颈椎棘突，胸、腰椎棘突，颈静脉切迹，胸骨角和肋弓。

　　【重点提示】人体脊柱由颈、胸、腰和骶骨、尾骨共同组成。各段的椎骨都有其独有的特点。脊柱通过前纵韧带、后纵韧带和棘上韧带固定在一起。胸廓是由胸椎、胸骨和肋骨共同组成，有支撑、保护和参与呼吸的作用。

三、颅骨及其连结

（一）颅的组成

　　颅位于脊柱的上方，由23块大小不同、形态不一的颅骨组成，可分脑颅和面颅两部分（图3-14）。

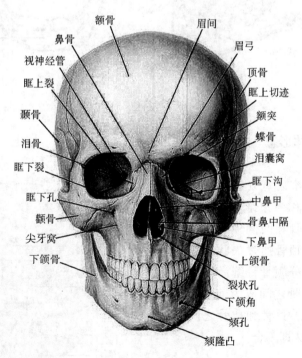

图3-14　颅骨的前面观

　　脑颅位于颅的后上部，由8块颅骨组成，即额骨、筛骨、蝶骨、枕骨各一块；顶骨、颞骨各两块。它们共同围成颅腔，支持并保护脑。颅腔的顶称颅盖，底称颅底。

面颅位于颅的前下部，由15块颅骨构成。包括犁骨、下颌骨、舌骨各一块；上颌骨、鼻骨、泪骨、颧骨、腭骨、下鼻甲各两块。它们形成颜面的骨性基础，支持和保护感觉器官，并是呼吸道和消化管的起始部分。在面颅诸骨中，上颌骨位于一侧面颅骨的中心；除下颌骨及舌骨外，其他颅骨都紧密结合成为一个整体。

(二) 部分颅骨的形态

1. 下颌骨

面颅骨最大者，分一体、二支（图3-15）。下颌体位于前部，体的上缘形成牙槽弓，有容纳下颌牙的牙槽。体的前外侧面各有一小孔，叫颏孔。下颌支位于后部，其后下部形成钝角，称下颌角。下颌支的上缘有两个突起，前方的叫冠突；后方的叫髁突。下颌支内侧面的中部有下颌孔。

2. 舌骨

为蹄铁形小骨。它的中部较宽厚，叫舌骨体。由体向后方伸出的一对突起叫大角。体和大角都可在体表摸到。

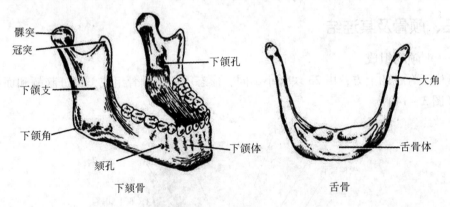

髁突
冠突
下颌孔
下颌支
大角
下颌角
下颌体
舌骨体
颏孔

下颌骨　　　　舌骨

图 3-15　下颌骨和舌骨

(三) 颅的整体形态

1. 颅顶面观

呈卵圆形，前窄后宽（图3-16）。顶骨中央最隆起处称为顶结节。各骨籍骨缝紧密相连。额骨和两侧顶骨通过冠状缝相连结，两侧顶骨通过矢状缝相连结。在新生儿，部分颅骨骨缝尚未完全闭合，在额骨和顶骨之间成为前囟，约在1.5岁完全闭合，顶骨和枕骨之间有后囟，在出生后不久即闭合。

2. 颅侧面观

中部可见外耳门，其后方是乳突，前方是颧弓。颧弓上方是颞窝、下方是

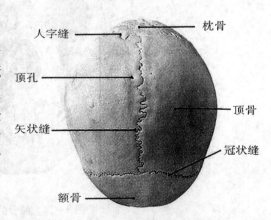

人字缝
枕骨
顶孔
顶骨
矢状缝
冠状缝
额骨

图 3-16　颅的顶面

颞下窝。颞窝前下部较薄，在额、顶、颞、蝶骨的汇合部形成一个 H 形的缝，称为翼点，是颅骨最为薄弱处，其下有脑膜中动脉前支通过（图 3 – 17）。

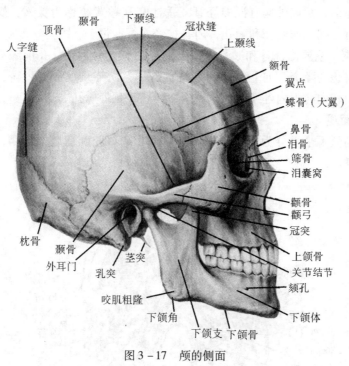

图 3 – 17　颅的侧面

3. 颅底内面观

颅底内面高低不平，分为颅前、中、后窝（图 3 – 18）。

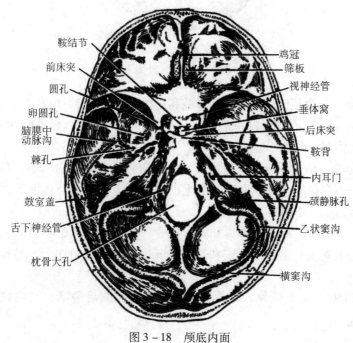

图 3 – 18　颅底内面

（1）颅前窝　由额骨眶部、筛骨筛板和蝶骨小翼组成。筛板上有筛孔通向鼻腔。

（2）颅中窝　由蝶骨体、大翼以及颞骨等组成，两侧宽广，中间狭窄，中央是蝶骨体，上有垂体窝，窝前外侧有视神经管。垂体窝和鞍背统称为蝶鞍，蝶鞍两侧由前内向后外依次有圆孔、卵圆孔和棘孔，内有神经血管通过。

（3）颅后窝　主要由枕骨和颞骨组成。窝中央有枕骨大孔，孔前缘有舌下神经管内口，孔后方有枕内隆突，向上延续成上矢状窦沟，向下延续成枕内嵴，向两侧延续为横窦沟，继而转向前下内延续为乙状窦沟，终止于颈静脉孔。

4. 颅底外面观

颅底外面高低不平，分为前后两部。前面为分隔口腔和鼻腔的骨腭，后面有枕骨大孔（图3－19）。

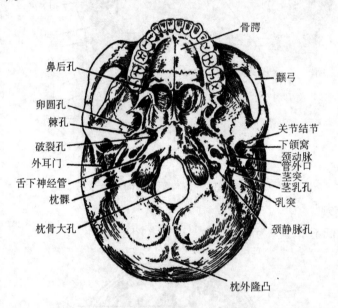

图3－19　颅底外面

5. 颅前面观　分为额区、眶、骨性鼻腔和骨性口腔（图3－14）。

（1）眶　为一对四面锥形的深腔，底向前外，尖向后内，容纳眼球及附属结构，可分为上、下、内侧、外侧四壁。

（2）骨性鼻腔　位于面颅中央，由骨性鼻中隔将其分为左右两半。鼻腔外侧壁由上而下有三个向下弯曲的鼻甲，分别叫做上、中、下鼻甲。每个鼻甲下方为相应的鼻道，分别称为上、中、下鼻道。

鼻旁窦：是上颌骨、额骨、蝶骨和筛骨内含气的空腔，位于鼻腔周围并开口于鼻腔中。分别称为上颌窦、额窦、蝶窦和筛窦。其中上颌窦开口向上，易反复感染形成慢性鼻窦炎。

（3）骨性口腔　由上颌骨、腭骨和下颌骨组成，向后通咽、底空缺，由软组织封闭。

（四）颅骨的连结

颅骨之间多以致密结缔组织和软骨相连结，只有下颌骨和颞骨籍颞下颌关节相连。颞下颌关节关节囊松弛，两侧必须同时运动，可以使下颌骨做上下、前后和左右的运动。

四、附肢骨及其连结

附肢骨分上肢骨和下肢骨。上、下肢骨都由肢带骨和自由肢骨组成。自由肢骨借肢带骨连于躯干，能自由活动。由于人体直立，上肢成为劳动的器官，故上肢骨形体轻小，骨连结灵活；下肢是支持和移动人体的器官，因而下肢骨粗壮强大，骨连结稳固。

【重点提示】人体共有 23 块颅骨，分别是 8 块脑颅骨和 15 块面颅骨；翼点是人颅最为薄弱的位置；颅骨之间连结紧密，只有下颌骨和舌骨可以活动。

知识链接

新生儿颅占体长的 1/4；面颅骨发育晚；前囟约在 1.5 岁闭合、后囟约在 6～8 周闭合。研究表明人颅骨的大小和人的智商并没有关系。

（一）上肢骨及其连结

1. 上肢骨

（1）上肢带骨：共两块，即肩胛骨和锁骨。

①肩胛骨：是三角形扁骨，位于胸廓背面的外上方。可分两面、三角和三缘（图 3-20）。前面微凹，叫肩胛下窝。后面有一斜向外上方的嵴，叫肩胛冈。其上、下两个窝，分别称为冈上窝和冈下窝。肩胛冈的外侧端扁平，称为肩峰，是肩部的最高点，可在体表摸到。肩胛骨的上缘，有一个弯向前外方的突起，叫喙突。上角和下角位于内侧缘的上端和下端，分别平对第 2 和第 7 肋骨，均易于摸到，常作为背部计数肋或肋间隙的标志，外侧角肥厚，有朝向外的关节面称关节盂。

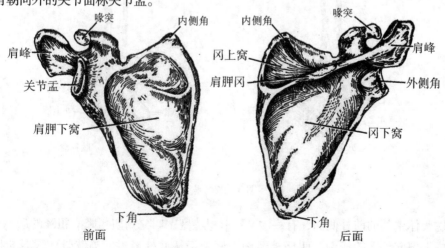

图 3-20 肩胛骨

②锁骨：位于颈、胸交界处，全长都可在体表摸到。锁骨的内侧端钝圆，叫胸骨端，与胸骨的锁切迹相接。外侧端扁平，叫肩峰端，与肩胛骨的肩峰相连（图3-20）。锁骨的内侧2/3凸向前，外侧1/3凸向后。锁骨骨折多在中外1/3处。

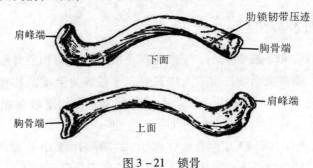

图3-21　锁骨

（2）自由上肢骨：包括臂部的肱骨，前臂的桡骨和尺骨，手部的腕骨、掌骨和指骨。

①肱骨：上端膨大，其内上部呈半球状，叫肱骨头（图3-22），与肩胛骨的关节盂形成关节。肱骨头的前外侧有两个隆起，前方的一个较小，叫小结节；外侧的一个较大，叫大结节。大结节是肩部最外侧的一个骨点。二结节之间有结节间沟。肱骨在大、小结节下方较缩细的部分，称外科颈，是较易发生骨折的部位。

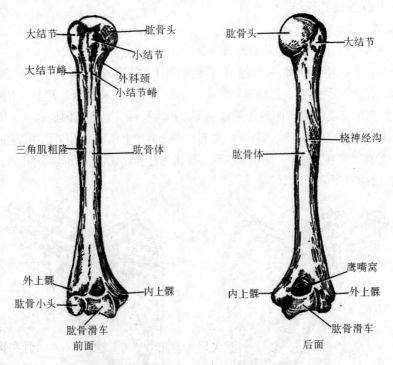

图3-22　肱骨

肱骨体中部的前外侧面，有一"V"形粗糙区，叫三角肌粗隆。粗隆的后下方有一条自内上斜向外下的浅沟，叫桡神经沟，桡神经从此处经过。当肱骨中段骨折时易损伤桡神经。

肱骨的下端较扁平，并略向前卷曲。外侧前面半球状的关节面称为肱骨小头；内侧关节面称为肱骨滑车。在肱骨滑车的后上方有一深窝，叫鹰嘴窝，伸肘时容纳尺骨鹰嘴；在肱骨滑车的前上方有一浅窝，叫冠突窝，屈肘时容纳尺骨冠突。在肱骨下端的内、外两侧，各有一个突起，分别称为内上髁和外上髁，均可在体表触及。在内上髁的后方有一浅沟叫做尺神经沟。

②桡骨：位于前臂外侧（图3-23），一体两端。上端膨大称为桡骨头，与肱骨小头相对。桡骨头的内下方有一粗糙隆起，叫桡骨粗隆。桡骨体呈三棱柱形，略弯向外侧，其内侧缘薄锐，叫骨间缘。桡骨的下端外侧向下突起，形成茎突。

③尺骨：位于前臂内侧（图3-23），上端粗大，下端细小。上端有两个突起，后上方的一个较大，叫鹰嘴；前下方的一个较小，叫冠突。两突之间的半月形光滑面叫滑车切迹h，与肱骨滑车构成关节。尺骨体呈三棱柱形，其外侧缘叫骨间缘，与桡骨的骨间缘相对。

尺骨的下端呈小球状，称尺骨头。尺骨头的后内侧向下伸出的短突叫茎突。在活体，它比桡骨茎突约高1厘米。

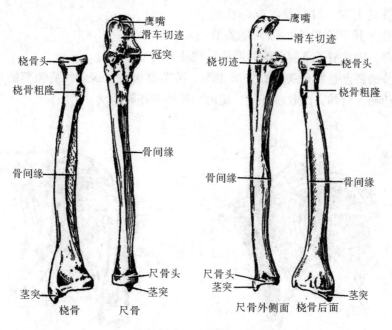

图3-23 桡骨和尺骨

④腕骨：共8块，排成两列（图3-24）。由外侧向内侧，近侧列依次是手舟骨、月骨、三角骨和豌豆骨；远侧列依次是大多角骨、小多角骨、头状骨和钩骨。

⑤掌骨：共5块（图3-24），由外侧向内侧依次称为第1、第2、第3、第4和第5掌骨。每一掌骨都可分为底、体、头三部分。掌骨的近侧端较膨大为底，远侧端圆而光滑为头。头、底之间的部分叫体。

⑥指骨：共14块（图3-24），除拇指为两节外，其余各指都是三节。

⑦骨性标志 肱骨大结节、肱骨内侧髁、肱骨外侧髁、桡骨小头、尺骨鹰嘴和茎突均可在体表触及，是重要的骨性标志。

2. 上肢骨的连结

（1）上肢带骨的连结

①胸锁关节：主要由锁骨的胸骨端和胸骨的锁切迹构成。可使锁骨作向上、下、前、后和轻微的旋转运动。

②肩锁关节：由锁骨的肩峰端和肩胛骨的肩峰组成。向各方向作轻微的运动。

（2）自由上肢骨的连结

①肩关节：由肩胛骨的关节盂和肱骨头构成（图3-25）。关节囊薄而松弛。关节囊的上方、后方及前方都有肌和肌腱加强，其下部缺乏加强，是关节囊的薄弱部。因此肩关节脱位时，肱骨头往往从前下方滑脱。

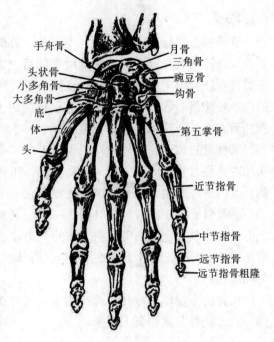

图3-24 手骨

肩关节的特点是肱骨头大，关节盂小，关节囊松弛。因此，肩关节的运动比较灵活，能作前屈、后伸，内收、外展，旋内、旋外和环转运动。

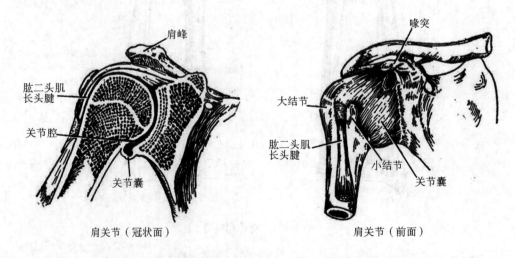

肩关节（冠状面）　　　　肩关节（前面）

图3-25 肩关节

②肘关节：由肱骨下端和桡、尺骨的上端连结而成（图3-26）。它包括三个关节。

肱桡关节：由肱骨小头和桡骨头构成。

肱尺关节：由肱骨滑车和尺骨的滑车切迹构成。

桡尺近侧关节：由桡骨头和尺骨的桡切迹构成。

上述三个关节，共同包在一个关节囊内。关节囊的前、后壁都较薄而松弛，但内、外侧壁的纤维层则增厚并有韧带加强。因此肘关节易发生向后方脱位。

肘关节能作屈、伸运动。当伸肘时，肱骨内、外上髁和尺骨鹰嘴三点在一条直线上；屈肘时，三点成一等腰三角形。在肘关节脱位时，这种关系就发生改变。

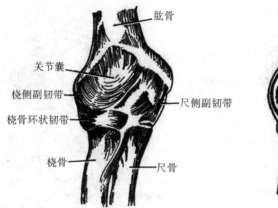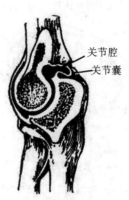

图 3-26 肘关节

③前臂骨的连结：桡、尺两骨之间借前臂骨间膜、桡尺近侧关节和桡尺远侧关节相连结（图 3-27）。前臂骨间膜是坚韧的结缔组织膜，连结桡骨和尺骨的骨间缘。**桡尺近侧关节**已述于肘关节。桡尺远侧关节由桡骨的尺切迹和尺骨头构成。

桡尺近侧关节和桡尺远侧关节共同活动时，可使前臂作旋前和旋后运动。

④手关节：包括桡腕关节、腕骨间关节、腕掌关节、掌指关节和手指间关节等（图 3-24），各关节都以构成关节诸骨的名称来命名。

桡腕关节，又称腕关节，由桡骨下端的远侧面、尺骨头下方的关节盘和手舟骨、月骨、三角骨共同组成。可作屈、伸、内收、外展和环转运动。

腕掌关节共有五个。拇指腕掌关节可作屈、伸、内收、外展和对掌运动。对掌运动是人类所特有的动作。

掌指关节共有五个，能作屈、伸、内收和外展等运动。手指的内收和外展是以通过中指的正中面为准则，向正中面靠拢的运动叫内收，远离正中面的运动叫外展。手指间关节仅能作屈、伸运动。

【**重点提示**】锁骨和肩胛骨是上肢带骨，通过肩关节和上肢骨连结在一起；肱骨和尺骨以及桡骨通过肘关节连结在一起；桡骨通过腕骨和手部连结在一起，共同组成了灵活的上肢。

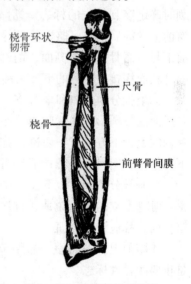

图 3-27 前臂骨间的连结

（二）下肢骨及其连结

1. 下肢骨

（1）下肢带骨：由髋骨构成。

髋骨位于盆部，由三块骨融合而成，它的上份是髂骨，前下份是耻骨，后下份是坐骨。幼年时，三骨在髋臼处借软骨相连结，约到 16 岁，软骨骨化，三骨融合成为髋骨。

髋骨外形不规则，中部缩窄肥厚，上、下两部较宽阔（图 3 – 28）。外侧面中部有一个周缘隆起的深窝，叫髋臼。髋臼的下部开放，形成髋臼切迹。在髋臼的前下方有一卵圆形大孔，称闭孔。

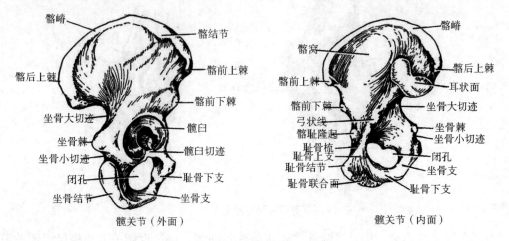

髋关节（外面）　　　　　　　　　　髋关节（内面）

图 3 – 28　髋骨

①髂骨分髂骨体和髂骨翼两部分。髂骨体肥厚，构成髋臼的上份。髂骨翼位于髂骨体的上方，宽而薄，它的上缘叫髂嵴。髂嵴的最高点约对第 4 腰椎棘突，是腰椎穿刺时确定穿刺部位的标志。髂嵴前、后端的突出部，分别称为髂前上棘和髂后上棘。髂前上棘的后上方，髂嵴的外缘向外侧突出，形成髂结节。髂前上棘下方的突起叫髂前下棘。髂骨翼的内侧面，前部光滑而微凹，称髂窝；后部粗糙，有耳状面，与骶骨的耳状面相接。髂窝的下界为钝圆的弓形骨嵴，称弓状线。

②坐骨分坐骨体和坐骨支。坐骨体粗壮，其上份构成髋臼的后下部；下份游离，其后面的长圆形粗糙区叫坐骨结节。坐骨结节的后上方有三角形突起，叫坐骨棘。坐骨棘的上、下方各有一切迹，分别叫坐骨大切迹和坐骨小切迹。坐骨支从坐骨体的前下部伸出，向内上与耻骨下支相连。

③耻骨分体及上、下支。耻骨体构成髋臼的前下部。耻骨体向前内移行为耻骨上支。耻骨上支的上缘锐薄，称耻骨梳。耻骨上、下支移行部的内侧面，为一长圆形的粗糙面，称耻骨联合面。

④髂前上棘、髂嵴、髂结节、髂后上棘、耻骨结节和坐骨结节均可在体表触及，是重要的骨性标志。

（2）自由下肢骨：包括股骨、髌骨、胫骨、腓骨、跗骨、跖骨和趾骨。

①股骨：是人体最粗大的长骨，分体及上、下两端（图 3 – 29）。上端弯的球状膨大部称股骨头，与髋臼相关节。股骨头顶端的稍下方有一小凹，叫股骨头凹。股骨头外下方较缩细的部分称股骨颈。颈以下为股骨体，是骨折易发生处。股骨颈与体的连结处有两个隆起，外上方的较大，称大转子；内下方的较小，叫小转子。股骨体稍向前凸弯，后面中部上端较粗糙处称臀肌粗隆。

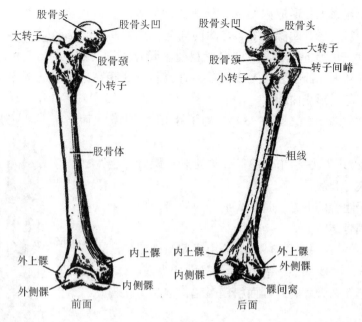

图 3-29 股骨

股骨下端膨大，并向后方突出，形成内侧髁和外侧髁，两髁后部之间的深窝叫髁间窝。两髁侧面的最突出部，分别叫内上髁和外上髁。

②髌骨：位于膝关节前方的股四头肌腱内，是人体最大的籽骨。髌骨略呈三角形，尖端向下。它的前面粗糙；后面光滑，与股骨内、外侧髁的前面相对。

③胫骨：腓骨并列，胫骨粗大，位于内侧；腓骨细长，位于外侧（图 3-30）。

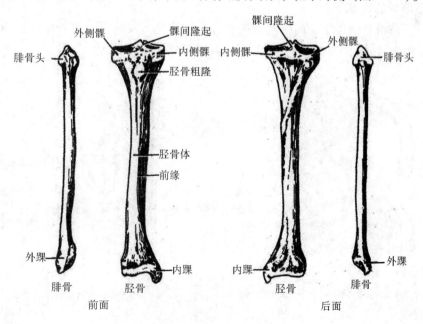

图 3-30 胫骨和腓骨

胫骨的上端膨大，形成内侧髁及外侧髁，两髁的上面均有关节面，分别与股骨的内、外侧髁相对。胫骨两髁关节面之间的隆起，称髁间隆起。胫骨上端与胫骨体移行处的前面，有三角形的粗糙部，叫胫骨粗隆。胫骨体呈三棱柱形，其前缘锐利，内侧面平坦。前缘和内侧面的表面无肌覆盖，直接与皮肤相贴。胫骨的下端较膨大，它的内侧部向下突起，形成内踝。

④腓骨：上端膨大（图3-30），称腓骨头。下端粗大而略扁，称为外踝。

⑤足骨

a. 跗骨：共7块（图3-31），即距骨、跟骨、足舟骨，三块楔骨和骰骨。

跟骨位于距骨的下方，是最大的一块跗骨。后部粗糙隆突，叫跟骨结节。

b. 跖骨：共5块（图3-31），由内侧向外侧依次为第1、2、3、4、5跖骨。每块跖骨都可分为底、体、头三部分。第5跖骨底的外侧面粗糙隆起，称第5跖骨粗隆。

c. 趾骨s：共14块（图3-31）。除拇指为两节外，其余各趾都是三节。第5趾的远节趾骨较短小，且常与中节趾骨融合。

⑥骨性标志 股骨大转子、腓骨头、胫骨粗隆、胫骨体前缘、内踝、腓骨头、外踝、跟骨结节、第5跖骨粗隆均可在体表触及，是重要的骨性标志。

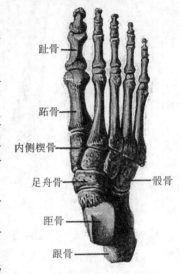

图3-31 足骨

2. 下肢骨的连结

（1）下肢带骨的连结：两侧髋骨的后部借骶髂关节及韧带与骶骨相连，前部借耻骨联合互相连结（图3-32），它们与尾骨共同形成骨盆。

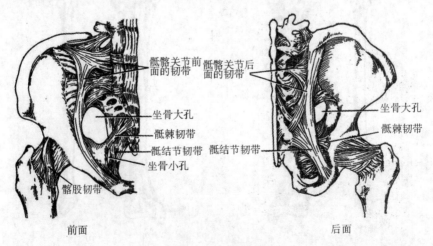

图3-32 骨盆的连结

①骶髂关节：由髋骨的耳状面与骶骨的耳状面构成。关节囊厚而紧张，运动范围很小。

②耻骨联合：两侧髋骨的前部借耻骨联合相连结。耻骨联合主要由纤维软骨构成。女性在妊娠期，耻骨联合稍有活动性。

③骨盆：由骶骨、尾骨和左、右髋骨连结而成（图3－32），具有保护盆腔内脏和传导重力的作用。

骨盆由界线分为大骨盆和小骨盆。（图3－33）界线自后向前由骶骨的岬、弓状线、耻骨梳和耻骨联合的上缘依次连接而成。界线以上为大骨盆，界线以下为小骨盆。小骨盆有上、下二口，上口由界线围成，下口由尾骨尖、骶结节韧带、坐骨结节、坐骨支、耻骨下支和耻骨联合的下缘共同围成。两侧的坐骨支和耻骨下支连成耻骨弓，它们的夹角叫耻骨下角。小骨盆的内腔即通常所说的盆腔，容纳盆腔脏器。女性的盆腔也是胎儿娩出的产道。

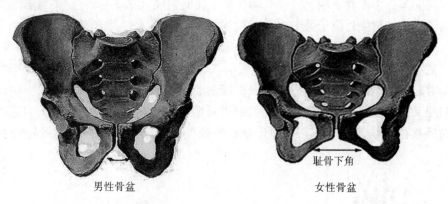

男性骨盆　　　　　　　　　　女性骨盆

图3－33　男女骨盆

从青春期开始，骨盆出现性别差异。女性骨盆的形态特点，与妊娠和分娩功能有关，它与男性的主要差别如表3－1。

表3－1　男、女性骨盆的形态特点

	男性	女性
骨盆形状	较窄长	较短宽
小骨盆上口	心形	近似圆形
小骨盆下口	较狭小	较宽大
骨盆腔	高而窄，呈漏斗形	短而宽，呈圆桶形
耻骨下角	70°～75°	80°～100°

（2）自由下肢骨的连结

①髋关节：由髋臼和股骨头构成（图3－34）。髋臼深凹，股骨头几乎全部纳入髋臼内。关节囊厚而坚韧，股骨颈除其后面的外侧部以外，都被包入囊内。关节囊在后下部最为薄弱，髋关节易向此处脱位。关节囊内有股骨头韧带，连于股骨头与髋臼之间，内有营养股骨头的血管通过。

髋关节可作屈、伸、内收、外展、旋内、旋外和环转运动。但因髋臼深包股骨头，关节囊又较坚厚，因此，髋关节在各个方向上的运动幅度都不如肩关节。

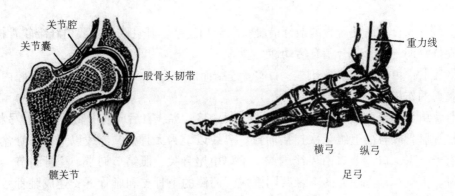

图 3-34　髋关节和足弓

②膝关节：由股骨下端、胫骨上端和髌骨共同构成（图 3-35）。关节囊宽阔而松弛，周围有韧带增强，位于关节囊前壁的髌韧带尤为强大。关节囊从髌骨的上方突入股四头肌与股骨之间，形成髌上囊。关节囊内有半月板和交叉韧带。半月板有内外两块，内侧半月板呈"C"形；外侧半月板呈"O"形；它们加强了膝关节的稳固性，并在运动时起缓冲作用。交叉韧带连于股、胫两骨之间，是两条互相交叉的韧带，分别称为前交叉韧带和后交叉韧带。前交叉韧带可限制胫骨向前移位，后交叉韧带可制止胫骨向后移位。膝关节可作屈、伸运动；当膝关节处于半屈位时，可做轻度的旋转运动。

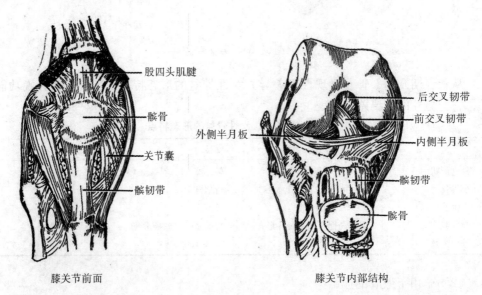

图 3-35　膝关节

③小腿骨的连结：在胫、腓二骨的上端，胫骨外侧髁与腓骨头形成连结紧密的胫腓关节。中部和下端分别以小腿骨间膜和韧带相连。因此，胫、腓二骨之间几乎没有任何运动（图 3-36）。

④足关节：包括距小腿关节、跗骨间关节、跗跖关节、跖趾关节和足趾间关节等（图3－36）。都由与关节名称相应的骨组成。

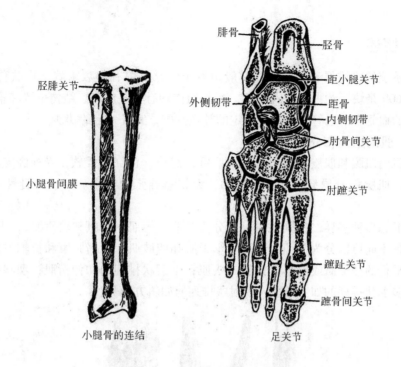

图3－36 小腿骨连结与足关节

距小腿关节又称踝关节，它由胫、腓二骨的下端和距骨连结而成。关节囊的前、后壁都薄弱而松弛，两侧有韧带增强。其中．内侧韧带坚韧；外侧韧带较薄弱，在足过度内翻时，较易发生损伤。距小腿关节可作背屈（伸）和跖屈（屈）运动。

其他足关节的关节囊都很紧张强厚，韧带发达。其中跗骨间关节的结构较复杂，功能也较重要，它与距小腿关节联合运动时，能作内翻和外翻运动 6 足底朝向内侧的动作叫内翻；反之，足底朝向外侧的动作叫外翻。在崎岖不平的地面上或斜坡上站立和行走时，足的内翻和外翻运动，对维持人体的直立姿势，具有重要的作用。

⑤足弓：足骨借关节和韧带紧密连结，在纵、横方向上都形成凸向上方的弓形，称足弓（图3－34）。足弓是人类直立、行走和负重时的重要弹力缓冲结构，同时也有保护足底的血管和神经、避免遭受重力压迫的作用。

足弓主要由足底的韧带、肌和肌腱等结构维持，当这些软组织先天发育不良，或因慢性劳损引起韧带的松弛，或骨折时，都可导致足弓塌陷，形成扁平足。

【重点提示】髋骨是下肢带骨，由髂骨、坐骨和耻骨共同组成，通过髋关节和下肢骨连结在一起；股骨和胫骨以及腓骨通过膝关节连结在一起；胫骨和腓骨通过跗骨和足部连结在一起，共同组成了粗壮有力的下肢骨。

第二节　骨骼肌

一、概述

运动系统的肌均属于骨骼肌，一般附着于骨骼，但有少数附着于皮肤称为皮肌。全身约有600余块，约占体重的40%。每块肌肉均有一定形态、结构位置和辅助装置，含有一定的血管和淋巴管，并接受一定的神经支配，完成一定的功能。

（一）肌的结构和分类

骨骼肌由肌腹和肌腱组成。肌腹由肌纤维组成，色红而柔软，受神经支配，能够收缩舒张。肌腱由胶原纤维组成，坚韧、无收缩舒张的能力。阔肌的腱性部分称为腱膜。

肌的形态多种多样，按其外形可以分为长肌、短肌、阔肌和轮匝肌（图3–37）；根据其位置不同可以分为头肌、颈肌、躯干肌和四肢肌；根据肌束和长轴方向的关系可以分为平行的梭形肌或菱形肌如肱二头肌；半羽状排列的如伸指肌；羽状排列的如股直肌；多羽状排列的如三角肌；放射状排列的如斜方肌等。

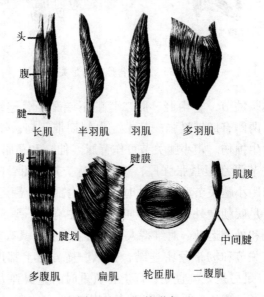

图3–37　肌的形态

（二）肌的起止和配布

肌通常以两端附着于两块或两块以上的骨面上，中间跨过一个或多个关节。通常把靠近身体正中面或四肢靠近近端的附着点看做起点；把另一端看做止点。

肌在关节周围的配布方式多少和关节的运动轴一致；每个关节至少配布两组功能完全相反的肌群，这些在作用上相反的肌群互称为拮抗肌。此外，关节在完成某种运动时常依赖多块肌肉配合，这些肌肉互称为协同肌。

（三）肌的命名

肌的命名常按照其位置、形状、大小、起止点或是作用进行。

（四）肌的辅助结构

包括筋膜、滑膜囊和腱鞘等，具有保持肌的位置、减少运动时的摩擦和保护等功能。

1. 筋膜

遍布全身，分为浅筋膜和深筋膜。

（1）浅筋膜 又称为皮下筋膜，位于真皮之下吗，由疏松结缔组织组成。内含浅动脉、皮下静脉、皮神经、淋巴管和脂肪等。

（2）深筋膜 又称为固有筋膜，由致密结缔组织组成，位于浅筋膜的深面，包被体壁、四肢的肌和血管、神经等。

2. 滑膜囊

为封闭的结缔组织小囊，壁薄，内有滑液，多位于肌腱和骨面相接触处，以减少两者间的摩擦。

3. 腱鞘

是包围在肌腱外面的结缔组织鞘管，存在于活动较大部位，如腕、踝、手指、足趾等处，可分为外层的腱纤维鞘和内层的腱滑膜鞘。腱滑膜鞘为双层的鞘，两层之间有少量滑液，肌腱在其中可以自由滑动（图3-38）。

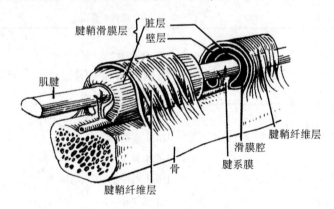

图3-38 腱鞘

二、头肌

可以分为面肌和咀嚼肌（图3-39）。

（一）面肌

面肌（图3-39）为扁薄的皮肌，位置表浅，大多起自颅骨，至于面部皮肤，主要分布于睑裂、口裂和鼻孔周围，可以闭合或是开大上述孔裂；同时牵动面部皮肤显示多种表情，又称为表情肌。见表3-2。

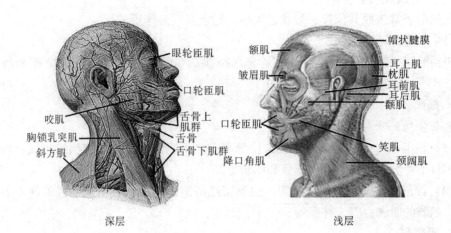

深层　　　　　　　　　　　　　浅层

图 3 – 39　头肌

表 3 – 2　面肌

名称	位置	作用
枕额肌	由额腹、枕腹和帽状腱膜组成	提眉并使额部皮肤出现皱纹
眼轮匝肌	睑裂周围，分眶部、睑部、泪囊部	使睑裂闭合、扩张泪囊
口周围肌	面颊深部有颊肌，口裂周围有口轮匝肌	使唇颊紧贴牙齿，外拉口角；关闭口裂
鼻肌	鼻孔周围	开大或缩小鼻孔

（二）咀嚼肌

咀嚼肌（图 3 – 39）配布于颞下颌关节周围，参加咀嚼运动。见表 3 – 3。

表 3 – 3　咀嚼肌

名称	位置	作用
咬肌	下颌支的外面	上提下颌骨
颞肌	颞窝内	上提下颌骨
翼内肌	下颌支和下颌角的内面	上提下颌骨并使其向前运动
翼外肌	颞下窝内	使下颌骨前移

三、颈肌

颈肌（图 3 – 39）可以分为浅群和深群，主要有胸锁乳突肌和舌骨上、下肌群（表 3 – 4）。

表 3 – 4　颈肌

名称	位置	作用
胸锁乳突肌	颈的外侧部	单侧收缩使头偏向同侧，面转向对侧；同时收缩使头后仰
舌骨上肌群	舌骨与下颌骨之间	上提舌骨，下拉下颌骨
舌骨下肌群	舌骨和胸骨柄之间	下降舌骨，使喉上、下活动

经常锻炼表情肌肌，能使表情更丰富，面部更清秀、可人；如果缺乏锻炼，表情肌就会逐渐衰弱，使整张脸显得臃肿难看。

四、躯干肌

可以分为背肌、胸肌、膈、腹肌和会阴肌。

（一）背肌

背肌（图3-40）位于躯干后面的肌群，可分为深、浅两层，主要有斜方肌、背阔肌和竖脊肌。

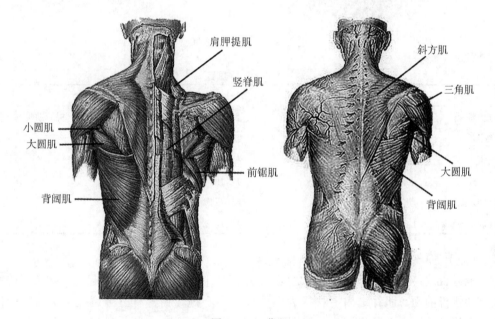

图 3-40 背肌

表3-5 背肌

名称	位置	作用
斜方肌	颈部和背上部的浅层	单侧收缩使颈屈向同侧，面转向对侧；同时收缩使头后仰
背阔肌	背下半部和胸后外侧	使臂内收、旋内、后伸，上肢固定可引体向上
竖脊肌	舌骨和胸骨柄之间	使脊柱后伸和仰头，一侧收缩使脊柱侧屈

（二）胸肌

胸肌（图3-41）可分为两群，即胸上肢肌和胸固有肌。

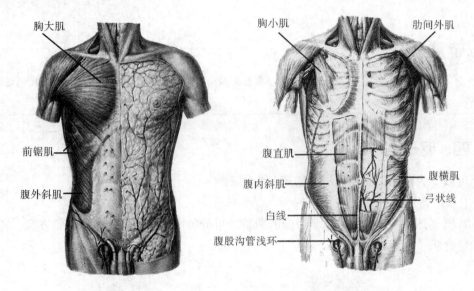

图 3 -41 胸肌和腹肌

表 3 - 6 胸肌

名称	位置	作用
胸大肌	位置表浅，覆盖胸壁前壁的大部	使肱骨内收、旋内和前屈；上提躯干；提肋助吸气
胸小肌	呈三角形，位于胸大肌的深面	拉肩胛骨向前下方；提肋助吸气
前锯肌	胸廓侧壁	拉肩胛骨向前及助臂上举；提肋助吸气
肋间外肌	肋间隙的浅层	提肋助吸气
肋间内肌	肋间外肌的深面	降肋助呼气
肋间最内肌	肋间内肌的深面	降肋助吸气

（三）膈

膈（图3-42）位于胸、腹腔之间，为向上膨隆呈穹窿的扁肌。起自于胸廓下口的周缘和腰椎前面，肌纤维向上移行为中央部的中心腱。膈上有三个裂孔，从前往后依次为腔静脉孔、主动脉裂孔和食管裂孔；分别有下腔静脉、主动脉和胸导管、食管通过。膈肌是主要的呼吸肌，收缩时膈穹窿下降，胸腔容积扩大，以助吸气；松弛时膈穹窿上升恢复原位，胸腔容积减小，以助呼气。

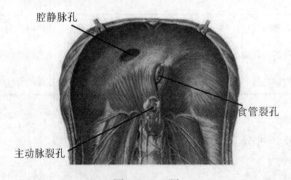

图 3 -42 膈

（四）腹肌

腹肌（图3-41）位于胸廓与骨盆之间，主要组成腹壁，可以分为前外侧群和后群。

1. 前外侧群

构成腹腔的前外壁，包括腹直肌、腹外斜肌、腹内斜肌和腹横肌。

表3-7 腹肌

名称	位置	作用
腹外斜肌	腹前外侧部的浅层	保护腹腔脏器及维持腹内压；协助排便、分娩、呕吐和咳嗽等；脊柱前屈、侧屈与旋转；降肋助呼气
腹内斜肌	腹外斜肌深面	
腹横肌	腹内斜肌深面，较薄弱	
腹直肌	腹前壁正中线两旁，腹直肌鞘中	

2. 后群

后群有腰大肌和腰方肌，作用是下降和固定第12肋，并使脊柱侧屈。

3. 腹肌形成的特殊结构

（1）腹股沟韧带 腹外斜肌腱膜的下缘卷曲增厚连于髂前上棘与耻骨结节之间，称为腹股沟韧带；在耻骨结节外上方，腱膜形成一三角形的裂孔，为腹股沟管浅（皮下）环。

（2）腹直肌鞘 包绕腹直肌，由腹外侧壁三个扁肌的腱膜构成。鞘分前、后两层。前层由腹外斜肌腱膜与腹内斜肌腱膜的前层愈合而成；后层由腹内斜肌腱膜的后层与腹横肌腱膜愈合而成。在脐下4～5cm处鞘的后层转到腹直肌的前面构成腹直肌鞘的前层。因此，腹直肌鞘的后层由于腱膜中断而形成一凸向上方的弧形分界线叫弓状线（半环线），此线以下腹直肌后面与腹横筋膜相贴。

（3）白线 腹前壁正中线上，为左右腹直肌鞘之间的隔，由两侧腹直肌腱膜的纤维交织而成，上方起自剑突，下止于耻骨联合。白线上部 较宽，自脐以下变窄成线状。约在白线的中点有疏松的瘢痕组织区即脐环，在胎儿时期，有脐血管通过，为腹壁的一个薄弱点，若腹腔脏器由此处膨出，可发生脐疝。

（4）腹股沟管 在腹股沟韧带内侧半的上方（图3-43），外上斜向内下的肌腱裂隙，内有男性精索或女性子宫圆韧带通过，长约4.5cm。管的内口称腹股沟管深（腹）环，管的外口即腹股沟管浅（皮下）环。

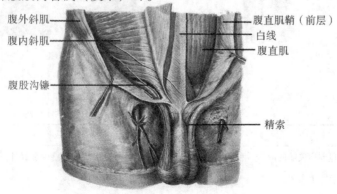

图3-43 腹股沟管

（5）海氏三角　位于腹前壁下部，是由腹直肌外侧缘、腹股沟韧带和腹壁下动脉围成的三角区。

知识链接

　　腹股沟管和腹股沟三角都是腹壁下部的薄弱区。在病理情况下，腹腔内容物由此区突出而形成疝。若腹腔内容物经腹环进入腹股沟管，再经皮下环突出降入阴囊，构成腹股沟斜疝；若腹腔内容物从腹股沟三角处膨出，则为腹股沟直疝。

（五）会阴肌

是指封闭小骨盆下口的肌，主要有会阴深横肌、尿道括约肌和肛提肌、尾骨肌。有会阴深横肌和尿道括约肌及覆盖于它们上、下面的尿生殖膈上、下筋膜共同组成尿生殖膈，男性有尿道通过，女性有尿道和阴道通过。由肛提肌、尾骨肌及覆盖于它们上下、面的盆膈上、下筋膜共同组成盆膈，内有直肠通过。

五、四肢肌

（一）上肢肌

上肢肌分为上肢带肌、臂肌、前臂肌和手肌。

1. 上肢带肌（图3-44）

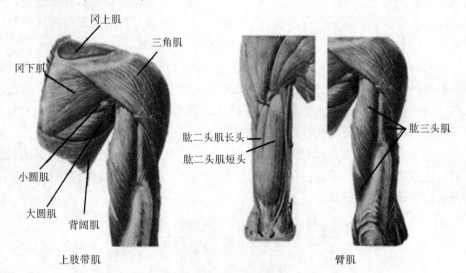

冈上肌　　三角肌　　冈下肌　　小圆肌　　大圆肌　　背阔肌　　上肢带肌　　肱二头肌长头　　肱二头肌短头　　肱三头肌　　臂肌

图3-44　上肢带肌及臂肌

表3-8　上肢带肌

名称	位置	作用
三角肌	包围肩关节的前、后和外侧	臂外展、前屈、后伸、旋内和旋外
肩胛下肌	肩胛下窝	臂内收和旋内
冈上肌	冈上窝	臂外展

续表

名称	位置	作用
冈下肌	冈下窝	臂旋外
小圆肌	冈下窝 冈下肌的下方	助臂后伸
大圆肌	冈下窝 小圆肌的下方	臂内收、旋内和后伸

2. 臂肌（图 3-44）

表 3-9 臂肌

名称	位置	作用
肱二头肌	臂的屈侧	屈肘关节和屈肩关节
肱三头肌	臂伸侧	伸肘关节和伸肩关节

3. 前臂肌

分为前群（图 3-45）和后群（图 3-46）。

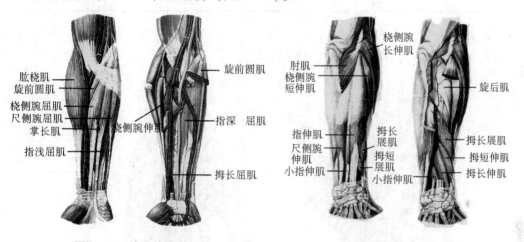

图 3-45 前臂前肌群　　　　图 3-46 前臂后肌群

表 3-9 前臂肌

分群	名称	作用
前群	肱桡肌	屈肘关节
	旋前圆肌	屈肘关节，并使前臂旋前
	桡侧腕屈肌	屈肘、屈腕关节、腕关节外展
	掌长肌	屈腕关节、紧张掌腱膜
	尺侧腕屈肌	屈腕关节、内收腕关节
	指浅屈肌	屈肘、腕关节、掌指关节和近指间关节
	指深屈肌	屈腕关节、第 2~5 指间关节和掌指关节
	拇长屈肌	屈腕关节、拇指的掌指关节和指间关节
	旋前方肌	前臂旋前

分群	名称	作用
后群	桡侧腕长伸肌	伸腕关节、使腕关节外展
	桡侧腕短伸肌	伸腕关节
	指总伸肌	伸肘关节、腕关节、指关节
	小指伸肌	伸小指
	尺侧腕伸肌	伸腕关节、使腕关节内收
	旋后肌	伸肘关节、使前臂旋后
	拇长展肌	使拇指外展
	拇短伸肌	伸拇指、助手外展
	拇长伸肌	伸腕关节、伸拇指掌指关节、指间关节
	示指伸肌	伸示指掌指关节、指间关节

4. 手肌

分为外侧群、内侧群和中间群（图 3 – 47）。

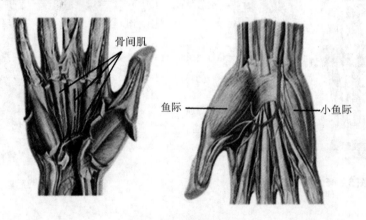

图 3 – 47 手肌

表 3 – 10 手肌

名称	位置	作用
外侧群	总称鱼际	使拇指做屈、内收、外展及对掌运动
中间群	蚓状肌和骨间肌	屈掌指关节；伸指间关节；使手指内收、外展
内侧群	总称小鱼际	使小指做屈、外展运动

（二）下肢肌

下肢肌分为髋肌、大腿肌、小腿肌和足肌。由于下肢功能主要是维持直立姿势、支持体重和行走，故下肢肌均比上肢肌粗壮。

1. 髋肌（图3-48）

表3-11　髋肌

名称	位置	作用
髂腰肌	脊柱腰段的外侧和髋关节的前方	髋关节前屈和旋外
臀大肌	臀部的浅层	伸髋关节
臀中肌	臀大肌深面	大腿外展、内旋
臀小肌	臀中肌深面	大腿外展、内旋
梨状肌	臀中肌下方	大腿旋外
闭孔内肌	小骨盆侧壁的内面	大腿旋外

2. 大腿肌

分为前群、后群和内侧群（图3-48）、（图3-49）。

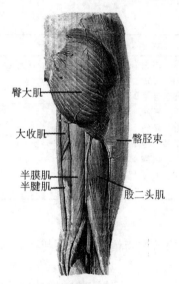

图3-48　髋肌及大腿后肌群

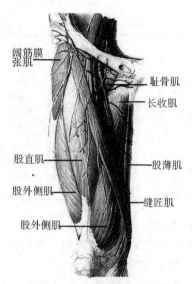

图3-49　大腿前肌群

表3-12　大腿肌

分群	名称	位置	作用
前群	缝匠肌	大腿前部	屈髋关节、屈膝关节
	股四头肌	大腿前部	屈髋关节、伸膝关节
内侧群	股薄肌	大腿内侧	内收髋关节
	耻骨肌	耻骨支和坐骨支前面	
	长收肌	大腿内侧	
	短收肌	长收肌的后方	
	大收肌	短收肌后方	
后群	股二头肌	大腿后部外侧	伸髋关节、屈膝关节
	半腱、半膜肌	大腿后部内侧	

3. 小腿肌

分为前群、外侧群和后群（图3-50）。

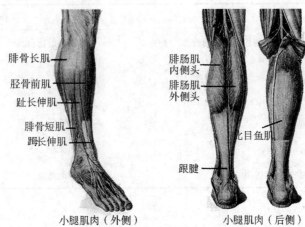

图3-50　小腿后肌群及前外侧肌群

表3-13　小腿肌

分群	名称	位置	作用
前群	胫骨前肌	小腿骨前面	足背屈、内翻
	踇长伸肌	小腿骨前面	足背屈、伸踇
	趾长伸肌	小腿骨前面	足背屈、伸第2~5趾
外侧群	腓骨长肌	腓骨外侧	足外翻、跖屈
	腓骨短肌	腓骨外侧	足外翻、跖屈
后群	小腿三头肌	小腿后面浅层	屈膝关节、足跖屈
	胫骨后肌	小腿后面	足跖屈、内翻
	踇长屈肌	小腿后面	足跖屈、屈踇
	趾长屈肌	小腿后面	足跖屈、屈第2~5趾

4. 足肌

可分为足背肌和足底肌。足背肌较薄弱，足底肌的配布情况和作用与手掌肌相似。足底肌的主要作用在于维持足弓。

【重点提示】骨骼肌在神经的支配下收缩和舒张，参与人体姿势的维持以及完成各种动作。头部肌肉主要是形成表情以及完成咀嚼；颈部肌肉主要是支撑颅骨以及头颈的运动；躯干肌主要是维持人体姿势以及参与呼吸运动；上肢肌较为纤细，可以完成精细动作；下肢肌较为粗壮，主要是支撑人体。

> **知识链接**
>
> ### 骨髓穿刺的相关解剖学知识
>
> 　　骨髓穿刺术是用穿刺针穿至骨松质内，抽出红骨髓作细胞学检查、骨髓培养或寄生虫检查的诊断技术。骨髓穿刺术适应于原因不明的贫血、全血细胞减少、粒细胞减少或血小板减少的检查；白血病的诊断或治疗过程中的病情观察；骨髓腔注射药物治疗白血病；骨髓干细胞培养或骨髓移植；原因不明的发热需做骨髓检查者。

颅囟穿刺相关的解剖学知识

在新生儿疾病诊断时，如果在其他部位采集血液困难时，可作前、后囟穿刺，进针于上矢状窦内采集血液。穿刺时，穿刺针穿经层次由浅入深一次为皮肤、浅筋膜、帽状腱膜、骨膜、硬脑膜外层至上矢状窦。此法简单，成功率高。

腰椎穿刺相关的解剖学知识

腰椎穿刺术是用腰穿针经腰椎间隙刺入椎管的穿刺技术。常用于脑炎、脑脊髓膜炎、脑血管病变、脑瘤等中枢神经系统疾病的诊断；测定颅内压；药物鞘内注射；了解蛛网膜下隙是否阻塞等。穿刺部位常选在3、4腰椎间隙，也可选在2、3或4、5腰椎间隙。腰椎穿刺时，穿刺针由浅入深依次为皮肤、皮下组织、棘上韧带、棘间韧带、黄韧带进入硬膜外隙；再经硬脊膜、蛛网膜进入蛛网膜下隙。

肌内注射的相关的解剖学知识

肌内注射将药液注入肌肉组织内的方法。注射部位多选在肌肉丰厚，远离大血管和神经的部位。常用的部位有臀大肌注射，臀中肌、臀小肌注射，三角肌注射，股外侧肌注射。成人常用臀大肌注射，2岁以下的儿童常用臀中肌、臀小肌注射。注射穿经皮肤、浅筋膜、深筋膜到达骨骼肌。肌内有较大的间隙容纳注射液，有丰富的毛细血管吸收注射液。

思考题

1. 简述运动系统的组成要功能？
2. 简述全身骨的组成、名称及数目？
3. 简述关节的基本结构和主要运动形式？
4. 脊柱、胸廓的组成和运动？肩关节、肘关节、腕关节、髋关节、膝关节、踝关节的组成、结构特点及运动？
5. 竖脊肌、胸锁乳突肌、胸大肌、肋间外肌、膈、三角肌、肱二头肌、肱三头肌、臀大肌、股四头肌、小腿三头肌、咬肌的位置、起止和作用？
6. 指出全身重要的骨性标志和肌性标志？
7. 解释名词：椎管、椎间孔、胸骨角、翼点、鼻旁窦、颅囟、椎间盘、腱鞘、腹股沟管等。
8. 为什么在臀部进行肌肉注射？

（汪新华）

第四章

消化系统

学习目标

1. 掌握：消化系统的组成；上、下消化道的概念；咽峡的组成；咽的形态、位置、分部；食管的位置、形态、狭窄及临床意义；胃的位置、形态和分部；小肠的分部；十二指肠的形态、分部；大肠的分部及盲肠与结肠的形态特征；阑尾根部的体表投影；直肠、肛管的形态特点；肝的形态、位置；肝小叶的概念、结构；胆囊底的体表投影；输胆管道的组成及开口位置；胰腺的形态、位置、功能；胰岛的结构与功能。

2. 熟悉：消化管的一般结构；口腔的分部；牙的形态、构造；牙式；唾液腺的名称、位置、导管开口部位；小肠的微细结构特点；胃底腺的细胞类型及功能；门管区的概念及结构；腹膜的分部、概念；腹膜腔的概念。

3. 了解：内脏的概念；胸腹部的标志线和腹部分区；舌的一般形态结构；腹膜与腹腔器官之间的关系；腹膜陷凹的位置。

人体在新陈代谢的过程中，需要不断地摄取营养物质，作为生长、更新的原料和生命活动的能源。消化系统的主要功能就是把食物中的营养物质分解为可溶性的小分子物质，吸收进入血液和淋巴并转运到全身组织细胞，为机体新陈代谢和完成各种生命活动提供必要的营养物质，并将食物残渣排出体外。

第一节 概 述

一、消化系统的组成

消化系统的基本功能是摄取食物并对其进行物理和化学性消化，吸收营养物质，并将食物残渣形成粪便排出体外。消化系统由消化管和消化腺两部分组成（图 4-1）。

1. 消化管

消化管是从口腔到肛门，一条粗细不等的管道（图 4-1）。包括口腔、咽、食管、胃、小肠（十二指肠、空肠、回肠）和大肠（盲肠、阑尾、结肠、直肠、肛管）。临床上通常把口腔到十二指肠（包括十二指肠）的这一段称为上消化道；把空肠（包括空肠）以下的部分称为下消化道。

2. 消化腺

消化腺有两种：一种是大消化腺，包括大唾液腺、肝和胰（图4-1）；另一种是小消化腺，是消化管壁内的许多小腺体，如食管腺、胃腺和肠腺等，一般需要借助显微镜才能观察到，这些小消化腺虽然微小，但是数量相当庞大。消化腺分泌的消化液排入消化管腔内，对食物进行化学性消化。

二、胸部的标志线和腹部分区

消化系统大部分器官位于胸腔和腹腔内，为了便于描述消化系统器官及其他内脏系统（消化系统、呼吸系统、泌尿系统、生殖系统）的器官的正常位置和体表投影，常在胸腹部体表确定若干标志线和分区。

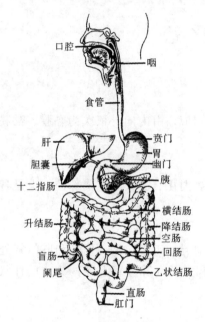

图4-1 消化系统概观

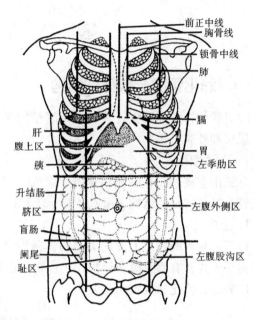

图4-2 胸、腹部标志线和分区

1. 胸部的标志线

（1）前正中线 沿身体前面正中线所作的垂直线（图4-2）。

（2）胸骨线 沿胸骨外侧缘所作的垂直线（图4-2）。

（3）锁骨中线 通过锁骨中点的垂直线，在男性大致与通过乳头的垂直线相当（图4-2）。

（4）腋前线 沿腋前襞向下所作的垂直线（图4-3）。

（5）腋后线 沿腋后襞向下所作的垂直线（图4-3）。

（6）腋中线 位于腋前线与腋后线中间的垂直线（图4-3）。

（7）肩胛线 通过肩胛骨下角的垂直线（图4-3）。

（8）后正中线 沿身体后面正中线所作的垂直线（图4-3）。

2. 腹部分区

为便于描述腹腔脏器所在的位置，可将腹部划分为9个区或4个区。

在腹部前面，用两条横线和两条纵线将腹部分为9个区（图4-2）。上横线为通过两肋弓下缘的连线，下横线为两侧髂结节间的连线。两条纵线为通过腹股沟韧带中点所作的垂线。上述4条线将腹部分成9个区：左、右两侧自上而下为左、右季肋区，左、右腹外侧区，左、右腹股沟区；中间自上而下为腹上区、脐区、耻区。在临床上，常通过脐作横线与垂直线，将腹部分为左上腹部、右上腹部、左下腹部和右下腹部4个区。

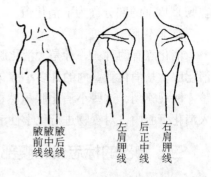

图4-3　胸部侧面、后面标志线

第二节　消化管

一、消化管的一般微细结构

除口腔外，各部消化管管壁的微细结构基本相似，由内向外依次为黏膜、黏膜下层、肌层和外膜（图4-4）。

（一）黏膜

黏膜由上皮、固有层和黏膜肌层组成。为食物消化、吸收的重要部位，也是各段消化管最具有特征的结构，所以，差异较大。

1. 上皮

衬于消化管腔面。上皮的类型因其所在部位而异，口腔、咽、食管和肛门等处为复层扁平上皮，有耐摩擦和保护作用；胃、小肠和大肠（除肛管下段）为单层柱状上皮，以分泌、消化和吸收功能为主。

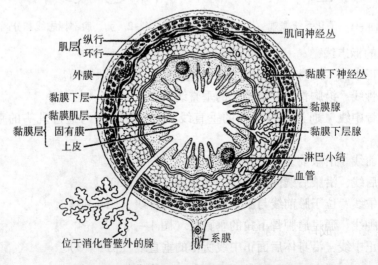

图4-4　消化管壁的一般微细结构（模式图）

2. 固有层

固有层主要为疏松结缔组织，含丰富的毛细血管和毛细淋巴管。胃、肠道的固有层中还有大量的淋巴组织和腺体。

3. 黏膜肌层

黏膜肌层是 1~2 层的平滑肌，其收缩可改变黏膜形状，增加黏膜与食物接触，有利于物质吸收、血液运行和腺体的分泌。

（二）黏膜下层

黏膜下层为疏松结缔组织，除具有丰富的血管和淋巴管外，还有黏膜下神经丛，由多极神经元与无髓神经纤维构成，可调节黏膜肌层的收缩和腺体的分泌。

在食管、胃和小肠，黏膜下层和黏膜共同突入管腔，形成纵行或环行皱褶，称皱襞，它扩大了黏膜的表面积，有利于消化、吸收。

（三）肌层

肌层在消化道的两端与中间部分有所不同。口腔、咽、食管上段和肛门处的肌层为骨骼肌，其余大部分为平滑肌。肌层可分为内环行肌和外纵行肌两层，其间有肌间神经丛，可调节肌层的运动。消化道平滑肌兴奋性较低，收缩缓慢且节律不规则，伸展性较大，对化学、温度和机械牵张刺激较敏感等。这些特点有利于完成消化和吸收功能。

（四）外膜

咽、食管和直肠的外膜由薄层结缔组织组成，称为纤维膜；胃、肠等部位外膜的结缔组织表面覆盖间皮，则称浆膜，其表面光滑，可减少消化管运动时的摩擦。

二、口腔

口腔是消化管的起始部，向前经口裂与外界相通，向后经咽峡与咽相续（图4-5）。它的前壁和侧壁为唇和颊，上壁为腭，下壁为口腔底。口腔借上、下牙弓分为两部。前外侧部称口腔前庭，后内侧部称为固有口腔。当上、下牙列咬合时，口腔前庭和固有口腔仍可借第3磨牙后方的间隙相通，当出现牙关紧闭时，可经此间隙将导管插入固有口腔。

（一）唇和颊

唇由皮肤、肌及黏膜组成。上、下唇两侧结合处称口角。颊 k 由皮肤、颊肌和颊黏膜等组成，构成口腔的侧壁。

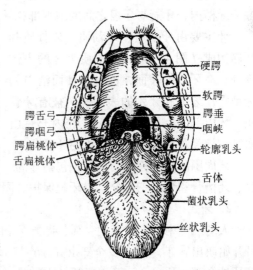

图4-5 口腔与咽峡

（二）腭

腭（图4-5）构成口腔的上壁，前2/3以骨为基础，称硬腭；后1/3以肌肉为主，称软腭。软腭后缘游离，中央有一向下的突起，称腭垂或悬雍垂。软腭两侧向下方各分出两条弓形皱襞，前方一对为腭舌弓，后方一对为腭咽弓。腭垂、软腭游离缘、两侧的腭舌弓及舌根共同围成咽峡（图4-5），是口腔通向咽的通道，也是口腔和咽之间的狭窄部。

（三）牙

牙是人体最坚硬的器官，嵌在上、下颌骨的牙槽内。牙除参与机械性消化外，还具有辅助发音的作用。

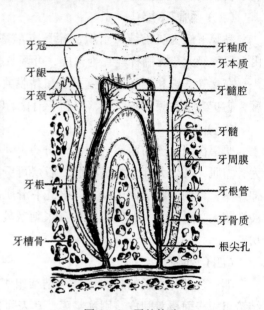

图4-6 牙的构造

1. 牙的形态和构造

牙可分为牙冠、牙根和牙颈三部分（图4-6）。牙冠是暴露于口腔的部分，牙根嵌于牙槽内，牙冠与牙根之间的缩细部称牙颈，牙颈周围包有牙龈。

牙主要由牙本质、牙釉质、牙骨质和牙髓构成（图4-6）。牙本质为牙的主体部分、在牙冠的表面，覆有坚硬而洁白的牙釉质；牙根和牙颈的表面，包被有牙骨质。牙内部的空腔称牙腔，牙腔内充有由血管、神经和结缔组织所组成的牙髓。

牙周围的组织称牙周组织，包括牙周膜、牙槽骨和牙龈三部分，对牙起保护、固定和支持的作用（图4-6）。

2. 牙式

人的一生中，先后有两套牙，即乳牙和恒牙（图4-7，图4-8）。出生后约6个月开始萌出乳牙，2~3岁全部出齐。6~7岁开始由恒牙替换乳牙，至12~13岁除第3磨牙外全部恒牙出全。第3磨牙长出较晚，约18~25岁萌出，又称智牙，有人可能终生不出此牙。

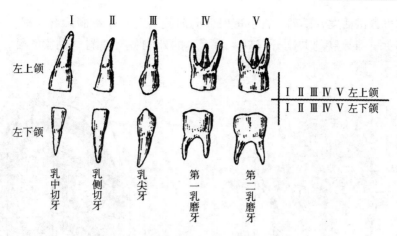

图4-7 乳牙的形态、名称及记录符号

乳牙20个，由乳切牙、乳尖牙和乳磨牙组成。恒牙28～32个，由切牙、尖牙、前磨牙和磨牙组成。记录牙位置的格式称牙式。临床为了记录方便，常以被检查者牙的方位为准，以"1"记号划分4个区表示上、下颌及左、右侧的牙位，并以罗马数字Ⅰ～Ⅴ表示乳牙，以阿拉伯数字1～8表示恒牙。如6表示左上颌第1恒磨牙，Ⅴ表示右下颌第2乳磨牙。

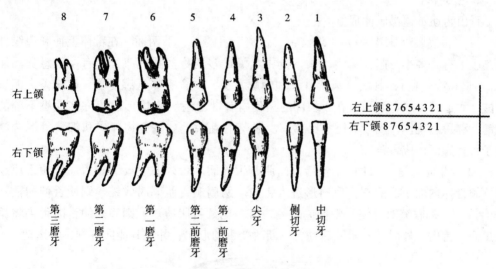

图4-8 恒牙的形态、名称及记录符号

（四）舌

舌为口腔内的肌性器官，有协助咀嚼、搅拌、形成食团、吞咽食物、感受一般感觉、感受味觉及辅助发音的功能。

1. 舌的形态

舌（图4-9）的上面称舌背，其后部有"∧"形向前开放的界沟，将舌分为前2/3的舌体和后1/3的舌根。舌体的前端窄小称舌尖，舌根则位于口咽部。

舌的下面（图4-10）中线上有一黏膜皱襞称舌系带，连于口腔底的前部，舌系带若过短，可致讲话发音模糊。舌系带根部的两侧各有一小黏膜隆起，称舌下阜，是下颌下腺和舌下腺导管的共同开口处。舌下阜的外侧各有一斜行黏膜皱襞，称舌下襞，其深面有舌下腺。

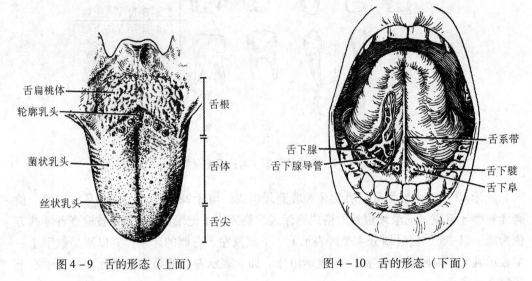

图4－9　舌的形态（上面）　　　　　　图4－10　舌的形态（下面）

2. 舌的构造

舌由舌肌被覆黏膜而成。

（1）舌黏膜（图4－9）　　淡红色，被覆于舌的上、下两面。在舌体上面和边缘部的黏膜上有许多小突起，称舌乳头。其中数量最多的称丝状乳头，具有一般感觉功能（如痛觉和冷热觉）；其次是菌状乳头和轮廓乳头，内含有味觉感受器，称味蕾，能感受酸、甜、苦、咸等刺激。在舌根部的黏膜内有淋巴组织聚集形成的许多大小不等的突起，称舌扁桃体，属于周围淋巴器官。脱落的乳头上皮、食物碎屑和细菌等混合物附于舌背表面形成舌苔。

（2）舌肌（图4－11）　　包括舌内肌和舌外肌。舌外肌主要为颏舌肌。颏舌肌起于下颌骨体内面中线两侧，呈扇形进入舌内。两侧颏舌肌同时收缩，则使舌伸向前下（伸舌）；一侧收缩时，使舌尖伸向对侧，若一侧颏舌肌瘫痪，则病人伸舌时舌尖将偏向患侧。舌内、外肌共同协调活动，不断改变舌的形状，并使其能向各方灵活运动。

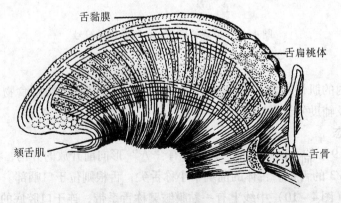

图4－11　舌肌

（五）口腔腺

口腔腺又称唾液腺，分泌唾液，唾液具有清洁口腔、湿润食物的作用，唾液中还含有唾液淀粉酶，可将淀粉分解为麦芽糖。口腔腺由若干小唾液腺（如唇腺、颊腺和舌腺等）和 3 对大唾液腺组成（图 4 - 12）。

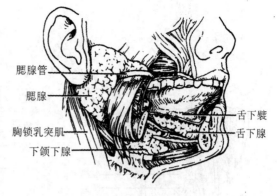

图 4 - 12　口腔腺

1. 腮腺

腮腺略呈三角楔形，是唾液腺中最大的一对，位于外耳道前下方、咬肌后表面和下颌后窝。腮腺管自腮腺前缘上部发出，开口于平对上颌第 2 磨牙的颊黏膜处。

2. 下颌下腺

下颌下腺略呈卵圆形，位于下颌体的深面。下颌下腺管自腺内侧面发出，开口于舌下阜。

3. 舌下腺

舌下腺较小，位于口腔底舌下襞的深面。舌下腺大管常与下颌下腺管汇合或单独开口于舌下阜；舌下腺小管开口于舌下襞。

三、咽

咽是一个上宽下窄、前后略扁、呈漏斗状的肌性管道。上起自颅底，下至第 6 颈椎下缘高度与食管相续。咽的前壁不完整，由上、向下分别与鼻腔、口腔和喉腔相通（图 4 - 13）。因此，以软腭和会厌上缘为界，将咽腔分为鼻咽、口咽和喉咽三部。

（一）鼻咽

鼻咽是鼻腔向后方的直接延续（图 4 - 14）。其上达颅底，下至软腭平面，向前经鼻后孔与鼻腔相通。鼻咽侧壁上，有咽鼓管咽口，位于下鼻甲后方约 1 cm 处，由该口经咽鼓管和鼓室相通。在咽的后壁上有由淋巴组织构成的咽扁桃体，婴幼儿时较为发达，6 ~ 7 岁开始萎缩，10 岁以后则完全退化。

（二）口咽

口咽是口腔向后方的延续部，位于软腭与会厌上缘平面之间，向前经咽峡通口腔，向上与鼻咽相通（图 4 - 14）。口咽的前壁不完整，主要由舌根构成。口咽外侧壁在腭舌弓和腭咽弓之间的窝内容纳有腭扁桃体。腭扁桃体是咽部最大的淋巴器官，呈扁卵圆形，表面有黏膜被覆。咽扁桃体、腭扁桃体和舌扁桃体共同围成咽淋巴环。它们围绕在口鼻腔进入咽的入口处，具有重要的防御功能。

（三）喉咽

喉咽位于喉口和喉的后方（图 4 - 14）。上起于会厌上缘平面，下端平第 6 颈椎体下缘与食管相续，向前经喉口与喉腔相通。

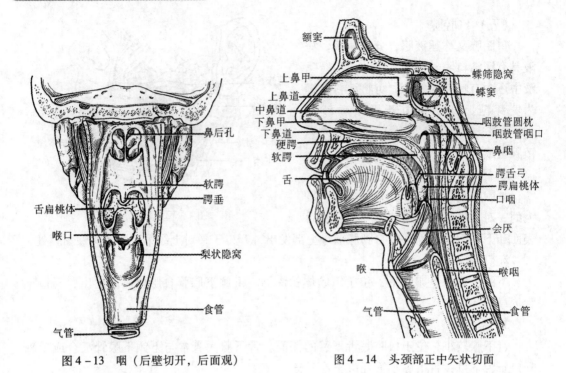

图 4-13 咽（后壁切开，后面观）　　　　图 4-14 头颈部正中矢状切面

四、食管

（一）食管的形态与位置

食管为细长肌性管道，上端自第 6 颈椎体下缘平面起于咽，向下沿脊柱的前面下降，经胸廓上口入胸腔，穿膈的食管裂孔，进入腹腔，达第 11、12 胸椎体左侧，连接胃的贲门，全长约 25cm（图 4-15）。

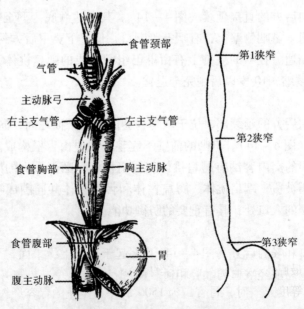

图 4-15 食管的位置及狭窄

食管有三个生理性狭窄：第一个狭窄在咽与食管相连处，平第6颈椎，距中切牙约15cm；第二个狭窄在食管与左主支气管交叉处，平第4、5胸椎间的椎间盘，距中切牙约25cm；第三个狭窄在穿膈食管裂孔处，平第10胸椎平面，距中切牙约40cm（图4-15）。

（二）食管的微细结构

食管壁由黏膜、黏膜下层、肌层和外膜构成（图4-16）。黏膜湿润光滑，形成7~10条纵行皱襞，当食团通过时可舒张变平。黏膜上皮为复层扁平上皮，具有耐摩擦作用；固有层非常细密；黏膜肌层纵行排列。黏膜下层中含有大量分泌黏液的食管腺，这些黏液可以在吞咽食物时起到润滑作用。肌层同样是内环外纵的排列形式，在食管上段肌层为骨骼肌，下段肌层为平滑肌，中段肌层由骨骼肌和平滑肌混合组成。外膜为结缔组织膜，富含神经和血管。

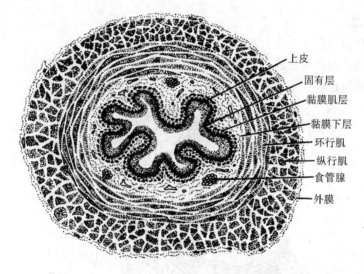

上皮
固有层
黏膜肌层
黏膜下层
环行肌
纵行肌
食管腺
外膜

图4-16 食管的微细结构

在食管和胃连接处（距胃1~2cm）的环形肌轻度增厚，称为食管下括约肌。正常情况下阻止胃内容物逆流入食管的屏障，起到了类似生理性括约肌作用。当食物经过食管时，刺激食管壁上的机械感受器，可反射性地引起食管下括约肌舒张，食物便能进入胃内。食物入胃后引起的促胃液素、促胃动素释放，则可加强该括约肌的收缩，这对于防止胃内容物逆流入食管具有一定作用。

五、胃

胃是消化管中最膨大的部分，具有容纳食物、分泌胃液、进行初步消化食物的功能。成年人胃在中等度充盈时，胃容量为1500 ml，新生儿的胃容量约为30ml。

（一）胃的位置形态

1. 胃的位置

胃在中等充盈时，大部分位于左季肋区，小部分位于腹上区（图 4-17）。胃前壁有一小部分在剑突的下方直接与腹前壁相贴，该处是胃的听诊、触诊部位。

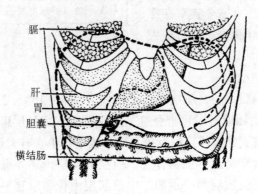

图 4-17　胃与肝的位置

2. 胃的形态

胃有入、出二口，大、小二弯和前、后二壁（图 4-18）。

入口称贲门，与食管相连；出口称幽门（pylorus），与十二指肠相接。上缘称胃小弯，其最低处称角切迹；下缘称胃大弯（图 4-18）。胃的两壁即前壁、后壁。

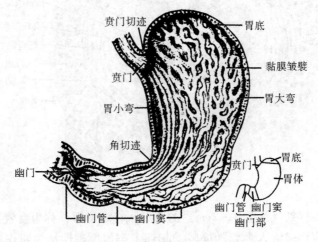

图 4-18　胃的形态、皱襞、分部

3. 胃的分部

胃分为贲门部、胃底、胃体和幽门部四部（图 4-18）。近贲门的部分称贲门部；贲门平面以上向左上方膨出的部分称胃底；角切迹右侧至幽门的部分称幽门部，幽门部在胃大弯下方有一浅沟，将幽门部又分为幽门管与幽门窦，幽门部在临床上常称胃窦；胃底与幽门部之间的部分称胃体。幽门部和胃小弯是胃溃疡的好发部位。

（二）胃壁的微细结构

1. 黏膜

胃空虚时黏膜形成许多纵行皱襞（图4-18），充盈时皱襞减少、变低。胃黏膜表面有许多小窝，称胃小凹（图4-19）。胃小凹的底部是胃腺的开口处。

（1）上皮　为单层柱状上皮。上皮细胞能分泌黏液、HCO_3^-，相邻上皮细胞游离面间还存在紧密连接，它们共同阻止胃酸的侵蚀。正常胃上皮没有像肠道中的杯状细胞，如果出现这种细胞，病理学称此现象为胃的肠上皮化生，可视为胃癌的前期表现。

（2）固有层　为结缔组织，有大量排列紧密的胃腺。根据结构和分布部位的不同，胃腺可分为贲门腺、胃底腺（图4-19）和幽门腺三种，它们的分泌物排入胃内构成胃液。

①贲门腺　分布于近贲门处宽约0.5cm～3cm的狭窄区域内。腺细胞主要分泌黏液和溶菌酶。

②胃底腺　分布于胃底与胃体部，胃底腺主要由壁细胞、主细胞、内分泌细胞和颈黏液细胞组成（图4-19）。

壁细胞又称盐酸细胞，数量较少，细胞体积较大，主要功能是合成、分泌盐酸和内因子。内因子一种糖蛋白，它可与维生素B_{12}结合，使维生素B_{12}免受蛋白水解酶的破坏，帮助维生素B_{12}在回肠吸收，当体内丧失或缺乏内因子时，造成维生素B_{12}缺乏症，发生巨幼红细胞性贫血。

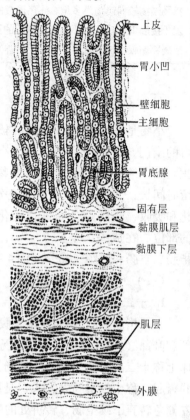

图4-19　胃壁的微细结构

主细胞又称胃酶细胞，是胃底腺的主要细胞，多位于腺的体、底部，主要分泌胃蛋白酶原。在胃酸或已被激活的胃蛋白酶的作用下，胃蛋白酶原转变为有活性的胃蛋白酶。

颈黏液细胞数量少，位于胃腺的颈部，分泌黏液。

③幽门腺　分布于幽门部宽4～5cm。腺细胞分泌黏液和溶菌酶。

（2）黏膜下层　为疏松结缔组织（图4-19）。

（3）黏膜肌层　由内环行和外纵行两薄层平滑肌组成。

3. 肌层

较厚，自内向外由斜行、环行和纵行三层平滑肌组成（图4-19）。环形肌在贲门和幽门部增厚，分别形成贲门括约肌和幽门括约肌。幽门处的黏膜覆盖幽门括约肌，突入管腔形成环形皱襞，称幽门瓣，可控制食物进入十二指肠的速度，防止肠内容物逆流入胃。

4. 外膜

为浆膜。

六、小肠

　　小肠是消化管中最长的一段，上端起于胃的幽门，下端与盲肠相接，小肠的吸收面积巨大，约为 200 m² 左右，食物在小肠内停留时间长，为 3～8h，使它有充分的时间被消化和吸收，小肠是食物进行消化吸收最主要的部位。在成人，全长 5～7m，可分为十二指肠、空肠和回肠三部分（图 4-20）。

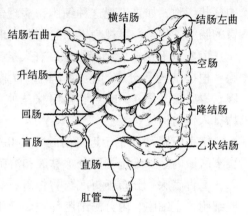

图 4-20　小肠与大肠

（一）小肠的形态位置

1. 十二指肠

　　十二指肠长约 25cm，贴于腹后壁，呈"C"形包绕胰头，可分上部、降部、水平部和升部（图 4-21）。十二指肠上部长约 5cm，其靠近幽门、长约 2.5cm 的一段在临床上称十二指肠球，是十二指肠溃疡的好发部位；十二指肠降部中份后内侧壁有一黏膜隆起，称十二指肠大乳头，是胆总管和胰管共同开口处。十二指肠升部在第二腰椎左侧急转直下续空肠，转折处的弯曲称十二指肠空肠曲，是十二指肠与空肠的分界线。

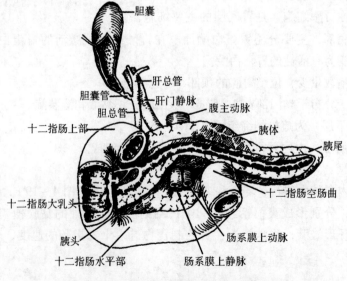

图 4-21　十二指肠、胆道与胰

2. 空肠和回肠

空肠上端接十二指肠，回肠下端连盲肠。空、回肠之间没有明显的界限，近侧2/5为空肠，位于腹腔的左上部；远侧3/5为回肠，位于腹腔的右下部。空肠管径较粗，肠壁较厚，血管较多，颜色较红，消化吸收能力强于回肠（图4-20、图4-22）。

（二）小肠的微细结构

1. 黏膜

小肠黏膜由上皮、固有层和黏膜肌层组成。黏膜和部分黏膜下层形成环状襞（也称环形皱襞）（图4-22，图4-23），在十二指肠末段和空肠近段极发达，向下逐渐减少，至回肠中段基本消失。

黏膜表面还有许多细小的小肠绒毛（也简称绒毛），是由上皮和固有层向肠腔形成的指状突起（图4-23、4-24）。小肠绒毛长0.5～1.5mm，以十二指肠和空肠近段最发达，至回肠则变得细而短。环形皱襞和绒毛使小肠表面积扩大20～30倍。绒毛根部的上皮下陷至固有层形成肠腺，肠腺与绒毛的上皮是连续的，肠腺直接开口于肠腔（图4-23、4-25）。

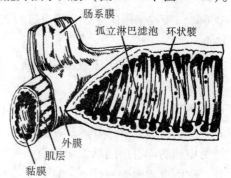

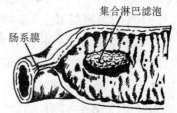

图4-22 空肠与回肠腔内结构

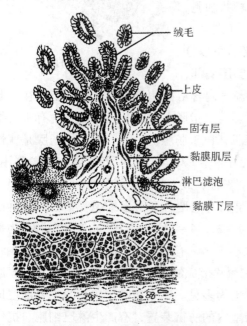

图4-23 空肠壁微细结构

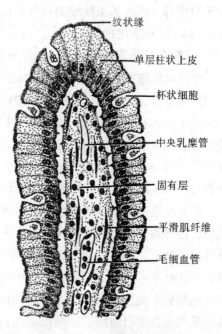

图4-24 小肠绒毛的构造

（1）上皮　上皮主要由单层柱状细胞和杯状细胞组成。

①单层柱状细胞 又称吸收细胞，数量最多，呈高柱状，核椭圆形，位于细胞基部。柱状细胞游离面在光镜下可见明显的纹状缘（图4-24），电镜观察是由密集而规则排列的微绒毛构成的。每个吸收细胞有微绒毛1000~3000根，所以，微绒毛、小肠绒毛、环形皱襞三种结构共同扩大了小肠的消化吸收面积，最终使其消化吸收面积达到约200m²。吸收细胞的主要作用是吸收各种营养物质，十二指肠和空肠上段还可以分泌肠激酶。

②杯状细胞 散在于吸收细胞之间，分泌含酸性糖蛋白的黏液，有润滑和保护作用（图4-24）。

（2）固有层 含大量肠腺、淋巴组织、丰富的毛细血管和毛细淋巴管等（图4-24）。

绒毛中轴的固有层结缔组织内有1~2条纵行毛细淋巴管，称中央乳糜管（图4-24），它以盲端起始于绒毛顶部，向下穿过黏膜肌层注入黏膜下层的淋巴管，中央乳糜管主要运送由上皮吸收的乳糜微粒；绒毛固有层内还有丰富的有孔毛细血管网（图4-24），主要运送上皮吸收的氨基酸和单糖等水溶性物质；绒毛内的少量平滑肌纤维（图4-24）的舒缩，可使绒毛发生伸缩运动，以促进营养物质的吸收和输送。

肠腺由肠上皮向固有层内下陷而成，开口于相邻绒毛的根部。组成肠腺的细胞有柱状细胞、杯状细胞、潘氏细胞、未分化的细胞和内分泌细胞等（图4-25）。未分化的细胞数量最多，位于肠腺中部，可以分化产生柱状细胞或杯状细胞，潘氏细胞位于肠腺底部，

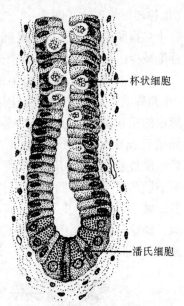

杯状细胞

潘氏细胞

图4-25 肠腺的构造

细胞呈锥体形，胞质顶部充满粗大嗜酸性颗粒，内含溶菌酶等，内分泌细胞散在于肠腺细胞中间，有多种类型，可分泌多种激素。十二指肠上段的黏膜下层中含有十二指肠腺，它是复管泡状腺，腺的导管穿过黏膜肌开口于肠腺的底部，十二指肠腺是碱性黏液腺，其分泌物呈碱性，pH 8.2~9.3，可中和胃酸，对十二指肠黏膜有保护作用。肠腺与十二指肠腺的分泌物构成小肠液，呈弱碱性，成人每日分泌量约1~3L。

固有层内有大量淋巴细胞和淋巴滤泡。淋巴滤泡是由B淋巴细胞密集而成的淋巴组织，边界清楚，呈圆形或椭圆形小体（图4-22、4-23）。在十二指肠和空肠多为孤立的淋巴滤泡，孤立淋巴滤泡呈卵圆形，大小不一，有的很小，肉眼不易看到，大者直径可达0.6~3mm；回肠多为若干淋巴滤泡聚集形成的集合淋巴滤泡，可穿过黏膜肌层抵达黏膜下层，集合淋巴滤泡在回肠下段更为多见。伤寒病时，病变的主要部位即在回肠的集合淋巴滤泡处。淋巴组织是小肠壁内的防御装置，有产生淋巴细胞、抗体和吞噬病菌等功能。

（3）黏膜肌层 由平滑肌组成，收缩改变黏膜形态，促进消化吸收（图4-23）。

2. 黏膜下层 黏膜下层为疏松结缔组织，含较多血管和淋巴管、黏膜下神经丛。

十二指肠的黏膜下层内有十二指肠腺。

3. 肌层 由内环与外纵两层平滑肌组成。两层平滑肌之间有肌间神经丛，可调节肌层的收缩。

4. 外膜 除十二指肠后壁为纤维膜外，其余均为浆膜。

七、大肠

（一）大肠的形态

大肠系从回肠末端至肛门的粗大肠管，长约 1.5m，分为盲肠、阑尾、结肠、直肠和肛管五部分（图 4 - 20）。食物残渣进入大肠，一般停留 10h 以上，大部分水分被大肠黏膜吸收，再经过细菌的发酵和腐败作用，形成粪便。

除阑尾、直肠和肛管外，盲肠和结肠在外形上有三种特征性结构，即结肠带、结肠袋和肠脂垂，其是盲肠和结肠区别于小肠的重要标志（图 4 - 26）。

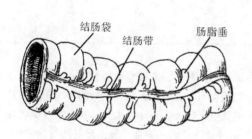

图 4 - 26 盲肠、结肠的特征性构造

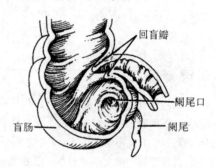

图 4 - 27 回盲部内部结构

1. 盲肠

盲肠系大肠的起始部，长 6 ~ 8cm，位于右髂窝内。在回肠的开口处，黏膜形成上、下二个皱襞，称回盲瓣，可阻止大肠内容物逆流到回肠（图 4 - 20、图 4 - 27）。

2. 阑尾

阑尾为一蚓状盲管，长 6 ~ 8cm，其管径为 0.5 ~ 1cm，管壁内存在大量淋巴组织，它的管腔随年龄的增长而减小，中年以后，特别是老年，可发生部分或全部闭锁。其根部连通于盲肠后内侧壁，远端游离，位置变化大（图 4 - 27）。阑尾根部位置恒定，其体表投影在脐与右髂前上棘连线的中、外 1/3 交点处，称麦氏点。急性阑尾炎时，麦氏点附近常有明显的压痛。

3. 结肠

分为升结肠、横结肠、降结肠和乙状结肠四部分（图 4 - 20）。升结肠与横结肠转折处称结肠右曲，而横结肠与降结肠转折处称结肠左曲。在左腹外侧区下行，达左髂嵴处移行为乙状结肠。在左髂窝内呈 "乙" 字形弯曲，向下至第 3 骶椎前方移行为直肠。

4. 直肠

直肠长 10 ~ 14cm，位于盆腔的后部，骶骨的前方，向下穿盆膈移行为肛管。直肠并非笔直，在矢状面上自上而下有两个弯曲（图 4 – 28）：①直肠骶曲，凸向后，与骶骨前面完全一致；②直肠会阴曲，凸向前，是直肠绕过尾骨尖形成的弯曲。

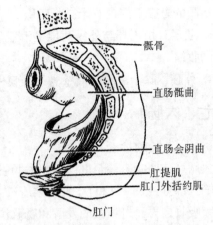

图 4 – 28　直肠右侧面观（示会阴曲、骶曲）

直肠下部显著扩大，称直肠壶腹。直肠内面常有上、中、下三条半月形皱襞，称直肠横襞。其中第 2 条最为恒定，位于直肠前右侧壁，距肛门约 7cm，在经肛门插管时要注意直肠的弯曲与直肠横襞，避免损伤。正常人的直肠内一般是没有粪便的。但结肠的蠕动将粪便推入直肠时，引起便意和排便反射，如果经常控制排便，会使粪便在大肠内停留时间过久，将可能引起便秘。

知识链接

　　灌肠术插管时容易受到直肠弯曲和直肠横壁的阻滞。插管应沿直肠弯曲缓慢插入。插管时勿用强力，以免损伤直肠黏膜，特别是直肠横襞。如遇阻力可稍停片刻，待肛门括约肌松弛或将插管稍后退改变方向再继续插入。乙状结肠长度因人而异变化最大，活动度也大，在灌肠术中易发生扭转，故灌肠的速度不宜过快。乙状结肠和直肠相互移行处为一弯曲，是大肠最狭窄的部位，又是癌肿、溃疡性结肠炎和息肉的好发部位，故在灌肠插管进入 20cm 左右时要提高警惕，插管前应让病人排尿。

5. 肛管（图 4 – 29）　长约 4cm，其内面有 6 ~ 10 条纵行黏膜皱襞，称肛柱。相邻肛柱下端之间的半月形黏膜皱襞，称肛瓣。肛瓣与相邻肛柱下端围成的小窝，称肛窦。所有肛瓣与肛柱下端围成锯齿状线，称齿状线。齿状线是黏膜与皮肤的分界线，又是区分内、外痔的分界线。肛管部的环行平滑肌增厚，形成肛门内括约肌，有协助排便的作用；在肛门内括约肌的周围和下方，由骨骼肌构成肛门外括约肌，具有括约肛门和控制排便的作用。

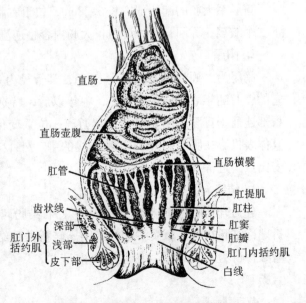

图 4 – 29　直肠、肛管内部结构

肛裂是齿状线以下肛管皮肤层裂伤后的小溃疡，经久不愈。长期便秘的病人，粪便干硬，排便用力过猛，可撕裂肛管皮肤，反复损伤可裂伤全层皮肤，经久不愈，继发感染、溃疡。痔是直肠黏膜下和肛管皮肤下直肠静脉丛淤血、扩张和屈曲而形成的柔软静脉团，并因此而引起出血、血栓或团块脱出。它是肛门部一种常见的慢性病，痔分为：①内痔，位于齿状线以上，表面为直肠黏膜所覆盖；②外痔，位于齿状线以下，表面为肛管皮肤所覆盖；③混合痔，位于齿状线上下。痔发生时以内痔多见，对患痔的病人，应劝其注意饮食，多吃蔬菜，保持大便通畅。

第三节　消化腺

一、肝

　　肝是人体最大的腺体，我国男性平均1300g，女性1200g，约占体重2%；胎儿、新生儿肝相对较大，约占体重6%。呈红褐色，质软而脆，受暴力打击时易破裂出血。肝不仅能分泌胆汁，参与食物的消化，还具有物质代谢、解毒、防御等功能。

（一）肝的位置和形态

1. 肝的位置　肝大部分位于右季肋区和腹上区，小部分位于左季肋区。肝的上界，在右锁骨中线平第5肋，左锁骨中线平第5肋间隙；肝的下界，在右侧与肋弓一致，在腹上区可达剑突下3~5cm。小儿肝相对较大，肝下界比成人低1~2cm。平静呼吸时肝可随膈肌上下移动2~3cm（图4-17）。

2. 肝的形态

　　肝似楔形，一般分为前、后两缘，上、下两面。前缘锐利，后缘钝圆；肝的上面膨隆，与膈相邻，亦称膈面（图4-30），膈面被矢状方向的镰状韧带分为左、右两叶。肝的下面凹陷，亦称脏面。脏面有两条矢状方向的纵沟和位于两条纵沟之间的一条横沟。横沟叫肝门，是肝固有动脉、门静脉、肝管及神经和淋巴管出入肝的部位。右侧纵沟的前份凹陷，叫胆囊窝 fossa for gallbladder，容纳

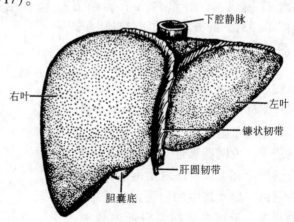

图4-30　肝的上面

胆囊；后份有下腔静脉通过。左侧纵沟的前份，内有肝圆韧带附着；后份内有静脉韧带。肝的脏面被上述诸沟分为四叶：左纵沟的左侧为肝左叶；右纵沟的右侧为肝右叶左、右纵沟之间，在肝门前方的为方叶；肝门后方的为尾状叶（图4-31）。

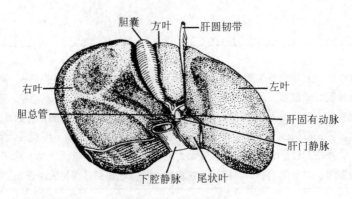

图4-31 肝的下面

(二) 肝的微细结构

肝表面大部分有浆膜覆盖，浆膜下为薄层结缔组织。结缔组织在肝门处深入至肝内，将肝实质分隔成肝小叶，相邻几个肝小叶之间为门管区。

1. 肝小叶

肝小叶是肝的基本结构单位，它主要由肝细胞组成。肝小叶呈多面棱柱状，在肝小叶的中轴有一条纵贯肝小叶的血管，称中央静脉（图4-32）。肝细胞以中央静脉为中心向四周呈放射状排列，形成肝板，在切片上肝板呈索状，因此又叫肝索，肝索互相吻合，连接成网，肝索内含有胆小管（图4-33）。肝板之间的间隙叫肝血窦（图4-33）。

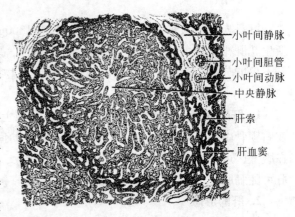

图4-32 肝小叶

（1）肝细胞 肝细胞呈多边形，体积较大，核圆形，位于细胞中央，核仁明显。肝细胞内含有各种细胞器，线粒体遍布胞质内，供给肝细胞活动的能量。内网器靠近胆小管排列，与分泌胆汁有关。粗面内质网能合成多种蛋白质如血浆中的白蛋白、纤维蛋白原等；滑面内质网与糖原的代谢、固醇类物质的代谢以及解毒等功能有关。肝细胞可以向胆小管分泌胆汁，又可以向血窦排放葡萄糖及其他代谢产物。

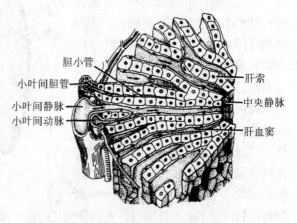

图4-33 肝小叶局部模式图

（2）胆小管（图4-33、图4-34） 是位于肝细胞之间的小管，肝细胞的细胞膜即是胆小管的壁。肝细胞分泌的胆汁，直接进入胆小管。胆小管以盲端起始于中央静脉附近，呈放射状通向肝小叶周围，然后出肝小叶汇集成小叶间胆管。

（3）肝血窦（图4-33、图4-34）　是位于肝板间的网状间隙，其管壁由一层扁平的不连续的内皮细胞构成，细胞之间有较大的间隙，内皮之外无基膜，因此肝血窦管壁的通透性较大，有利于肝细胞从血液中摄取物质和向血液排出物质。肝血窦内，散在有多突起的肝巨噬细胞（枯否氏细胞）。肝巨噬细胞具有较强的吞噬能力，是肝内的重要防御装置。肝血窦中的血液来自肝固有动脉和门静脉，血液从小叶周边流向中央，汇入中央静脉。

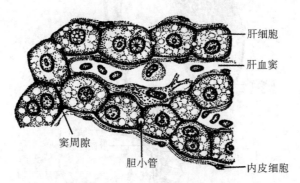

图4-34　肝索与肝血窦

（4）窦周隙　是肝血窦内皮细胞与肝细胞之间的狭窄间隙，又称狄氏腔（图4-34）。窦周隙只能在电镜下方可观察到。肝细胞伸出许多微绒毛突入腔内，肝细胞和肝窦间的物质交换必须经过窦周隙。窦周隙内有散在的贮脂细胞，贮脂细胞有贮存维生素A的功能。

2. 门管区

门管区是相邻肝小叶之间的区域，并有小叶间动脉、小叶间静脉和小叶间胆管通过（图4-32）。小叶间胆管是胆小管出肝小叶后汇集而成的小管，管壁为单层立方上皮。小叶间胆管逐渐汇集，在近肝门处，形成肝管出肝。小叶间动脉是肝固有动脉在肝内的分支，管腔较小，管壁相对较厚，由内皮细胞和少量环形平滑肌组成。小叶间静脉是门静脉入肝门后的分支，管腔较大，管壁甚薄。小叶间动脉和小叶间静脉在肝小叶边缘的分支都与肝血窦相连。

3. 肝的血液循环

血液供应丰富，入肝的血管主要有肝固有动脉和肝门静脉，出肝的是肝静脉，血液在肝的循环路径如下（图4-35）。

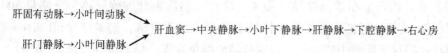

图4-35　肝的血液循环

4. 胆囊和输胆管道

（1）胆囊　位于肝下面的胆囊窝内（图4-31、4-36），有贮存和浓缩胆汁的功能。胆囊呈梨形，容积约60ml，可分为胆囊底、胆囊体、胆囊颈和胆囊管四部分（图

4 - 36）。胆囊底的体表投影在右锁骨中线与右肋弓交点的稍下方，胆囊炎时，此处常有明显的压痛。

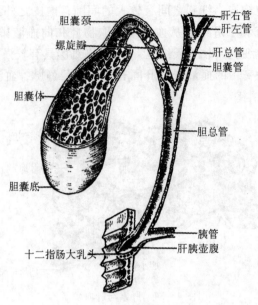

图 4 - 36　胆囊

（2）输胆管道（图 4 - 36）　肝内胆小管逐级汇合成肝左管和肝右管，两管出肝门后合成肝总管。肝总管下行与胆囊管汇合成胆总管。胆总管经十二指肠上部的后方，下行到胰头与十二指肠降部之间，其下端与胰管汇合斜穿十二指肠壁，形成膨大的肝胰壶腹，开口于十二指肠大乳头。在肝胰壶腹周围有环行平滑肌，称肝胰壶

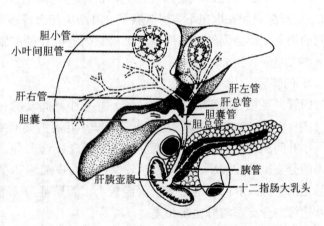

图 4 - 37　胆汁排出管道

腹括约肌（Oddi 括约肌），它控制胆汁和胰液的排放。

（3）胆汁的产生和排出途径（图 4 - 37）　胆汁由肝细胞分泌，分泌量 800ml ~ 1000ml/日。直接从肝细胞分泌的胆汁呈金黄色，透明澄清，偏碱性（pH 8.0 ~ 8.6），称肝胆汁；贮存于胆囊中的胆汁，因为浓缩而颜色变深，呈弱酸性（pH 为 6.8），称胆囊胆汁。空腹时，由于肝胰壶腹括约肌收缩，肝细胞分泌的胆汁经肝左管和肝右管、肝总管、胆囊管入胆囊贮存和浓缩；进食后，胆囊收缩，肝胰壶腹括约肌舒张，胆囊内的胆汁经胆囊管、胆总管排入十二指肠。在小肠内发挥消化作用。

二、胰

（一）胰的位置和形态

胰胰呈横位，位于胃的后方，相当于第1、2腰椎的水平，后面借结缔组织连于腹后壁，前面被覆腹膜。胰质软，色灰红，长17~20cm，重82~117g，分为胰头、胰体和胰尾三部分（图4-21）。胰头被十二指肠包绕，胰尾邻近脾门。

（二）胰的微细结构

胰的实质由外分泌部和内分泌部组成。

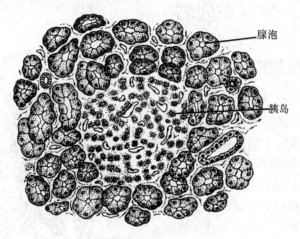

图4-38 胰的微细结构

1. 外分泌部

外分泌部占胰的绝大部分，由腺泡和导管构成（图4-38），分泌胰液。腺泡由浆液性腺细胞构成，细胞呈锥体形，核圆形，位于细胞的基底部，腺细胞顶部的胞质中，含有酶原颗粒。胰液是无色的碱性液体，pH 7.8~8.4左右，正常成人每日分泌1~2L。胰液是所有消化液中消化酶最全面，消化力最强的消化液，能使营养物质完全消化，胰液分泌过少或缺乏，将出现消化不良，食物中的脂肪和蛋白质不能被完全消化吸收。

2. 内分泌部

内分泌部称胰岛，是散在于腺泡之间的大小不等的内分泌细胞群，主要有A细胞、B细胞、D细胞和PP细胞等，普通染色无法区分它们（图4-38）。

（1）A细胞　占胰岛细胞总数的10%~20%，细胞体积较大，多分布在胰岛周边部。A细胞分泌胰高血糖素。高血糖素是小分子多肽，它的作用是促进肝细胞内的糖原分解为葡萄糖，并抑制糖原合成，使血糖升高。

（2）B细胞　数量最多，约占胰岛

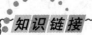

知识链接

胰岛素分泌不足时，血糖浓度升高，若超过"肾糖阈（9~10mmol/L）"，糖随尿排出，引起糖尿病。

细胞总数的 70%，主要分布于胰岛的中央部。B 细胞分泌胰岛素。胰岛素的作用与高血糖素相反，可使血糖降低。

（3）D 细胞　数量少，占胰岛细胞总数的 5% ~ 10%。D 细胞分散在 A、B 细胞之间，分泌生长抑素，它以旁分泌方式作用于邻近的 A 细胞、B 细胞或 PP 细胞，抑制这些细胞的分泌功能。

（4）PP 细胞　很少，分泌胰多肽，它对胃肠运动和胰液分泌及胆囊收缩均有抑制作用。

第四节　腹　膜

一、腹膜和腹膜腔的概念

腹膜是人体内面积最大和配布最复杂的浆膜，由间皮和少量结缔组织构成，衬于腹、盆壁内面和覆盖于腹、盆腔内各器官的表面。前者称壁腹膜（腹膜壁层），后者称脏腹膜（腹膜脏层）。壁腹膜与脏腹膜互相延续，围成一个不规则的潜在腔隙，称为腹膜腔（图 4 - 39）。男性的腹膜腔完全密闭，女性的腹膜腔则经输卵管腹腔口、输卵管腔、子宫腔、阴道而间接与外界相通，故女性生殖道感染可扩散至腹膜腔。

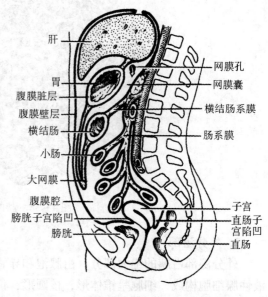

图 4 - 39　腹膜（女性正中矢状切面）

正常情况下，腹膜分泌少量浆液，起湿润和减少脏器间摩擦的作用。腹膜还有很强的吸收功能、防御功能和支持固定脏器等作用。腹上部腹膜的吸收能力较下部强，所以腹部炎症或手术后的病人多取半卧位，以减缓腹膜对有害物质的吸收。

二、腹膜与脏器的关系

根据脏器被腹膜包被的程度，可将腹、盆腔脏器分为三种类型（图 4 - 39）。

（一）腹膜内位器官

器官各面几乎都被有腹膜，如胃、空肠、回肠、盲肠、阑尾、横结肠、乙状结肠和脾等这些脏器多有系膜，活动度较大。

（二）腹膜间位器官

器官的三面被有腹膜，如升结肠、降结肠、肝、膀胱和子宫等，因无系膜，活动性较小。

（三）腹膜处位器官

这类器官只有一面被有腹膜，如十二指肠降部和水平部、胰、肾、肾上腺、输尿管等，位置固定，几乎不能活动。

三、腹膜形成的结构

腹膜在器官之间以及器官与腹、盆壁之间，互相移行，形成韧带、系膜和网膜等。

（一）大网膜

大网膜为最大的腹膜皱襞，连于胃大弯和横结肠之间，呈围裙状悬垂于横结肠和小肠之前内有脂肪、血管和淋巴管等。大网膜原为四层腹膜构成，前二层从胃及十二指肠上部向下，下降达一定距离后，急转向上，移行为后二层，上升而连于横结肠，然后，包绕横结肠，与横结肠系膜相连。在成人，大网膜的这四层腹膜常已愈合在一起（图4-39、4-40）。

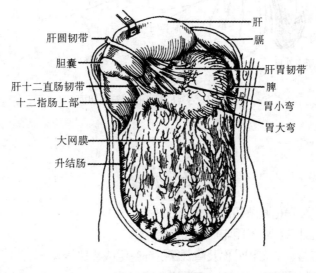

图4-40 大网膜

大网膜在腹腔脏器有炎症时，可向病变处移位，并包绕病灶，因此，腹部手术时，常可根据大网膜的移位情况，寻找病变存在的部位，有"腹腔卫士"之称。小儿的大网膜较短，因此，小儿阑尾炎穿孔后，引起炎症扩散的机会比成人多。

（二）肠系膜

肠系膜是连接空肠、回肠和腹后壁的双层腹膜结构（图4-39）。其附着于腹后壁的部分叫肠系膜根，长约15 cm。由于肠系膜较长，因此空、回肠活动性较大，有利于食物的消化和吸收，但也易发生系膜扭转，导致肠梗阻。系膜内含肠系膜上血管、神经、淋巴管和淋巴结等。

（三）陷凹

陷凹为腹膜皱襞间较大的间隙，主要位于盆腔。女性在直肠与子宫间有直肠子宫陷凹；膀胱与子宫之间有膀胱子宫陷凹（图4-39）。男性在膀胱与直肠之间有直肠膀胱陷凹（图4-41）。上述陷凹是腹膜腔最低的部位，故积液常积存于此陷凹内。

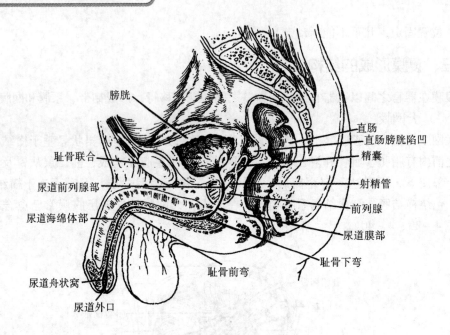

图 4 - 41　男性盆腔正中矢状切面

1. 列举出上、下消化道所包含的器官。

2. 食管有哪几处狭窄？各距中切牙多少厘米？

3. 简述胃的位置、形态和分部及胃底腺的细胞组成、功能。

4. 简述肝窦的位置及其内血液的来源与去路。

5. 叙述胆汁的产生部位以及胆汁的排出途径。

6. 什么是腹膜腔，男、女性腹膜腔的最低点在何处？有何临床意义？

7. 经口腔插入胃管时需要经过哪些器官？哪些生理性狭窄？

8. 经肛门进行下消化道插管时，应注意直肠的那些结构特点？

（王　强）

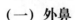

第五章

呼吸系统

学习目标

　　1. 掌握呼吸系统的组成；上下呼吸道的概念；鼻的分部和鼻旁窦；喉的分部；主支气管的特点；肺的形态、分叶及微细结构特点；肺和胸膜的体表投影；纵隔的分部。

　　2. 熟悉鼻腔黏膜的特点；鼻旁窦的开口部位；喉的组成和狭窄；导气部的结构变化特点；呼吸部组成；胸膜腔的概念。

　　3. 了解呼吸道的微细结构；鼻的外形；喉的软骨；肺段的概念；胸膜的分部；纵隔的范围。

　　呼吸系统由呼吸道和肺组成（图5-1）。具有执行机体与外界气体交换的功能，还有嗅觉和发音功能。肺是气体交换的器官。

第一节　呼吸道

　　呼吸道包括鼻、咽、喉、气管和各级支气管。临床上通常称鼻、咽、喉为上呼吸道；称气管和各级支气管为下呼吸道。

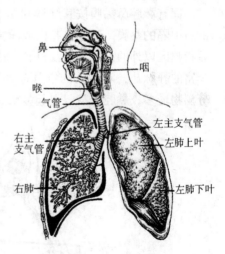

图5-1　呼吸系统

一、鼻

　　鼻是上呼吸道的起始部，既是气体的通道，又是嗅觉器官，还有辅助发音的功能。鼻分为外鼻、鼻腔和鼻旁窦三部分。

（一）外鼻

　　位于面部中央，以骨和软骨为支架，外面被覆皮肤，呈棱锥形（图5-2）。上端位于两眼间的狭窄部分称鼻根，中部称鼻背，下端称鼻尖，鼻尖两侧呈弧形隆起称鼻翼，呼吸困难时，鼻翼扇动，在小儿尤为明显。每侧鼻翼下端各围成一孔称鼻孔。从鼻翼斜向外下至口角的浅沟即鼻唇沟。正常人，两侧的鼻唇沟深度对称。面神经麻痹导致面肌瘫痪时，瘫痪侧鼻唇沟变浅或消失。

（二）鼻腔

以骨和软骨为基础，内衬皮肤和黏膜。鼻腔被矢状位鼻中隔分为左、右两腔。每腔向前借鼻孔与外界相通，向后借鼻后孔通向鼻咽。鼻中隔 nasal septum 以筛骨垂直板、犁骨和鼻中隔软骨为支架，表面覆以黏膜而构成。鼻中隔多不居中，常偏向一侧。鼻中隔前下部血管丰富且位置表浅，血管易破裂出血，故称易出血区（Little 区）。每侧鼻腔可分为前部的鼻前庭和后部的固有鼻腔。

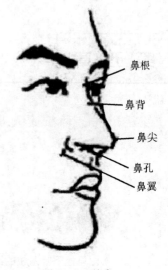

图 5 - 2　外鼻

1. 鼻前庭

位于鼻腔前下部，大致由鼻翼围成，内衬皮肤，并生有鼻毛，有滤过、净化空气的作用。鼻前庭处缺少皮下组织，但皮脂腺和汗腺丰富，故是疖肿的好发部位。

2. 固有鼻腔

为鼻腔的主要部位，位于鼻腔后上部，由骨性鼻腔内衬黏膜构成。外侧壁自上而下有三个鼻甲突向鼻腔，分别称上鼻甲、中鼻甲和下鼻甲。每个鼻甲下方的间隙为鼻道，分别称上鼻道、中鼻道和下鼻道（图5-3）。在上鼻甲后上方与鼻腔顶壁间有一凹陷称蝶筛隐窝。上、中鼻道及蝶筛隐窝处有鼻旁窦的开口，下鼻道前部有鼻泪管的开口。

固有鼻腔鼻黏膜按其结构和功能可分为嗅区和呼吸区。①嗅区，是上鼻甲及相对的鼻中隔的黏膜，活体呈苍白或浅黄色，内含嗅细胞，有感受嗅觉的功能。②呼吸区，系指嗅区以外的黏膜，呈浅红色，表层位假复层纤毛柱状上皮，固有层内有混合腺和丰富的静脉丛，对吸入的空气起加温加湿净化作用。炎症时，静脉充血，黏膜肿胀，分泌物增多，鼻腔变窄，引起鼻塞。

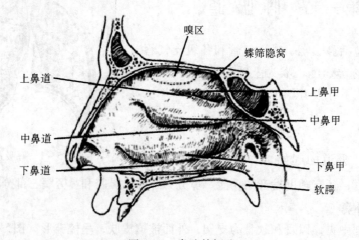

图 5 - 3　鼻腔外侧壁

（三）鼻旁窦

又称副鼻窦，由同名骨性鼻旁窦内衬黏膜构成，共四对，左右对称排列，均开口于鼻腔。其中，额窦、上颌窦、筛窦前组和中组开口于中鼻道；筛窦后组开口于上鼻道；蝶窦开口于蝶筛隐窝（图5-4）。

鼻旁窦对发音起共鸣作用。鼻旁窦的黏膜与鼻腔黏膜相互延续，故鼻旁窦对吸入的空气也能加温加湿，而鼻腔的炎症也可蔓延到鼻旁窦。上颌窦窦腔最大，开口位置高于窦底，分泌物不易排出，发生炎症后易转为慢性且最多见。另外，上颌窦底邻近上颌磨牙牙根，两者仅隔一层菲薄的骨质，故牙根的感染常波及上颌窦，引起牙源性上颌窦炎。

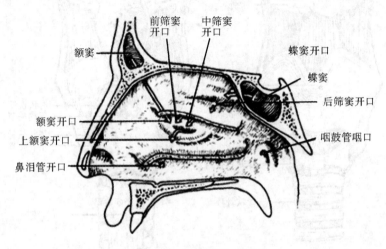

图5-4　鼻旁窦开口位置

【重点提示】临床上通常称鼻、咽、喉为上呼吸道；称气管和各级支气管为下呼吸道。

知识链接

所谓感冒就是上呼吸道感染，感染部位在鼻、咽、喉的黏膜，常是由病毒或者细菌引起。气管炎则是下呼吸道感染。肺炎则是下呼吸道和肺泡、肺间质感染所致。

二、咽

见消化系统。

三、喉

喉既是呼吸道，又是发音器官。

（一）喉的位置

喉位于颈前正中，上借甲状舌骨膜连于舌骨，下接气管。前方有舌骨下肌群覆盖，后方邻咽的喉部，两侧有颈部大血管、神经和甲状腺侧叶。成人喉相当于第5~6颈椎高度，小儿的喉位置较高，随着年龄的长大，逐渐降至成人的位置。喉的活动性大，可随吞咽发音移动。

（二）喉的构造

喉由喉软骨、软骨间连结、喉肌和喉黏膜构成。

喉软骨主要包括不成对的甲状软骨、环状软骨、会厌软骨和成对的杓状软骨，它们构成喉的支架（图5-5）。

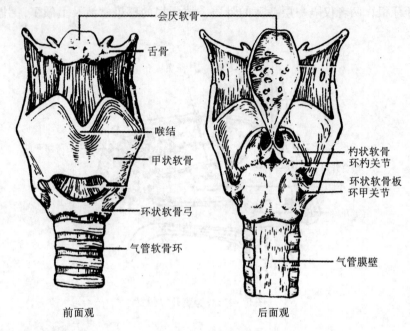

图5-5 喉外观

1. 甲状软骨及其连结

甲状软骨位于舌骨下方，是喉软骨中最大的一块，由左、右两块近似方形软骨板在正中线互相愈合而成。愈合处形成向后开放的前角，其上端向前突称喉结，在成年男性尤为明显，是颈部的重要标志。软骨板后缘向下伸出一对突起与环状软骨构成环甲关节。两板后缘游离，向上、下各伸出1对突起，分别称上角和下角。上角借韧带连于舌骨；下角与环状软骨构成环甲关节。

2. 环状软骨

位于甲状软骨下方，形似指环，前部低窄，后部高宽。环状软骨前部平对第6颈椎，是颈部的重要标志之一。环状软骨是喉软骨唯一完整的环形软骨，它对维持呼吸道的畅通有重要作用，损伤后易引起喉狭窄。

3. 会厌软骨

位于甲状软骨后上方，舌骨体后方，形似树叶，上端宽而游离，下端尖细并附着于甲状软骨前角的后面。会厌软骨外面覆以黏膜，构成会厌，是喉口的活瓣，吞咽时，喉上提，会厌盖住喉口，以阻止食物进入喉腔。

4. 杓状软骨及其连结

杓状软骨左右各一，位于环状软骨后上方，呈三棱锥体形，尖向上，底朝下与环状软骨构成环杓关节。杓状软骨底的前端与甲状软骨前角内面有声韧带附着。声韧带是发音的主要结构。

5. 喉腔与喉黏膜

喉的内腔称喉腔（图5-6）。喉腔向上经喉口通咽的喉部，向下通气管。在喉腔的中部两侧，有两对呈矢状位的黏膜皱襞。上方一对称前庭襞，两侧前庭襞间的裂隙称前庭裂；下方一对称声襞，由喉黏膜覆盖声韧带和声带肌而构成，两侧声襞间的裂隙称声门裂。声门裂是喉腔最狭窄的部位，当气流通过时，振动声带而发出声音。

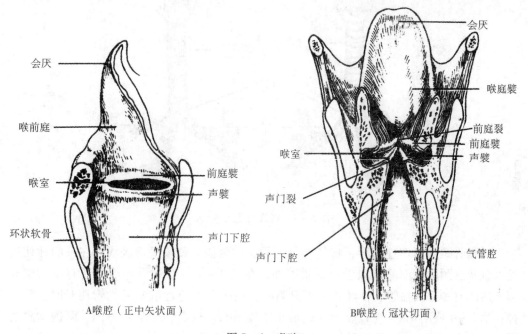

A喉腔（正中矢状面）　　　　B喉腔（冠状切面）

图5-6　喉腔

喉腔借前庭裂和声门裂分为三部分：前庭裂平面以上的部分称喉前庭；前庭裂平面与声门裂平面之间的部分称喉中间腔，喉中间腔向两侧延伸的间隙称喉室；声门裂平面以下的部分称声门下腔。声门下腔的黏膜下组织比较疏松，炎症时易引起水肿。小儿的喉腔较窄小，喉水肿易引起喉阻塞，导致呼吸困难。

6. 喉肌

喉肌属于骨骼肌，肌块细小，按功能分为两群。一群作用于环甲关节，使声带紧张或松弛；另一群作用于环杓关节，使声门裂开大或缩小。喉肌的运动可控制发音的强弱或调节音调的高低。

四、气管与主支气管

气管和主支气管位，位于喉和两肺之间，均以"C"形的透明软骨为支架，以保持其开放状态（图5-7）。软骨缺口向后，该缺口由平滑肌和结缔组织构成的膜壁封闭。气管后壁有食管紧贴，该膜壁具有舒缩性，利于食管的扩张。

（一）气管的位置与形态

气管是连于喉和主支气管之间的管道，位于食管前面，成人长 11～13cm，通常由 14～17 个 "C" 字形的气管软骨环构成。上端于第 6 颈椎体下缘处接环状软骨，经颈部正中入胸腔，至胸骨角平面分为左、右主支气管，分权处称气管权。气管权内面有一向上凸的半月形纵嵴，称气管隆嵴，常偏向左侧。是支气管镜检查的定位标志。

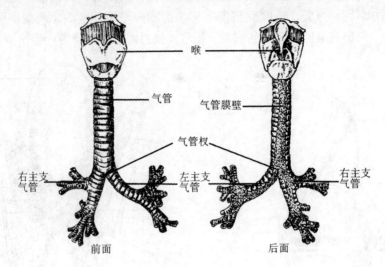

图 5-7　气管与主支气管

以胸骨颈静脉切迹为界，将气管分为颈、胸两段。颈段短而表浅，在颈静脉切迹处可触及。颈段前面除覆以舌骨下肌群外，在第 2～4 气管软骨环前方还有甲状腺峡部，两侧有颈部大血管、神经和甲状腺侧叶。临床上遇急性喉阻塞气管切开时，常选择在第 3～4 或第 4～5 气管软骨环处沿正中线进行。胸部位于后纵隔内，两侧胸膜之间，前方有胸腺、左头臂静脉和主动脉弓；后方贴食管。

（二）主支气管的形态特点

主支气管是气管在胸骨角平面分出的一级支气管，左、右各一，经肺门入肺。左主支气管细而长，平均长 4～5cm，外径 0.9～1.4cm，走行近似于水平位。右主支气管粗而短，平均长约 2～3cm，外径 1.2～1.5cm，走行较陡直。

根据右主支气管的走行及形态特点，且气管隆嵴常偏左，故气管异物易坠入右主支气管。

（三）气管和主支气管的微细结构

气管和主支气管的管壁由内向外依次分为黏膜、黏膜下层和外膜三层（图 5-8）。

1. 黏膜

由上皮和固有层组成。上皮为假复层纤毛柱状上皮，上皮细胞包括纤毛细胞、杯状细胞、基底细胞等。纤毛细胞呈柱状，游离面有纤毛，可有规律地向喉部方向摆动，将分泌物和被粘附的尘埃、病菌等异物推向喉口而咳出。杯状细胞分泌黏蛋白，与管壁内腺体的分泌物在表面共同构成粘黏层，能粘附来自空气中的尘埃等异物。固有层为疏松结缔组织，内含较多的弹性纤维，能使管壁保持一定的弹性。

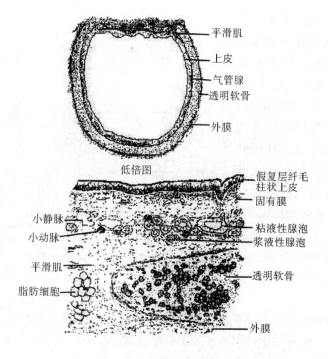

图 5-8 气管的微细结构

2. 黏膜下层

黏膜下层为疏松结缔组织，与固有层和外膜无明显界限，内含有较多的混合性气管腺。气管腺的浆液性腺泡分泌较稀薄的液体，有利于纤毛正常摆动。

3. 外膜

由透明软骨、结缔组织和平滑肌组成。"C"字形的软骨环构成支架，软骨环间由弹性纤维构成的韧带相连。其后方的缺口由结缔组织和平滑肌封闭。

【重点提示】声门下腔的黏膜下组织比较疏松，炎症时易引起水肿，小儿的喉腔较窄小，喉水肿易引起喉阻塞，导致呼吸困难。临床上遇急性喉阻塞气管切开时，常选择在第 3~4 或第 4~5 气管软骨环处沿正中线进行。右主支气管粗而短，走行较陡直，气管异物容易进入右主支气管，而不易进入左主支气管。

第二节 肺

一、肺的位置与形态

肺左右各一（图 5-9），位于胸腔内，膈的上方，分居纵隔两侧。

肺表面被覆脏胸膜，光滑润泽，质地柔软，似海绵状而富有弹性。婴幼儿的肺呈淡红色，随年龄的增长，吸入空气中的尘埃沉积增多，肺的颜色逐渐变为灰暗或蓝绿色。

肺形似半锥体形，有一尖、一底、两面和三缘。肺尖圆钝，向上经胸廓上口突入颈根部，高出锁骨内侧 1/3 上方约 2~3cm。肺底位于膈的上面，又称膈面。肺的外侧面圆隆，邻接肋和肋间隙，称肋面。肺内侧面邻接纵隔，称纵隔面。纵隔面中部凹陷处称肺门（图5－10），是肺的血管、神经和淋巴管出入肺的部位。出入肺门的结构被结缔组织包绕称肺根 root of lung。肺的前缘薄锐，左肺前缘下部有心切迹。肺的后缘圆钝，紧邻脊柱两侧。肺的下缘较薄锐，伸入肋与膈的间隙内。

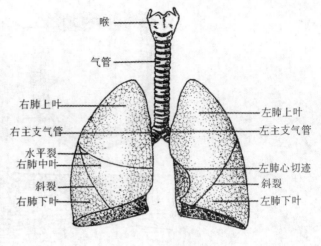

图5－9　肺前面观

　　肺被肺裂分为数叶。左肺狭长，被由后上斜向前下的斜裂分为上、下两叶。右肺宽短，除斜裂外，还有一接近水平位的水平裂将其分为上、中、下三叶（图5－10）。

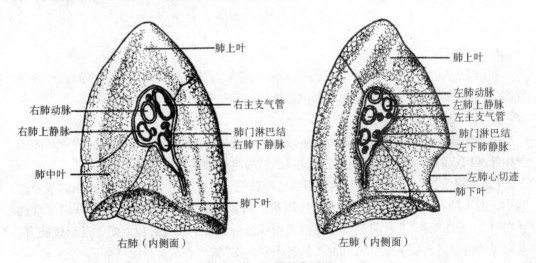

图5－10　两肺的内面观

二、肺内支气管及支气管肺段

　　左、右主支气管进入肺门后，分出肺叶支气管，肺叶支气管入肺叶后分为肺段支气管。支气管在肺内反复分支，呈树枝状，称支气管树（如图5－13）。

　　肺叶支气管分出数个肺段支气管，每个肺段支气管及其分支和它所属的肺组织共同构成1个支气管肺段，简称肺段。肺段呈锥体形，尖向肺门，底向肺表面，相邻肺段之间以薄层结缔组织相隔。按肺段支气管的分支分布，可将右肺分为10个段，左肺分为8个段。肺段可作为临床上病变定位诊断和肺段切除的依据。

三、肺的微细结构

肺的组织结构可分为肺实质和肺间质两部分。肺实质由肺内各级支气管和肺泡构成，肺间质是指肺内的结缔组织、血管、神经和淋巴管等。

肺实质按其功能分为导气部和呼吸部。

（一）导气部

导气部是主支气管经肺门入肺后反复分支形成的各级支气管，由大到小包括肺叶支气管、肺段支气管、小支气管、细支气管（管径约1mm）和终末性细支气管（管径约0.5mm）。此部只能传送气体，不能进行气体交换（如图5-11）。

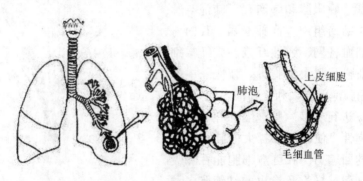

上皮细胞

肺泡

毛细血管

图5-11　肺内部结构示意图

每一细支气管及其分支和所属的肺泡共同构成一个肺小叶。肺小叶呈锥体形，尖指向肺门，底呈多边形朝向肺表面。每叶肺约有50~80个肺小叶。临床上所说的小叶性肺炎即为若干肺小叶的炎症。

肺导气部随着各级支气管的分支变细，管壁逐渐变薄，其微细结构也发生相应变化：①黏膜逐渐变薄，上皮由假复层纤毛柱状上皮逐渐变为单层纤毛柱状上皮或单层柱状上皮；②杯状细胞和腺体逐渐减少，最后消失；③外膜中的软骨环变为不规则的软骨碎片，并逐渐减少，最后消失；④平滑肌相应逐渐增多，最后形成完整的环行肌层。至终末性细支气管，上皮已移行为单层柱状上皮，无杯状细胞，腺体和软骨均已消失，平滑肌已形成完整的环行肌层。平滑肌的舒缩，控制着管腔的大小，调节出入肺的气流量。如果某种诱因，致细支气管和终末性细支气管的平滑肌痉挛性收缩，使管腔持续狭窄，导致呼吸困难，临床上称支气管哮喘。

（二）呼吸部

是进行气体交换的部分。呼吸部包括呼吸性细支气管、肺泡管、肺泡囊和肺泡。

1. 呼吸性细支气管

是终末性细支气管的分支，管壁不完整，有少量肺泡的开口。管壁上皮由单层纤毛柱状上皮逐渐移行为单层立方上皮。固有层为薄层结缔组织，含少量平滑肌。

2. 肺泡管

是呼吸性细支气管的分支，由许多肺泡的开口。相邻肺泡的开口之间有结节状膨大，是肺泡隔突入管腔的部分。

3. 肺泡囊

是肺泡管的延续，有多个肺泡的共同开口，但在相邻肺泡开口间已无结节状膨大。

4. 肺泡

为多面体的囊泡。大小不等，直径约250μm，每侧肺达（3~4）亿个，总面积70~80m²。肺泡上皮由两种细胞组成：①Ⅰ型肺泡细胞，数量多，细胞呈扁平状，核椭圆。含核部分略厚，其余部分很薄，仅0.2μm。Ⅰ型肺泡细胞为气体交换提供了广而薄的面积，使气体易透过。②Ⅱ型肺泡细胞，数量少，细胞呈立方形，镶嵌在Ⅰ型肺泡细胞之间，能分泌肺泡表面活性物质，涂布在肺泡腔的内表面，具有降低肺泡表面张力的作用，防止小气道在呼气末萎陷或被管腔内液体阻塞。

5. 肺泡隔、呼吸膜和肺泡孔　肺泡与肺泡之间的薄层结缔组织，称肺泡隔。其内含有丰富的毛细血管网、弹性纤维、成纤维细胞、肺巨噬细胞及肥大细胞等。肺泡隔中的毛细血管紧贴肺泡上皮，利于肺泡内的O_2与血液中的CO_2进行交换。肺泡隔的弹性纤维使肺泡具有弹性，使吸气时扩大的肺泡在呼气时有良好的回缩力。肺巨噬细胞能吞噬吸入的灰尘、细菌、异物及渗出的红细胞。吞噬大量的尘粒后的肺巨噬细胞，称尘细胞；吞噬大量渗出的红细胞的肺巨噬细胞，称心衰细胞。

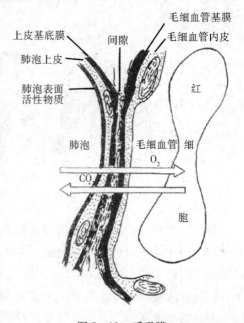

图 5-12　呼吸膜

呼吸膜：是指肺泡与血液之间进行气体交换所透过的结构（图5-12），也称气-血屏障，包括肺泡腔内表面的液体层、Ⅰ型肺泡细胞及其基膜、薄层结缔组织、毛细血管的基膜与内皮。呼吸膜很薄，总厚度仅0.5μm。其中任何一层发生病理改变，均会影响气体交换。

肺泡孔：相邻肺泡之间有小孔相通称肺泡孔，是沟通和平衡相邻肺泡内气体的通道。当某一终末性细支气管或呼吸性细支气管阻塞时，肺泡孔起侧支通气的作用，防止肺泡萎缩。但在肺部炎症时，病菌也可通过肺泡孔扩散，使感染蔓延。

【重点提示】气-血屏障，包括肺泡腔内表面的液体层、Ⅰ型肺泡细胞及其基膜、薄层结缔组织、毛细血管的基膜与内皮。

四、肺的体表投影

两肺前缘的投影起自锁骨内侧端上方2~3cm的肺尖，向内下方斜行，经胸锁关节后方，在第2胸肋关节水平，两侧互相靠近。右肺前缘垂直下行至第6胸肋关节处移行肺下缘；左肺前缘行至第4胸肋关节处，沿第4肋软骨向外下方，至第6肋软骨中点处移行于左肺下缘。两肺下缘投影大致相同，在锁骨中线上与第6肋相交，腋中线上与第 8 肋相交，肩胛线与第 10 肋相交，在接近脊柱时平第 10 胸椎棘突（图 5 - 13，图 5 - 14）。

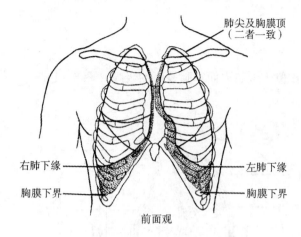

前面观

图 5 - 13 肺和胸膜体表投影

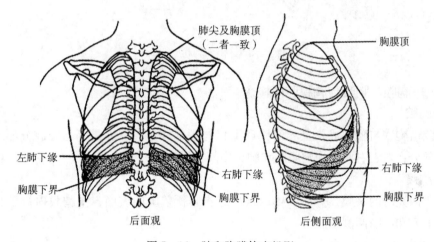

后面观　　　　　　　　　后侧面观

图 5 - 14 肺和胸膜体表投影

五、肺的血管

肺有两套血管系统：肺血管系统和支气管血管系统。肺血管为功能性血管，参与气体交换；支气管血管为营养性血管，供给肺氧气和营养物质。

肺动脉和肺静脉　肺动脉是肺的功能性血管。肺动脉自肺门进入肺后，其分支与各级支气管伴行，直至肺泡隔内形成毛细血管网。毛细血管内的血液与肺泡进行气体交换后，汇入小静脉，小静脉逐渐汇集，最后汇合成肺静脉。

支气管动脉和支气管静脉　支气管动脉是肺的营养性血管。支气管动脉起自胸主动脉或肋间后动脉，与支气管的分支伴行，分支进入肺动脉、肺静脉的管壁、肺淋巴结和脏胸膜。支气管动脉的终末支主要分布于呼吸性细支气管周围，部分分支形成肺泡隔内的毛细血管网；管壁内的毛细血管一部分汇入肺静脉，另一部分则形成支气管静脉出肺。

第三节　胸膜与纵隔

一、胸膜

胸膜 pleura 为被覆于胸腔内面和肺表面的浆膜（图 5 – 15）。

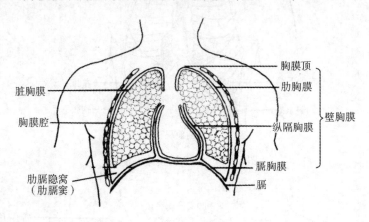

图 5 – 15　胸膜

（一）胸腔、胸膜与胸膜腔的概念

1. 胸腔

胸腔由胸壁与膈围成，上界经胸廓上口与颈部相连；下界借膈与腹腔分隔。胸腔分为三部分：左、右两侧为胸膜腔和肺，中间为纵隔。

2. 胸膜

为薄而光滑的浆膜，分脏、壁两层。脏胸膜覆盖肺的表面，壁胸膜内衬于胸壁内面、膈上面和纵隔两侧。

3. 胸膜腔

由脏、壁胸膜在肺根处互相移行，形成左、右两个潜在性的密闭间隙称胸膜腔。腔内为负压，仅有少量液体，可减少呼吸时脏、壁两层胸膜间的摩擦。

（二）胸膜的分部及胸膜隐窝

脏胸膜紧贴肺表面，并伸入到肺裂内，与肺实质紧密结合而不能分离，故又称肺胸膜。壁胸膜按部位分为四部：①肋胸膜，衬于肋和肋间隙内面；②膈胸膜，覆盖膈上面，与膈结合紧密，不易剥离；③纵隔胸膜，位于纵隔两侧，其中部包裹肺根并移行为脏胸膜；④胸膜顶，为肋胸膜与膈胸膜向上延伸突入颈部的部分，覆盖在肺尖上方，高出锁骨内侧 1/3 上方 1~4（平均 2.5）cm。在颈根部进行臂丛阻滞麻醉或针刺时，应高于锁骨上 4 cm 进针，以防止刺破胸膜顶造成气胸。

壁胸膜互相移行转折处，有些部位存在较大的空隙，即使在深吸气时，肺的边缘也不能伸入其间，这些部分称胸膜隐窝。其中，最大最重要的是肋膈隐窝，在肋胸膜与膈胸膜互相转折处，它是胸膜腔的最低位，胸膜腔积液时常首先聚集于此。

（三）胸膜的体表投影

胸膜的体表投影是指壁胸膜各部互相移行形成的返折线在体表的投影位置，标志着胸膜腔的范围。其中，最有实用意义的胸膜前界和下界的体表投影。

胸膜前界为肋胸膜与纵隔胸膜前缘转折处的返折线，两侧均起自胸膜顶，向内下经胸锁关节后方至第2胸肋关节水平，两侧互相靠拢并沿中线垂直下行。左侧在第4胸肋关节处斜向外下，沿胸骨左缘约外侧2～2.5cm下行，至第6肋软骨后方移行为胸膜下界。右侧在第6胸肋关节处转向右移行为胸膜下界。

胸膜下界是肋胸膜与膈胸膜移行处的返折线。左侧起自第6肋软骨后方，右侧起自第6胸肋关节处，两侧均斜向外下方，在锁骨中线与第8肋相交，在腋中线与第10相交，在肩胛线与第11相交，在脊柱旁约平第12胸椎棘突高度。

表5-1 肺与胸膜下界的体表投影

	锁骨中线	腋中线	肩胛线	后正中线
肺	第6肋	第8肋	第10肋	第10胸椎棘突
胸膜	第8肋	第10肋	第11肋	第12胸椎棘突

二、纵隔

纵隔是左、右纵隔胸膜之间全部器官、结构与结缔组织的总称。前界为胸骨，后界为脊柱胸段，两侧界为纵隔胸膜，上界为胸廓上口，下界为膈。

纵隔以胸骨角至第4胸椎体下缘的平面分为上纵隔和下纵隔两部分，下纵隔又以心包为界，分为前纵隔、中纵隔和后纵隔（图5-16）。

上纵隔内有胸腺（或胸腺遗迹）、气管、食管、头臂静脉、上腔静脉、主动脉弓及其三条大分支、胸导管、膈神经、迷走神经和淋巴结等。

前纵隔位于胸骨与心包之间，内有胸腺（或胸腺遗迹）下部、部分纵隔前淋巴结及疏松结缔组织等。

中纵隔位于前、后纵隔之间，内有心、心包、出入心的大血管、主支气管起始部、膈神经、心包膈血管和淋巴结等。

后纵隔位于心包与脊柱之间，内有食管、主支气管、胸主动脉、奇静脉、半奇静脉、胸导管、迷走神经、胸交感干和淋巴结等。

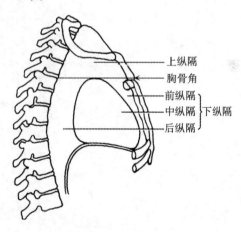

图5-16 纵隔

1. 上、下呼吸道的分界，包括的范围？

2. 鼻旁窦在鼻腔内的开口部位，鼻黏膜的分区？

3. 喉的组成、分部以及最狭窄的部位？

4. 左、右主支气管走行的特点？

5. 肺的形态特点，肺门的部位，肺根的组成？

6. 肺的导气部包括哪些结构，换气部包括哪些结构？

7. Ⅱ型肺泡细胞的形态及作用？

8. 胸膜的分部，胸膜腔的最低位置？

9. 肺和胸膜的体表投影，胸膜腔穿刺应选在什么位置？

10. 纵膈的范围及分部？

（黄　浩）

第六章

泌 尿 系 统

学习目标

1. 掌握泌尿系统的组成、主要功能；肾的形态和位置；输尿管的走行和狭窄；膀胱的形态、位置；女性尿道的特点。
2. 熟悉肾的被膜；肾的剖面结构和微细结构；膀胱的毗邻和膀胱壁的结构。
3. 了解肾的血管和血液循环特点。

泌尿系统由肾、输尿管、膀胱和尿道组成（图 6-1）。它的主要功能是形成尿液，通过尿液排出机体内溶于水的代谢产物，如尿素、尿酸以及体内多余的水和无机盐等。这些代谢产物由血液输送至肾，在肾内形成尿液，经输尿管流入膀胱暂时贮存，当膀胱内的尿液达到一定量后，经尿道排出体外。

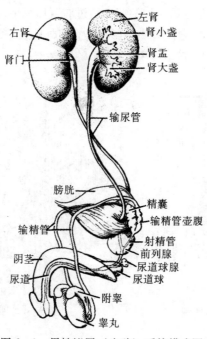

图 6-1　男性泌尿（生殖）系统模式图

第一节 肾

一、肾的形态

肾为成对的实质性器官，形似豆形，呈红褐色，表面光滑，质地柔软。肾可分为上、下两端，前、后两面和内、外侧两缘。肾的上端宽而薄，下端窄而厚。前面较凸，朝向前外侧，后面较平，紧贴腹后壁。外侧缘隆凸，内侧缘中部凹陷，称肾门，是肾动脉、肾静脉、肾盂、淋巴管和神经出入的部位，这些出入肾门的结构被结缔组织所包裹合称为肾蒂。肾门向肾内凹陷形成一个较大的腔，称肾窦，内含有肾小盏、肾大盏、肾盂、肾血管、淋巴管、神经和脂肪组织等（图6－2）。

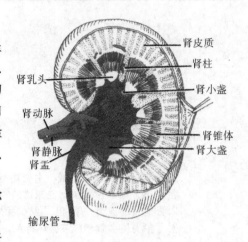

图6－2　肾的冠状切面

二、肾的位置

肾位于腹后壁脊柱的两侧，为腹膜外位器官。左肾上端平第11胸椎体下缘，下端平第2腰椎体下缘。右肾上端平第12胸椎体上缘，下端平第3腰椎体上缘，右肾比左肾约低半个椎体。第12肋斜过左肾后面的中部、斜过右肾后面的上部。肾门约平第1腰椎体平面，距正中线外侧约5cm。肾门体表投影在竖脊肌外侧缘与第12肋的夹角处，称肾区，肾患某些疾病时，触压或叩击该区可引起疼痛（图6－3，图6－4）。

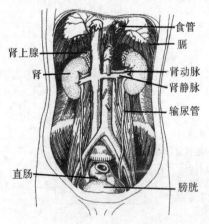

图6－3　肾的位置（前面观）

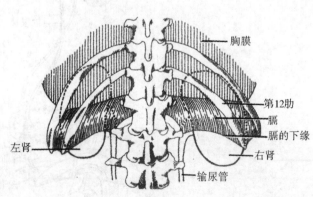

图6－4　肾的位置（后面观）

三、肾的被膜

肾的表面包有三层被膜，由内向外依次是纤维囊、脂肪囊和肾筋膜（图6-5，图6-6）。

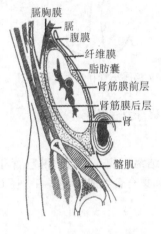

图6-5 肾的被膜（矢状面）

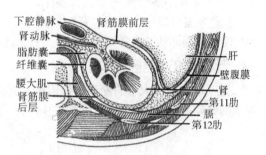

图6-6 肾的被膜（横断面）

（一）纤维囊

纤维囊为薄层的致密结缔组织，膜贴附于肾的表面。正常情况下，纤维囊与肾实质连结疏松，易于剥离。病理情况下，可与肾实质发生粘连，不易剥离。

（二）脂肪囊

脂肪囊为包在纤维囊外面较厚的囊状脂肪层，并经肾门与肾窦内的脂肪组织相延续。脂肪囊对肾起弹性垫样的保护作用。

（三）肾筋膜

肾筋膜 renal fascia 位于脂肪囊的外面，由致密结缔组织构成，分前、后两层，包被肾和肾上腺。肾筋膜向深部发出许多结缔组织小束，穿过脂肪囊与纤维囊相连，对肾起固定作用。两层在肾上腺的上方和肾外侧缘相互融合，在肾的下方相互分开，其间有输尿管通过。

肾的正常位置主要靠肾的被膜、肾的血管、肾的邻近器官、腹膜及腹内压等多种因素维持。当肾的固定装置不健全时，可发生肾下垂或游走肾。

四、肾的剖面结构

在肾的冠状切面上，肾的实质分为皮质和髓质两部分（图6-2）。肾皮质主要位于肾的浅层，富含血管，新鲜标本呈红褐色。肾皮质伸入到肾髓质内的部分，称肾柱。肾髓质位于肾皮质的深部，血管较少，呈淡红色，约占肾实质的2/3。肾髓质主要由15～20个肾锥体构成。肾锥体呈锥体形，底朝向肾皮质，尖朝向肾窦，称肾乳头，肾乳头表面有许多乳头管的开口，称乳头孔。肾乳头的周围被呈漏斗状的肾小盏所包绕，2～3个肾小盏合成一个肾大盏，2～3个肾大盏合成一个肾盂。肾盂呈扁前后略扁的漏斗状，出肾门后，向下弯行，逐渐变细，移行为输尿管。

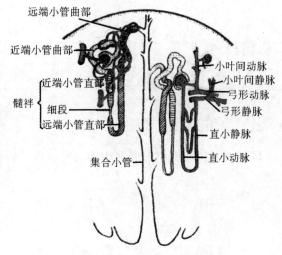

图6-7 泌尿小管和肾血管模式图

五、肾的微细结构

肾实质主要由大量的泌尿小管构成，其间有少量结缔组织、血管、淋巴管和神经等构成的肾间质。泌尿小管是形成尿的结构，由肾单位和集合管组成（表6-1，图6-7）。

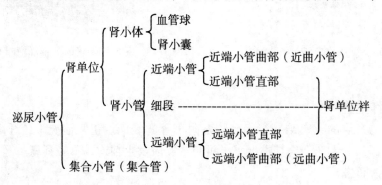

表6-1 泌尿小管的组成

（一）肾单位

肾单位是肾的结构和功能基本单位，由肾小体和肾小管组成。每侧肾约有100～150万个肾单位。

1. 肾小体

位于肾皮质内，呈球形，故又称肾小球，由血管球和肾小囊构成。肾小体有两个极，微动脉出入的一端为血管极。相对的一端与肾小管相连为尿极（图6-8、图6-9）。

（1）血管球为入球微动脉和出球微动脉之间一团蟠曲成球状的毛细血管。一条入球微动脉从血管极处进入肾小囊内反复分支，形成网状毛细血管袢，毛细血管袢在血管极处汇合成一条出球微动脉离开肾小囊。入球微动脉的管径比出球微动脉粗，导致血管球内的压力较高，有利于血浆滤过。电镜下观察，血管球的毛细血管管壁由有孔的内皮细胞及其基膜构成。

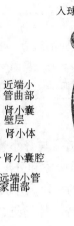

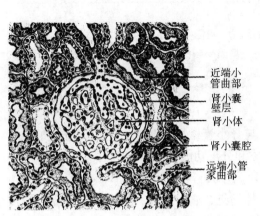

图6-8　肾皮质微细结构

图6-9　肾小体与球旁复合体立体模式图

（2）肾小囊为肾小管起始端一个凹陷呈杯状的双层囊，包绕血管球。肾小囊分脏层和壁层。壁层为单层扁平上皮，与肾小管壁相连续；脏层由多突起的足细胞构成，紧贴在毛细血管基膜的外表面。足细胞的胞体较大，从胞体上伸出几个较大的初级突起，初级突起再伸出许多次级突起，相邻的次级突起之间互相嵌合形成栅栏状缠绕于毛细血管周围，其间有宽约25nm的裂隙，称裂孔，裂孔上覆盖一层薄膜，称裂孔膜（图6-10）。

肾小囊脏层和壁层之间的腔隙，称肾小囊腔，与肾小管相通。当血液流经血管球毛细血管时，血浆中除去蛋白质等大分子的物质外，其他物质均可通过有孔的毛细血管内皮、内皮的基膜和足细胞裂孔膜进入肾小囊腔，形成原尿，这三层结构，称滤过膜，又称滤过屏障（图6-11）。正常情况相对分子量小于70000以下的物质，如葡萄糖、多肽、尿素、电解质和水等，能通过滤过膜进入肾小囊腔，形成原尿。成人一昼夜两肾可产生原尿180L。

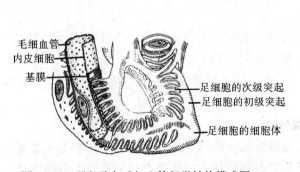

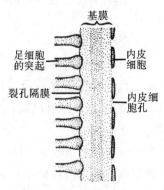

图6-10　足细胞与毛细血管超微结构模式图

图6-11　滤过屏障模式图

知识链接

在尿的生成过程中，滤过屏障是肾小球滤过的结构，可阻挡大分子的蛋白质和血细胞进入肾小囊腔。倘若肾小球发生病变，如肾小球肾炎，滤过屏障受到损害，则蛋白质等大分子物质，甚至血细胞都可漏入肾小囊腔内，出现蛋白尿或血尿。

2. 肾小管

为一条细长而弯曲的单层上皮性管道，与肾小囊壁层相延续，全长可分为近端小管、细段和远端小管三段。肾小管具有重吸收和分泌功能（图 6-7）。

（1）近端小管是肾小管中最长最粗的一段，按其行程可分为曲部和直部。

近端小管曲部（近曲小管）蟠曲在肾小体附近，管壁较厚，上皮细胞为立方形或锥体形，细胞界限不清，细胞质嗜酸性，细胞核圆形，位于基底部，细胞游离面有丰富的微绒毛称为刷状缘。近端小管直部自肾皮质向肾髓质直行。

近端小管重吸收原尿中全部葡萄糖、氨基酸、蛋白质以及大部分水、无机盐等物质。

（2）细段为肾小管中最细的一段，分别与近端小管直部和远端小管的直部相连。细段管壁薄，由单层扁平上皮构成，有利于水和离子的通透。

（3）远端小管分为直部和曲部。远端小管管腔较大而规则，管壁由单层立方上皮构成，细胞着色浅，细胞核位于中央，细胞分界较清晰，微绒毛稀疏，未形成刷状缘。远端小管直部为细段的延续，自肾髓质向肾皮质直行。远端小管曲部（远曲小管）位于肾皮质内，蟠曲在肾小体附近（图 6-8）。

远端小管是离子交换的重要部位，具有重吸收水、Na^+ 和排出 K^+、H^+、NH_3 等功能，对维持体液的酸碱平衡有重要作用。醛固酮能促进此段重吸收 Na^+ 和排出 K^+，抗利尿激素能促进此段对水的重吸收，使尿液浓缩，尿量减少。

由细段、近端小管的直部和远端小管的直部共同构成"U"字形袢的结构，称肾单位袢（髓袢）。

（二）集合小管

集合小管可分为弓形集合小管、直集合小管和乳头管。集合小管续接远端小管曲部，自肾皮质行向肾髓质，管径由细变粗，最后形成乳头管，开口于肾乳头。管壁上皮细胞由单层立方渐变为单层高柱状，上皮细胞分界清楚，细胞质明亮，细胞核圆，着色较深，位于中央。

集合小管也具有重吸收水、Na^+ 和排出 K^+ 的功能。

肾小体形成的原尿流经肾小管和集合小管后，约99%的水、营养物质和无机盐等被重吸收入血液，部分离子进行了交换，同时还分泌和排出部分代谢产物，最终形成终尿。成人每天排出终尿 1~2L，仅为原尿的1%左右。

（三）球旁复合体

球旁复合体 又称肾小球旁器，由球旁细胞、致密斑和球外细膜细胞组成（图 6-

9)。

1. 球旁细胞

是近肾小体血管球处，入球微动脉管壁的平滑肌细胞转变成的上皮样细胞。细胞体积大呈立方形，细胞核圆形，细胞质弱嗜碱性，含有丰富的分泌颗粒。球旁细胞分泌肾素和促红细胞生成素。肾素有使血管收缩，血压升高的作用。促红细胞生成素可刺激骨髓红细胞的生成。

2. 致密斑

是远端小管曲部靠近肾小体一侧的管壁上皮细胞变成高柱状，排列致密而形成的椭圆形斑状结构。细胞核椭圆形，位于近细胞顶部，细胞质着色浅。致密斑是一种离子感受器，可感受远端小管滤液中 Na^+ 浓度的变化，将信息传递给球旁细胞，从而调节球旁细胞分泌肾素。当滤液中 Na^+ 浓度降低时，促进球旁细胞分泌肾素。

3. 球外细膜细胞

又称极垫细胞，位于入球微动脉、出球微动脉和致密斑之间所组成的三角区域内，它在球旁复合体功能活动中，起信息传递作用。

六、肾的血液循环

（一）肾的血液循环途径

肾动脉直接由腹主动脉分出，入肾门后分为数条叶间动脉，行于肾柱之间至皮质和髓质交界处分支为弓形动脉，弓形动脉分出若干小叶间动脉，呈放射状行于皮质内。小叶间动脉沿途分出许多入球动脉进入肾小体形成血管球，血管球汇合成出球动脉出肾小体。出球动脉离开肾小体后在肾小管周围又分支形成球后毛细血管网。球后毛细血管网依次汇合成小叶间静脉、弓形静脉和叶间静脉，最后形成肾静脉出肾（图 6 − 12，表 6 − 2）。故肾的血流量大每 4 ~ 5 分钟流经肾的血量，约与全身的血量相当。

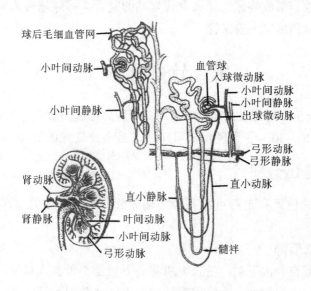

图 6 − 12 肾的血液循环途径

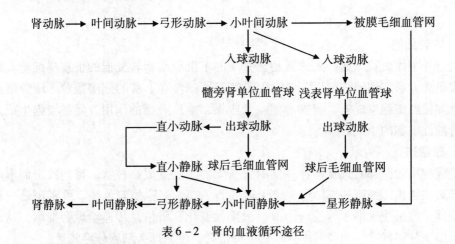

表6-2 肾的血液循环途径

（二）肾的血液循环特点

肾的血液循环有下列特点特点：①肾动脉直接来自腹主动脉，短而粗，压力高，血流量大，速度快，每4~5分钟流经两肾的血液相当于人体全部的血量。②入球微动脉较出球微动脉粗，使血管球内的压力较高，有利于滤过。③动脉在肾内形成两次毛细血管网，第一次是入球微动脉分支形成血管球，有利于血液滤过作用，形成原尿；第二次是出球微动脉在肾小管周围形成球后毛细血管网，有利于肾小管上皮细胞重吸收原尿内物质入血液。

【重点提示】

1. 肾内侧缘中部凹陷，称肾门，是肾动脉、肾静脉、肾盂、淋巴管和神经出入的部位。肾位于腹后壁脊柱的两侧，右肾比左肾约低半个椎体。

2. 肾血管球内的血液通过滤过膜滤过作用，形成原尿，经肾小囊腔流入肾小管和集合管进行重吸收，形成终尿，经集合管末端的肾乳头将终尿排入肾小盏，再经肾大盏流入肾盂，出肾门续流入输尿管。

第二节 输 尿 管

输尿管 ureter 为一对细长的肌性管道，位于腹后壁腹膜后方，上端起于肾盂，下端终于膀胱，全长20~30cm，管径0.5~1.0cm，最窄处只有0.2~0.3cm（图6-3）。

一、输尿管的分部

根据输尿管的位置和走行可将其分为输尿管腹部、输尿管盆部和输尿管壁内部三部。

（一）输尿管腹部

输尿管腹部起自肾盂下端，沿腰大肌前面下行至小骨盆入口处。在此处左侧输尿管越过左髂总动脉末端前方，右输尿管越过右髂外动脉起始部的前方，进入盆腔移行为盆部。

（二）输尿管盆部

输尿管盆部自小骨盆入口处，沿盆腔侧壁向后下行。男性输尿管走行前下方，经与输精管交叉后转向前内侧，于膀胱底外上角斜穿膀胱壁。女性输尿管经子宫颈外侧约2.5cm处越过子宫动脉后下方，至膀胱底穿入膀胱壁。

（三）输尿管壁内部

输尿管壁内部是输尿管壁斜穿膀胱壁的部分，长约1.5cm。当膀胱充盈时，膀胱内压升高应，可引起壁内部管腔闭合，以阻止膀胱腔内的尿液逆流入输尿管。

二、输尿管的狭窄

输尿管的管径粗细不均，全长有三处生理性狭窄：①位于输尿管的起始处，即肾盂与输尿管移行处。②位于小骨盆上口，输尿管与髂血管交叉处。③位于输尿管穿入膀胱壁处。这些狭窄是输尿管结石易滞留的部位。的分别、跨越小骨盆上口处和穿，尿路结石易嵌顿在狭窄处（图6-13）。

【重点提示】输尿管上端起于肾盂，下端终于膀胱，管径粗细不均，全长有三处生理性狭窄。

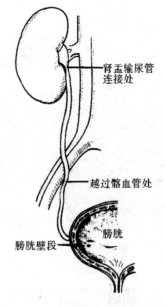

肾盂输尿管连接处

越过髂血管处

膀胱

膀胱壁段

图6-13 输尿管三个狭窄模式图

知识链接

倘若尿路结石嵌顿在输尿管狭窄处，不仅可刺激输尿管管壁，引起平滑肌痉挛，出现绞痛，还可划伤输尿管黏膜，出现血尿。

第三节 膀 胱

膀胱是一个贮存尿液的肌性囊状器官，其形态、大小、位置和壁的厚度均随其尿液的充盈程度、年龄、性别不同而异。正常成人膀胱的容量为300~500ml，最大容量可达800ml。新生儿膀胱的容量约为成人的1/10，老年人由于膀胱肌张力降低而容量增大。女性膀胱容量略小于男性。

一、膀胱的形态

膀胱在空虚时呈三棱锥体形，可分为尖、底、体、颈四部分。膀胱尖细小，朝向前上方；膀胱底近似三角形，朝向后下方；膀胱尖与膀胱底之间部分为膀胱体；膀胱的最下部为膀胱颈，内有尿道内口与尿道相接。（图6-14）。

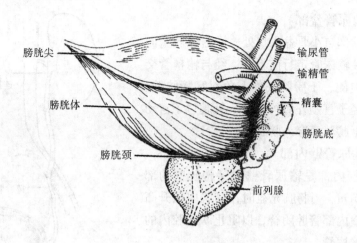

图 6 - 14 膀胱（侧面观）

二、膀胱的位置和毗邻

成人膀胱位于盆腔的前部，耻骨联合的后方。空虚时，膀胱尖一般不超过耻骨联合上缘。充盈时，膀胱尖可高出耻骨联合以上，这时由于腹前壁折向膀胱的腹膜也随之上移，使膀胱前下壁直接与腹前壁相贴。此时在耻骨联合上方进行膀胱穿刺或手术，可避免伤及腹膜和污染腹膜腔。

新生儿膀胱的位置比成人高，大部分位于腹腔内，随着年龄的增长和盆腔的发育，逐渐下降入盆腔，至青春期达成人位置。老年人因盆底肌松弛，膀胱的位置则更低（图 6 - 15，图 6 - 16）。

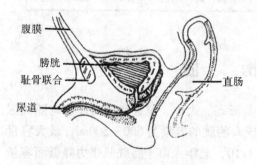

图 6 - 15 膀胱空虚时的位置

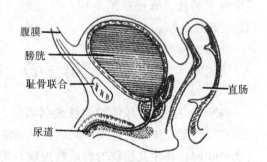

图 6 - 16 膀胱充盈时的位置

在膀胱底的后方，男性为精囊、输精管壶腹和直肠；女性为子宫和阴道。在膀胱底的下方，男性邻接前列腺。女性邻接尿生殖膈（图 6 - 17，图 6 - 18）。

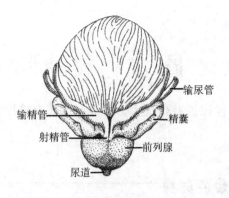

图 6-17 男性膀胱后面的毗邻

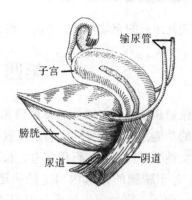

图 6-18 女性膀胱后面的毗邻

三、膀胱壁的结构

膀胱壁分三层，由内向外依次为黏膜、肌层和外膜（图 6-19，图 6-20）。

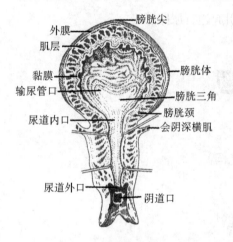

图 6-19 女性膀胱和尿道的冠状切面图（前面观）

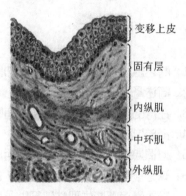

图 6-20 膀胱壁的结构

（一）黏膜

黏膜由上皮和固有层构成。上皮为变移上皮，膀胱空虚时，较厚，有 8~10 层细胞；膀胱充盈时，变薄，仅有 3~4 层细胞。在膀胱空虚时，由于膀胱肌层的收缩使膀胱黏膜形成许多皱襞，当膀胱充盈时，皱襞可完全消失。在膀胱底的内面，两侧输尿管口和尿道内口之间的三角形区域，称膀胱三角。此区无论膀胱充盈或空虚时，均光滑无皱襞，膀胱三角是膀胱炎症、肿瘤和结核的好发部位。两侧输尿管口的横行皱襞，称输尿管间襞，膀胱镜下所见为一苍白带，可作为寻找输尿管口的标准（图 7-14）。

（二）肌层

肌层由平滑肌构成，分为内纵、中环和外纵三层，三层肌束相互交错，共同构成逼尿肌。在尿道内口处，环行肌增厚形成膀胱括约肌。

（三）外膜

外膜在膀胱上面为浆膜，其余部分为纤维膜。

【重点提示】膀胱是一个贮存尿液的肌性囊状器官，其形态、大小、位置和壁的厚度均随其尿液的充盈程度、年龄、性别不同而异。

第四节 尿 道

尿道是膀胱通向体外的排尿管道。男、女性尿道差异很大，男性尿道兼有排尿和排精的功能，故将在男性生殖系统叙述。

女性尿道短而宽，行程较直，长3～5cm。起于膀胱的尿道内口，经阴道前方行向前下，穿过尿生殖膈，以尿道外口开口于阴道前庭。尿道穿尿生殖膈处，周围有环形的尿道阴道括约肌环绕，可控制排尿。由于女性尿道短、宽、直，故易引起逆行尿路感染（图6-19）。

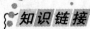

知识链接

女性导尿术是将导尿管插入膀胱。在为女性导尿时，应仔细观察辨认尿道外口，切勿将导尿管误入阴道口插入阴道。

【重点提示】女性尿道短、宽、直，故易引起逆行尿路感染。

思考题

1. 简述泌尿系统的组成和主要功能？
2. 简述肾的形态和位置。
3. 在肾的冠状切面上，其实质有哪些主要结构？
4. 肾单位由哪些结构组成？
5. 何谓滤过屏障？由哪些结构组成？
6. 球旁复合体由哪些结构组成？各有何功能？
7. 输尿管有哪些生理性狭窄？各位于何处？
8. 简述膀胱的形态和位置。
9. 何谓膀胱三角，其有何临床意义。
10. 简述尿液的产生和排出途径。

（张 沛）

第七章

生 殖 系 统

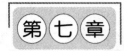

1. 掌握男、女性生殖系统的组成和主要功能；睾丸的位置、形态和微细结构；男性尿道的分部、狭窄、弯曲及临床意义；卵巢的位置、形态和微细结构；输卵管的位置、分部及临床意义；子宫的形态、位置、固定装置和微细结构。

2. 熟悉附睾的位置、形态和功能；输精管的行程、射精管的组成和开口部位；精索的概念；前列腺的位置、形态和功能；女性乳房的结构；会阴的概念和分部。

3. 了解阴茎的形态、构造；阴囊的结构；精液的组成；阴道的位置、形态和毗邻；女性外生殖器的组成和结构。

生殖系统包括男性生殖系统和女性生殖系统。男、女性生殖系统均可分为内生殖器和外生殖器两部分。内生殖器多位于盆腔内，包括生殖腺、生殖管道和附属腺；外生殖器露于体表。生殖系统的功能是产生生殖细胞、分泌性激素、促进生殖器官的发育、维持性功能、繁殖后代、维持第二性征。

第一节 男性生殖系统

男性生殖系统包括内生殖器和外生殖器（图 7-1）。

一、内生殖器

（一）睾丸

1. 睾丸的位置和形态

睾丸位于阴囊内，左右各一。睾丸呈略扁椭圆形，表面光滑，可分为上、下两端，内、外侧两面，前、后两缘。前缘游离，后缘和上端有附睾附着，后缘有血管、神经和淋巴管出入。睾丸的大小随年龄而变化，在青春期之前，睾丸发育缓慢，青春期之后，随着性的成熟而迅速发育，老年人的睾丸随着性功能的衰退而萎缩变小。

睾丸除后缘外均盖有腹膜，称睾丸鞘膜。鞘膜分为两层，包在睾丸表面的为脏层；贴附于阴囊内表面的为壁层，其脏、壁两层之间形成一个封闭的囊腔，称鞘膜腔。鞘膜腔内有少量的浆液，起润滑作用（图 7-2）。

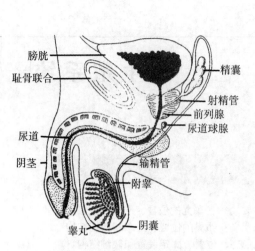

图 7-1 男性生殖系统概观

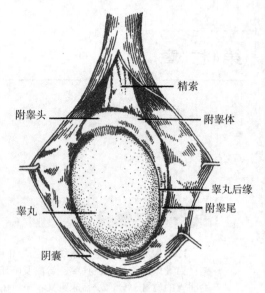

图 7-2 睾丸和附睾（左侧）

知识链接

鞘膜腔内因炎症等原因液体增多，临床上称为睾丸鞘膜积液。

2. 睾丸的微细结构

睾丸的表面有一层坚厚的致密结缔组织膜，称白膜。白膜在睾丸后缘增厚并突入到睾丸内形成睾丸纵隔。从睾丸纵隔发出许多睾丸小隔 septum，呈放射状伸入睾丸实质，将睾丸实质分隔成约 250个锥体形的睾丸小叶。每个睾丸小叶内有 1~4 条细长弯曲的生精小管。生精小管在近睾丸隔处汇合成短而直的直精小管进入到睾丸纵隔相互吻合成睾丸网。从睾丸网发出 12~15 条睾丸输出小管，经睾丸后缘上部进入附睾头汇合成一条附睾管。生精小管之间的结缔组织，称睾丸间质（图 7-3）。

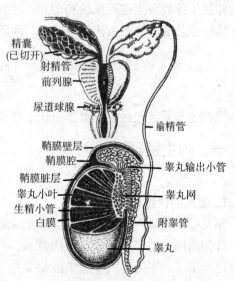

图 7-3 睾丸和附睾及排精途径模式图

知识链接

白膜坚韧而缺乏弹性，当睾丸发生炎症肿胀或受外力打击时，由于白膜的限制而产生剧痛。

（1）生精小管是产生精子的部位，管壁由生精上皮构成，生精上皮由生精细胞和支持细胞组成（图7-4）。

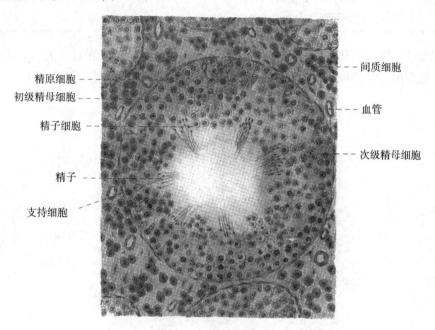

图7-4　睾丸的微细结构

①生精细胞是一系列不同发育阶段的生殖细胞，包括精原细胞、初级精母细胞、次级精母细胞、精子细胞和精子。

精原细胞紧贴管壁外表面的基膜，呈圆形或椭圆形。自青春期开始，在垂体分泌的促性腺激素的作用下，精原细胞不断分裂增殖。其中一部分作为干细胞保留，另一部分精原细胞经分裂后，分化成初级精母细胞。初级精母细胞经过第一次减数分裂（又称成熟分裂），形成两个次级精母细胞，在分裂的过程中细胞逐渐向管腔靠近。次级精母细胞经过第二次减数分裂，产生两个精子细胞。精子细胞位于近腔面，体积较小，数量多，核圆，不再分裂，经过复杂的形态结构变化发育成精子。一个初级精母细胞发育成精子，需经过两次减数分裂和一次变形，最终形成四个精子。精子为单倍体，其染色体核型为23，X或23，Y。

精子形似蝌蚪，可分头、尾两部分。精子头部嵌入支持细胞内，尾部游离于生精小管内。头部主要是高度浓缩的细胞核，核的

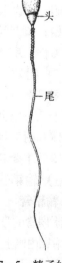

图7-5　精子的形态

前2/3有顶体覆盖，顶体内含多种水解酶，在受精过程中发挥作用。尾部细长，能摆动，可使精子向前游动（图7-5）。

②支持细胞细胞较大，呈不规则长锥体形，从生精小管基底直至腔面，表面嵌着各级生精细胞。支持细胞对生精细胞起支持、营养和保护等作用（图7-6）。

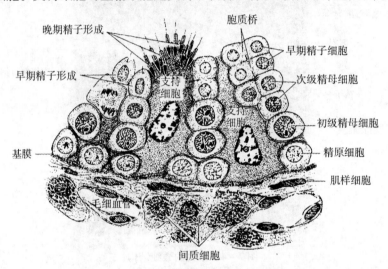

图7-6 各级生精细胞与支持细胞的关系

（2）睾丸间质是指生精小管之间富含血管和淋巴管的疏松结缔组织，其内有睾丸间质细胞。睾丸间质细胞呈圆形或多边形，核圆形位于中央，细胞胞质嗜酸性。从青春期开始，睾丸间质细胞在垂体间质细胞刺激素的作用下，分泌雄性激素。雄性激素可促进男性生殖器官的发育和精子的发生，以及维持男性第二性征和性功能。

（二）附睾

附睾呈新月形，附着于睾丸的上端和后缘。从上到下分为头、体、尾三部分。附睾头由十几条睾丸输出小管盘曲而成，睾丸输出小管汇合成一条迂回盘曲的附睾管构成附睾体和附睾尾。附睾尾返折向上移行为输精管。

附睾的主要功能为暂时贮存精子，其分泌的液体营养精子，促进精子进一步成熟。

（三）输精管和射精管

1. 输精管

是附睾管的直接延续，长约50cm。按其行程分为4部分：①睾丸部：自附睾尾沿睾丸后缘和附睾内侧上升至睾丸上端；②精索部：介于睾丸上端与腹股沟管浅环之间，此段位置表浅，容易触及，输精管结扎常选此部位；③腹股沟管部：是输精管在腹股沟管内穿行的一段；④盆部：是输精管最长的一段，始于腹股沟管深环，沿盆腔侧壁向后下，经输尿管末端的前方至膀胱底的后面，在此两侧输精管逐渐靠近并膨大形成输精管壶腹。输精管壶腹下端变细，与精囊的排泄管汇合成射精管（图7-7）。

2. 射精管

由输精管壶腹末端变细与精囊的排泄管汇合而成，长约2cm，向前下穿前列腺实质，开口于尿道的前列腺部（图7-7）。

3. 精索

是从腹股沟管深环至睾丸上端之间一对柔软的圆索状结构，主要由输精管、睾丸动脉、蔓状静脉丛、淋巴管和神经等结构。精索表面包有三层被膜，从内向外依次为精索内筋膜、提睾肌和精索外筋膜（图7-9）。

（四）精囊

精囊又称精囊腺，为一对长椭圆形的囊状器官，表面凹凸不平，位于膀胱底的后方，输精管壶腹的外侧，其排泄管和输精管壶腹的末端汇合成射精管。精囊的分泌物参与精液的组成（图7—7）。

（五）前列腺

前列腺位于膀胱与尿生殖膈之间，有尿道

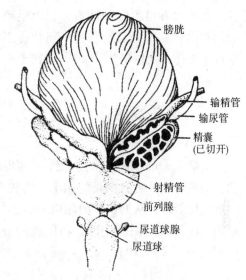

图7-7 精囊、前列腺和尿道球腺

从其中央穿过。前列腺后面正中有一条纵行浅沟，称前列腺沟，前列腺的后面与直肠相邻，故经直肠指诊可触及前列腺沟和前列腺的后面。前列腺形似前后略扁的栗子，底向上，尖向下。前列腺可分为五叶，即前叶、中叶、后叶和两个侧叶（图7-8）。

图7-8 前列腺

前列腺为实质性器官，主要由腺组织、平滑肌和结缔组织构成。前列腺的排泄管开口于尿道的前列腺部。前列腺的分泌物参与精液的组成。

（六）尿道球腺

尿道球腺为一对豌豆大的球形腺体，位于尿生殖膈内，其排泄管开口于尿道球部。尿道球腺的分泌物参与精液的组成（图7-7）。

精液为乳白色弱碱性液体，由生殖管道和附属腺的分泌物及精子组成。正常成年男性一次射精2~5ml，含精子约3亿~5亿个。

> **知识链接**
>
> 老年男性由于性激素水平异常，可导致前列腺内结缔组织增生，形成前列腺肥大，压迫尿道，引起排尿困难和尿潴留。如果前列腺发炎，也会压迫尿道，引起尿急、尿频、尿痛等典型症状。

二、外生殖器

（一）阴囊

阴囊 scrotum 是位于阴茎后下方的皮肤囊袋。阴囊由皮肤和肉膜构成。皮肤薄而柔软，颜色深暗，生有少量的阴毛。肉膜为皮肤深面的浅筋膜，内含平滑肌，可随外界温度变化舒缩，从而调节阴囊内的温度，以适应精子的发育和生存。肉膜在正中线处向阴囊深部发出阴囊中隔，将阴囊腔分为左、右两部，分别容纳两侧的睾丸和附睾（图7-9，图7-10）。

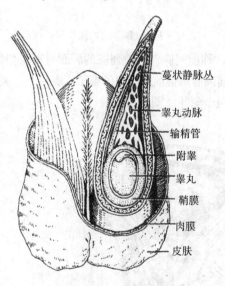

图7-9　阴囊和精索

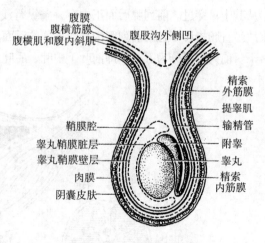

图7-10　阴囊的结构

（二）阴茎

阴茎悬垂于耻骨联合的前下方，可分头、体和根三部分。阴茎的前端膨大，为阴茎头，其尖端有呈矢状位的尿道外口；后端附着于耻骨下支、坐骨支和尿生殖膈为阴茎根；阴茎头与阴茎根之间的部分为阴茎体（图7-11）。

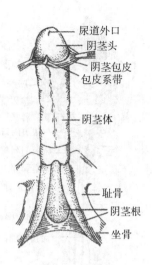

图 7 - 11 阴茎

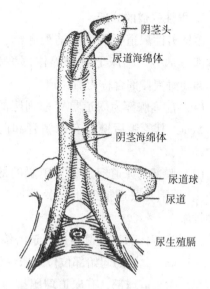

图 7 - 12 阴茎的海绵体

　　阴茎主要由两条阴茎海绵体和一条尿道阴茎海绵体构成，外面包以筋膜和皮肤。
阴茎海绵体位于阴茎的背侧，左右各一，前端紧密结合变细嵌入阴茎头后面的凹陷内，
后端分开，附着于两侧的耻骨下支和坐骨
支；尿道海绵体呈长柱形，位于两条阴茎海
绵体的腹侧，尿道贯穿其全长。尿道海绵体
前端的膨大为阴茎头，后端的膨大为尿道球
（图 7 - 12，图 7 - 13）。

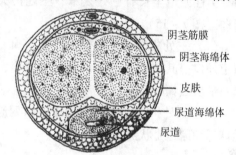

图 7 - 13 阴茎横切面

　　阴茎的皮肤薄而柔软，富有伸展性。阴
茎前端的皮肤形成双层游离环行皱襞包绕阴
茎头，称阴茎包皮。阴茎包皮与阴茎头的腹
侧中线处连有一条皮肤皱襞，称包皮系带。

知识链接

　　幼儿的包皮较长，包裹整个阴茎头，随年龄的不断增长，包皮逐渐向后退缩，包皮口随之扩
大，阴茎头逐渐显露。若到成年以后，阴茎头仍被包皮包裹称为包皮过长。另有严重者，包皮口
过小，包皮完全包着阴茎头且不能翻开则称之为包茎。包茎易包皮腔内积存污垢，可引起阴茎头
炎，并诱发阴茎癌。故包茎患者应进行包皮环切术。实施包皮环切术时应注意勿伤包皮系带，避
免影响阴茎的正常勃起。

（三）男性尿道

　　男性尿道是尿液和精液排出的共同管道。它起于膀胱的尿道内口，终于阴茎头的
尿道外口，成人的尿道长 16 ~ 22cm，管径平均 5 ~ 7mm（图 7 - 14）。

1. 男性尿道的分部

根据男性尿道行程可分前列腺部、膜部和海绵体部三部分。临床上将海绵体部称为前尿道，将膜部和海绵体部合称为后尿道。

（1）前列腺部为尿道贯穿前列腺的部分，长约2.5cm，其管腔后壁上有射精管和前列腺排泄管的开口。

（2）膜部为尿道穿过尿生殖膈的部分，长约1.2cm，周围有尿道括约肌（骨骼肌）环绕，可控制排尿。

（3）海绵体部为尿道穿过尿道海绵体的部分，长12～17cm，此段的起始部位位于尿道球内，管腔较扩大，称尿道球部，有尿道球腺排泄管的开口。在阴茎头内尿道扩大成尿道舟状窝。

2. 男性尿道的形态特点

男性尿道全长有三处狭窄、三处扩大和两个弯曲（图7－15）。

（1）三处狭窄：分别位于尿道内口、膜部和尿道外口，其中以尿道外口最为最狭窄，是尿道结石最易嵌顿的部位。

（2）三处扩大：分别位于尿道前列腺部、尿道球部和尿道舟状窝。

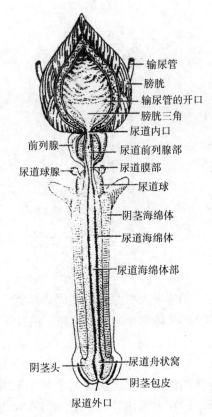

图7－14　男尿道

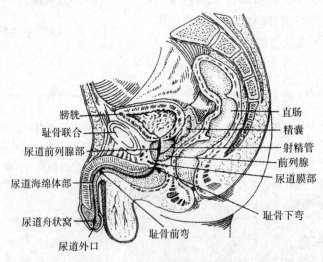

图7－15　男性盆腔正中矢状面

（3）两个弯曲：一个为耻骨下弯，位于耻骨联合下方，凹向前上方，此弯曲恒定不变；另一个为耻骨前弯，位于耻骨联合前下方，凹向后下方。如将阴茎提起时，此弯曲可消失，故给男性导尿时，应注意对此弯曲的调整（图7-15）。

【重点提示】睾丸产生精子，先在附睾内贮存、营养和成熟，当射精时，经输精管、射精管和尿道排出体外。

> **知识链接**
>
> 在为男性导尿时首先由尿道外口进入海绵体部，后将阴茎提起，让耻骨前弯消失方可继续穿入，再经耻骨下弯、膜部到达前列腺部，穿过尿道内口到达膀胱腔。

第二节 女性生殖系统

一、内生殖器

（一）卵巢

1. 卵巢的位置和形态

卵巢左、右各一，位于小骨盆腔侧壁，髂内、外动脉夹角处的卵巢窝内。卵巢呈扁卵圆形，分为内、外侧两面，前、后两缘和上、下两端。内侧面朝向盆腔，外侧面贴于盆腔侧壁。前缘借卵巢系膜连于子宫阔韧带，有卵巢的血管、神经及淋巴管出入，后缘游离。上端借卵巢悬韧带连于盆壁，下端借卵巢固有韧带连于子宫底的两侧（图7-16）。

卵巢的大小和形态随年龄而变化，幼女的卵巢较小，表面光滑；性成熟期体积最大，由于多次排卵形成瘢痕，卵巢表面变得凹凸不平。35～40岁卵巢开始缩小；50岁左右随月经停止而逐渐萎缩（图7-17）。

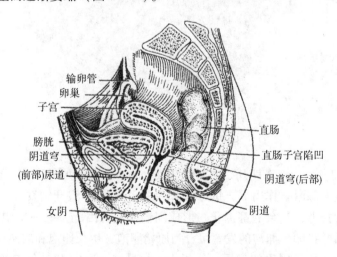

图7-16 女性盆腔正中矢状面

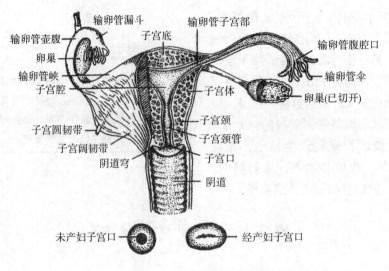

图 7 - 17　女性内生殖器

2. 卵巢的微细结构

卵巢表面覆盖单层立方上皮或单层扁平上皮。上皮深面为薄层致密结缔组织称为白膜。卵巢实质可分为周围的皮质和中央的髓质。皮质由不同发育阶段的卵泡、黄体、白体和结缔组织等构成。髓质由疏松结缔组织、神经、血管和淋巴管构成（图 7 - 18）。

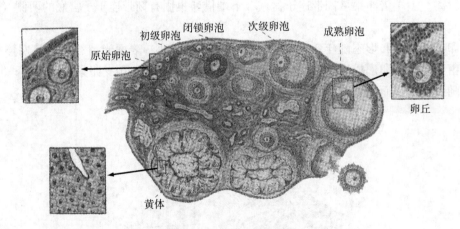

图 7 - 18　卵巢的微细结构

（1）卵泡的发育　青春期开始时两侧卵巢大约有 4 万个原始卵泡。进入青春期后，在垂体分泌的促性腺激素作用下，每月有 15 ~ 20 个原始卵泡开始发育，通常只有一个卵泡发育成熟并排卵，其余的都退化，形成闭锁卵泡。因此，人一生中仅有 400 ~ 500 个卵泡发育成熟并排卵。卵泡的发育可分为原始卵泡、生长卵泡和成熟卵泡三个阶段。

①原始卵泡：位于皮质的浅层，体积小，数量多，由中央一个初级卵母细胞和周围一层扁平的卵泡细胞构成。初级卵母细胞体积大呈圆形，细胞质嗜酸性，细胞核大而圆，染色浅，核仁大而明显。卵泡细胞体积较小，染色较深，对卵母细胞起支持和

营养等作用。

②生长卵泡：从青春期开始，在垂体分泌的促性腺激素作用下，部分原始卵泡开始生长发育称为生长卵泡。初级卵母细胞体积逐渐增大，但仍处于第一次成熟分裂前期。卵泡细胞由扁平变为立方形或柱状，分裂增殖为多层。在初级卵母细胞与卵泡细胞之间出现一层均匀的嗜酸性膜，称透明带。随着卵泡细胞的不断增殖，卵泡细胞之间逐渐出现一些大小不等的腔隙，随后融合成一个较大的卵泡腔，腔内充满着卵泡液。由于卵泡液不断增多，卵泡腔不断增大，将初级卵母细胞、透明带和周围的卵泡细胞挤到卵泡腔的一侧，形成突入卵泡腔内的隆起，称卵丘。靠近初级卵母细胞的一层卵泡细胞变为柱状，围绕透明带呈放射状排列，称放射冠。位于卵泡腔外周的卵泡细胞构成卵泡壁。卵泡周围的结缔组织逐渐分化形成卵泡膜。卵泡壁细胞和卵泡膜细胞均可分泌雌性激素。

③成熟卵泡：是卵泡发育的最后阶段。由于卵泡液不断增加，卵泡腔变大，卵泡体积逐渐增大，直径可达 2cm，并向卵巢的表面突出。在排卵前 36～48 小时，初级卵母细胞完成第一次减数分裂，产生一个次级卵母细胞和一个体积很小的第一极体。次级卵母细胞迅速进入第二次减数分裂，但停止于分裂中期（图7—19）。

（2）排卵成熟卵泡发育成熟，更加向卵巢的表面突出，由于卵泡液剧增，卵泡腔内压升高，卵泡最终破裂。成熟卵泡破裂，次级卵母细胞连同透明带、放射冠和卵泡液一起从卵巢表面排出，进入腹膜腔这一过程称排卵。

次级卵母细在排卵后 24 小时内，若不受精，则退化消失；若受精，则继续完成第二次减数分裂，产生一个卵细胞和一个第二极体。卵细胞为单倍体，其染色体核型为 23，X。

排卵一般发生在月经周期的第 14 天左右，每 28 天左右排卵一次，通常是左右卵巢交替排卵。自青春期开始至绝经期，女性一生排出 400～500 卵细胞。

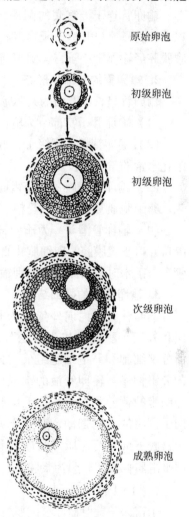

图 7-19　卵泡的发育

原始卵泡
初级卵泡
初级卵泡
次级卵泡
成熟卵泡

（3）黄体成熟卵泡排卵后，残留的卵泡壁塌陷，卵泡膜随之陷入，在垂体分泌的黄体生成素作用下，逐渐发育成一个富含血管的内分泌细胞团，新鲜时呈黄色，故称黄体。黄体的发育和持续时间的长短取决于排出的卵细胞是否受精，若排出的卵细胞没有受精，则黄体只维持 14 天即开始退化，这种黄体称为月经黄体；若排出的卵细胞受精，黄体继续发育增大，并可维持 5～6 个月，这种黄体称为妊娠黄体。不论哪种黄体，最终均退化，逐渐被结缔组织代替，形成白体。绝大多数卵泡不能发育成熟，在不同发育阶段各自发生退化，这些退化的卵泡，称闭锁卵泡。

黄体分泌孕激素和雌性激素。孕激素有抑制子宫平滑肌收缩、促进子宫内膜增生、子宫腺分泌和促进乳腺发育等作用。雌性激素有促进女性生殖器官的发育，维持女性的第二性征和性功能，促进子宫内膜增生等作用。

（二）输卵管

输卵管是一对输送卵细胞的弯曲肌性管道，长约 10～12cm。

1. 输卵管的位置和形态

输卵管连于子宫底的两侧，包裹在子宫阔韧带上缘内。输卵管内侧端连于子宫，以输卵管子宫口开口于子宫腔；外侧端游离，以输卵管腹腔口开口于腹膜腔。故女性腹膜腔经输卵管、子宫、阴道与外界相通。（图 7-16，图 7-17）。

2. 输卵管的分部和形态

输卵管呈长而弯曲的喇叭形，由内侧向外侧可分为四部。

（1）输卵管子宫部　为输卵管穿过子宫壁的部分，开口于子宫腔。

（2）输卵管峡　紧接子宫底外侧，短而细，水平向外移行为输卵管壶腹。输卵管结扎术常的常选部位。

（3）输卵管壶腹　管径粗而弯曲，约占输卵管全长的2/3，向外侧移行为输卵管漏斗。卵细胞通常在此部位受精。

（4）输卵管漏斗　为输卵管外侧端的膨大部分，呈漏斗状。漏斗中央有输卵管腹腔口开口于腹膜腔，卵细胞由此进入输卵管。漏斗边缘有许多细长指状突起，称输卵管伞，手术时常以此作为识别输卵管的标志。

3. 输卵管壁的微细结构

输卵管壁由内向外依次为黏膜、肌层和外膜。黏膜上皮为单层柱状上皮，由分泌细胞和纤毛细胞组成。分泌细胞的分泌物参与输卵管液的组成，有助于卵细胞的营养和运行。纤毛细胞的纤毛向子宫腔的方向摆动，有助于卵细胞向子宫腔方向运行。肌层由内环和外纵两层平滑肌构成，外膜为浆膜。

> **知识链接**
>
> 输卵管结扎术是用手术的方法阻断，使精子和卵细胞不能在输卵管内相遇，此手术只为决定不再有生育需求的女性所做，不适用于暂时性避孕。

（三）子宫

子宫为一壁厚而腔窄的肌性器官，是产生月经和孕育胎儿的场所。

1. 子宫的形态和分部

成人未产妇的子宫，呈前后略扁倒置的梨形，可分为子宫底、子宫体和子宫颈三部分。子宫底为两侧输卵管子宫口以上的圆凸部分；子宫颈为子宫下端缩细的圆柱形部分；子宫体为子宫底与子宫颈之间的部分。子宫颈的下端伸入阴道内的部分，称子宫颈阴道部；子宫颈在阴道上方的部分，称为子宫颈阴道上部。子宫颈是子宫炎症和肿瘤的好发部位。子宫体与子宫颈连接处较狭细，称子宫峡。非妊娠期，长约1cm，妊娠末期，可长达7～11cm。产科常在此处进行剖宫取胎术，可避免进入腹膜腔，减少感染的机会。

子宫内腔狭窄，分为子宫腔和子宫颈管两部分。子宫腔位于上部，呈倒三角形，底向上，两侧角有输卵管的开口，尖向下，通子宫颈管。位于子宫颈内的梭形腔隙，称子宫颈管，上口通子宫腔，下口通阴道称为子宫口。未产妇的子宫口呈圆形，经产妇的子宫口呈横裂形（图 7 - 17）。

知识链接

宫腔镜是一项新的、微创性妇科诊疗技术，可用于诊断、治疗和随访子宫腔内病变。宫腔镜不仅能确定病灶存在的部位、大小、外观和范围，且能对病灶表面的组织结构进行细致的观察，并在直视下取材或定位刮宫，大大提高了对宫腔内疾病诊断的准确性。

2. 子宫的位置

子宫位于骨盆腔的中央，在膀胱与直肠之间，下端伸入阴道。成年女性正常子宫呈前倾、前屈位。前倾是指整个子宫向前倾斜，子宫的长轴与阴道的长轴形成一个向前开放的钝角；前屈是指子宫体与子宫颈之间凹向前的弯曲，亦呈钝角。（图 7 - 20）

当人体直立，膀胱空虚时，子宫体伏于膀胱上面，几乎与地面平行。膀胱和直肠的充盈程度可影响子宫的位置。临床上可经直肠检查子宫的位置和大小。

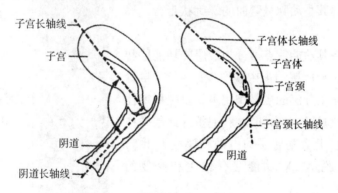

图 7 - 20　子宫前倾、前屈位示意图

3. 子宫的固定装置

子宫的正常位置主要依靠盆底肌的承托和韧带的牵拉与固定。维持子宫正常位置的韧带主要有四对（图 7 - 17，图 7 - 21）。

（1）子宫阔韧带　为子宫两侧与骨盆腔侧壁之间的双层腹膜皱襞。其上缘游离，两层间包有输卵管、卵巢、子宫圆韧带、血管、淋巴管和神经等。此韧带限制子宫向两侧移动。

（2）子宫圆韧带　是由平滑肌和结缔组织构成的圆索状结构。起于子宫前面的上外侧，输卵管子宫口的下方，在子宫阔韧带两层之间行向前外方，至骨盆前外侧壁，穿过腹股沟管，止于阴阜及大阴唇的皮下，此韧带是维持子宫前倾位的主要结构。

（3）子宫主韧带　位于子宫阔韧带下部两层腹膜之间，由结缔组织和平滑肌构成，将子宫颈连于骨盆侧壁。此韧带的主要作用是固定子宫颈，防止子宫向下脱垂。

（4）子宫骶韧带　由平滑肌和结缔组织构成，起于子宫颈阴道上部的后方，向后绕过直肠的两侧，止于骶骨的前面。此韧带向后上方牵引子宫颈，有维持子宫前屈位的作用。

如果子宫的固定装置薄弱或损伤，可导致子宫位置异常，形成不同程度的子宫脱垂，严重者子宫可脱出阴道。

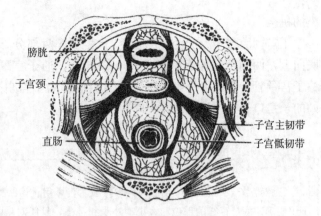

图 7 – 21　固定子宫的韧带

4. 子宫壁的微细结构

子宫壁由内向外分三层，依次为内膜、肌层和外膜（图 7 – 22）。

（1）子宫内膜　由单层柱状上皮和固有层构成。上皮由分泌细胞和纤毛细胞组成。固有层较厚，由增生能力较强的结缔组织构成，内含子宫腺和丰富的血管，其小动脉呈弯曲的螺旋状走行，称螺旋动脉。

子宫内膜按其功能特点可分为浅层的功能层和深层的基底层。功能层约占内膜厚度的 4/5，自青春期开始，在卵巢分泌的激素作用下，发生周期性剥脱、出血形成月经。妊娠时，胚泡植入此层并在此生长发育为胎儿。基底层约占内膜厚度的 1/5，不发生周期性脱落，对功能层有增生和修复的作用。

（2）子宫肌层　很厚，由大量的平滑肌和少量的结缔组织构成，肌纤维束交错排列，富有舒缩性。

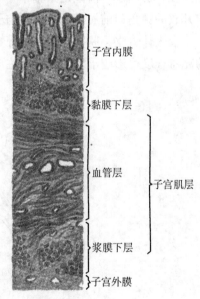

图 7 – 22　子宫的微细结构

（3）子宫外膜　大部分为浆膜，子宫颈以下部分为纤维膜。

5. 子宫内膜的周期性变化及其与卵巢周期性变化的关系

自青春期开始，在卵巢分泌的激素作用下，子宫内膜功能层发生周期性变化，即每 28 天左右发生一次内膜剥脱、出血、修复和增生，称月经周期。每个月经周期是从月经的第一天起至下次月经来潮的前一天止。月经周期可分为三个期（图 7 – 23，图 7 – 24）。

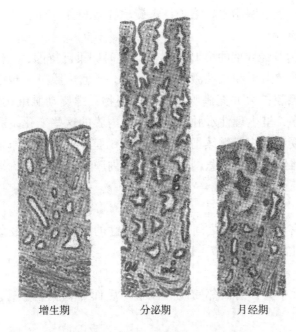

增生期　　　　　　　分泌期　　　　　　月经期

图7-23　子宫内膜周期性变化

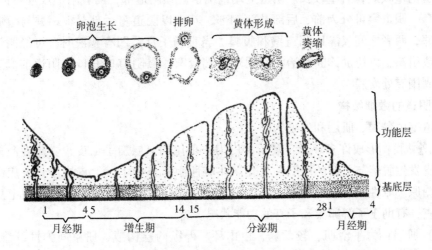

图7-24　子宫内膜周期性变化与卵巢周期性变化的关系示意图

（1）月经期：为月经周期的第1~4天。此时卵巢中的黄体退化，雌激素和孕激素的分泌急剧下降，子宫内膜中的螺旋动脉持续收缩，导致子宫内膜功能层缺血坏死。随后螺旋动脉发生突然扩张，毛细血管破裂出血，与功能层坏死脱落的组织一起经阴道排出，形成月经。在月经期末，基底层残存的子宫腺细胞开始分裂增生，修复内膜上皮，进入增生期。

月经期内，子宫内膜有创面形成，容易发生感染，应注意经期卫生。

（2）增生期：为月经周期的第5~14天。此时卵巢内有若干原始卵泡开始生长发育，故又称卵泡期。在卵泡分泌的雌性激素的作用下，基底层增生，修复脱落的功能层，内膜逐渐增厚；子宫腺增多，增长；螺旋动脉增长并弯曲。至增生期末，卵巢内的卵泡已成熟并排卵。

（3）分泌期：为月经周期的第 15～28 天。此时卵巢已排卵，黄体形成，故又称黄体期。在黄体分泌的孕激素和雌性激素的作用下，子宫内膜进一步增厚；子宫腺进一步增长，变弯曲，腺腔扩大并充满腺细胞的分泌物；螺旋动脉继续增长，更加弯曲。固有层内组织液增多，呈生理性水肿状态。子宫内膜的这些变化，适于胚泡的植入和发育。若排出的卵受精，内膜继续增厚，发育成蜕膜；若排出的卵未受精，卵巢的黄体退化，孕激素和雌性激素水平急剧下降，子宫内膜功能层脱落，又进入下一个月经周期的月经期。

（四）阴道

阴道为连接子宫与外生殖器之间的富有伸展性的肌性管道，是女性性交器官也是排出月经和娩出胎儿的通道（图 7–16，图 7–17）。

1. 阴道的位置

阴道位于骨盆腔中央，前面邻膀胱和尿道，后面邻直肠与肛管。上端连于子宫，下端接于阴道前庭。

2. 阴道的形态

阴道前壁较短，后壁较长。阴道上端包绕子宫颈阴道部，两者间形成环行的凹陷，称阴道穹。阴道穹可分为前、后部及两侧部，其中以阴道穹后部最深，并与直肠子宫陷凹相邻，两者之间仅隔以阴道壁和腹膜。当直肠子宫陷凹有积液时，可经阴道穹后部穿刺或引流，以协助诊断和治疗。阴道下端较窄，以阴道口开口于阴道前庭。处女阴道口周围有处女膜。

3. 阴道的微细结构

阴道壁由黏膜、肌层和外膜构成。

（1）黏膜：形成许多环形皱襞。上皮为非角化的复层扁平上皮，受雌性激素的影响，上皮发生脱落与更新的周期性变化。在雌性激素作用下，上皮增厚，上皮细胞合成大量糖原。雌性激素下降时，上皮细胞脱落。因此，临床上做脱落的阴道上皮细胞涂片检查，有助于了解卵巢和子宫的功能状况。

（2）肌层：为平滑肌，较薄弱，由内环、外纵两层构成，肌束间弹性纤维丰富，使阴道壁易于扩张。

（3）外膜：为富含弹性纤维的致密结缔组织。

（五）前庭大腺

前庭大腺又称腺，是位于阴道口两层深部的豌豆样腺体，其导管向内侧开口于阴道前庭。前庭大腺分泌物有润滑阴道口的作用。如因炎症导致导管阻塞，可形成前庭大腺囊肿（图 7–25，图 7–26）。

二、外生殖器

女性外生殖器又称女阴，包括阴阜、大阴唇、小阴唇、阴道前庭、阴蒂和前庭球等（图 7–25）。

（一）阴阜

阴阜是位于耻骨联合前面的皮肤隆起，深面有较多的脂肪组织，性成熟后，皮肤生有阴毛。

（二）大阴唇

大阴唇位于阴阜的后下方，是一对纵行隆起的皮肤皱襞。大阴唇的前端和后端左右相互连合，形成唇前连合与唇前连合。

（三）小阴唇

小阴唇是位于大阴唇内侧的一对较薄而光滑的皮肤皱襞。小阴唇的前端形成阴蒂包皮和阴蒂系带；后端左右相互连合，形成阴唇系带。

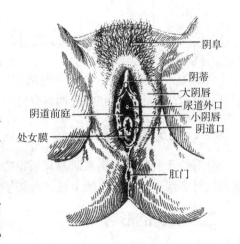

图 7 – 25 女阴

（四）阴道前庭

阴道前庭是位于两侧小阴唇之间的裂隙，前部有尿道外口，后部有阴道口，阴道口两侧有前庭大腺导管的开口。

（五）阴蒂

阴蒂位于尿道外口的前上方，由两条阴蒂海绵体构成，相当于男性的阴茎海绵体。阴蒂露于表面的部分为阴蒂头，富有感觉神经末梢，感觉敏锐。

（六）前庭球

前庭球位于大阴唇的深面和阴蒂与尿道外口之间，呈铁蹄形，相当于男性的尿道海绵体（图 7 – 26）。

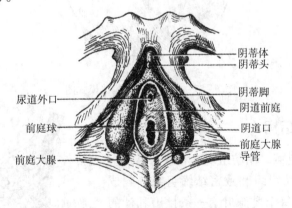

图 7 – 26 前庭球和前庭大腺

【重点提示】

1. 临床上为女性病人插导尿管导尿时，要注意辨别尿道口与阴道口的位置关系，在阴道前庭内前部为尿道口，后部为阴道口。

2. 卵巢内卵泡发育成熟，破裂排卵，将卵细胞排至腹膜腔，再进入输卵管，通常在输卵管壶腹受精，然后将受精卵移至子宫腔内植入，在子宫内膜内生长发育成胎儿。成熟的胎儿在分娩时出子宫口经阴道娩出。

第三节 乳 房

乳房为人类和哺乳动物特有的结构，人的乳房为成对器官。女性的乳房于青春期后开始发育生长，妊娠和哺乳期有分泌活动。男性的乳房不发育。

一、乳房的位置和形态

乳房位于胸前部，胸大肌及其筋膜的表面，上起自第 2 ~ 3 肋，下至第 6 ~ 7 肋，内侧至胸骨旁线，外侧可至腋中线。乳头平第 4 肋间隙或第 5 肋与锁骨中线相交处。

二、乳房的形态

成人未产妇的乳房呈半球状，紧张而富有弹性。乳房中央的突起为乳头，顶端有许多输乳管的开口。乳头周围有环行的色素沉着区，称乳晕，表面有许多小突起，其深面有乳晕腺，可分泌脂性物质滑润乳头。乳头和乳晕的皮肤薄弱，容易损伤而造成感染（图7－27）。

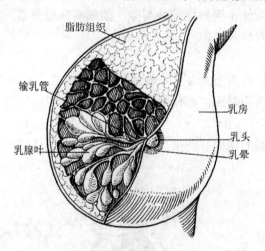

图 7－27　女性乳房的构造模式图

三、乳房的结构

乳房由皮肤、乳腺、脂肪组织、和致密结缔组织构成。乳腺被脂肪组织和致密结缔组织分隔成15 ~ 20 个乳腺叶。每个乳腺叶有一条排出乳汁的输乳管，开口于乳头。乳腺叶和输乳管均以乳头为中心呈放射状排列，故乳房手术时应尽量采取放射状切口，以减少对乳腺叶和输乳管的损伤。

乳房表面的皮肤与深部胸肌筋膜和乳腺之间连有许多结缔组织小束，称乳房悬韧带（又称Cooper 韧带），对乳房有支持和固定作用。乳腺

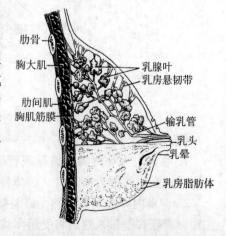

图 7－28　女性乳房的矢状切面

癌患者，由于癌组织浸润，乳房悬韧带可受侵犯而缩短，牵引皮肤向内凹陷，使得皮肤表面形成许多小凹陷，形如"酒窝"样，是乳腺癌的进展期体征之一（图7－28）。

第四节 会 阴

一、会阴的概念

会阴有广义和狭义之分。广义会阴是指封闭骨盆下口的所有软组织。狭义会阴即产科会阴，是指肛门与外生殖器间狭小区域的软组织。产科会阴在产妇分娩时伸展扩张较大，结构变薄，应注意保护，避免造成会阴撕裂。

二、会阴的分区

广义会阴其境界称菱形，与骨盆下口一致。以两侧坐骨结节连线为界，将广义会阴分为前、后两个三角形区域，前部的尿生殖区（尿生殖三角），男性有尿道通过，女性有尿道和阴道通过；后部的肛区（肛门三角），有肛管通过（图7－29）。

会阴的结构，除男、女性外生殖器外，主要是肌肉和筋膜。

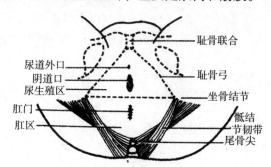

图7－29 广义会阴的界线和分区

思考题

1．生殖系统的组成和主要功能如何？
2．精子由何处产生？经何途径排出？
3．输精管的行程如何？输精管结扎术常在何处施行？
4．简述前列腺的位置、形态、结构和功能。
5．简述男性尿道的分部、狭窄和弯曲。
6．简述卵泡的发育过程及其排卵。
7．简述黄体的形成、功能和变化。
8．输卵管位于何处？可分为哪几部分？有何临床意义？
9．简述子宫的形态、分部和位置。

10. 维持子宫正常位置的韧带主要有哪几对？各有何作用。

11. 简述月经周期的分期及其变化。

12. 何谓阴道穹？可分为哪几部分？有何临床意义？

13. 何谓会阴？可分为哪几部分？各部有何器官通过？

（张　沛）

第八章

脉 管 系 统

学习目标

　　1. 掌握脉管系统组成和功能、血液循环途径；心的位置、外形、心尖的体表投影；心的正常起搏点、心的血管；主动脉的走行、分段及及其分支；临床常用的压迫止血的动脉和测量血压、切脉的动脉的名称、部位；上、下肢浅静脉的走行，肝门静脉的组成及其与上下腔静脉的吻合途径；临床穿刺常用的静脉的名称、位置；脾和胸腺的位置和功能。

　　2. 熟悉心腔的形态、结构和心壁的构造；血管的微细结构；肺循环的血管；头颈部、上、下肢、胸部、腹部及盆部的主要动脉；上、下腔静脉的组成、收集范围、主要属支；淋巴系统的组成；胸导管、右淋巴导管的收集范围；全身重要淋巴结群的分布。

　　3. 了解心的体表投影、心包；体循环动脉的分布规律。

　　脉管系统是人体内一系列连续而且封闭的管道系统，由心血管系统和淋巴系统组成。

　　心血管系统由心、动脉、毛细血管和静脉组成，血液在其中循环流动。其主要功能是将消化系统吸收的营养物质、肺部吸入的氧气和腺体分泌的激素等运送到全身各器官的组织和细胞，同时将体内产生的代谢产物、二氧化碳、多余的水和无机盐等运送到肾、肺、皮肤等器官排出体外，从而维持机体正常的新陈代谢和内环境的相对稳定。

　　淋巴系统包括淋巴管道、淋巴器官和淋巴组织。它能不断产生淋巴细胞和抗体，参与机体的免疫，是人体重要的防御装置。此外，淋巴（液）回流入静脉，可辅助进行体液的回收，故淋巴系统可视为静脉的辅助部分。

第一节　心血管系统

一、概述

（一）心血管系统的组成

心血管系统由心、动脉、毛细血管和静脉组成。

1. 心

心是个中空的肌性器官，是心血管系统的"动力泵"。心被房间隔和室间隔分为互不相通的左、右半心，每侧心又分为上方的心房和下方的心室，因而心包含了左心房、左心室、右心房和右心室 4 个腔隙。每侧心房和心室借房室口相通。心房连接静脉，心室发出动脉。在房室口和动脉口处均有瓣膜，控制着血流方向，保证血液在心血管内定向循环流动。

2. 动脉

动脉是引导血液离心的管道，动脉在行程中反复分支，越分越细，直至毛细血管。

3. 静脉

静脉是引导血液回心的管道，静脉始于毛细血管，在回心的途中不断接受属支，越来越粗，最终注入心房。

4. 毛细血管

毛细血管是连于动、静脉之间的微细血管。管径一般为 $6 \sim 9 \mu m$，数量众多且彼此吻合，连接成网。分布广泛，除软骨、角膜、毛发、牙釉质、晶状体和被覆上皮外，遍布全身各部。毛细血管管壁薄，通透性好，其内血流较为缓慢，有利于血液与组织之间进行物质交换。

（二）血液循环

血液由心室射出，流经动脉、毛细血管、静脉，最终返回心房，这样周而复始的流动称血液循环。血液循环可分为体循环和肺循环，两个循环互相连续，同时进行（图 8 - 1）。

1. 体循环

又称大循环。其过程为血液自左心室射入主动脉，经其各级分支到达全身各器官的毛细血管，在此与周围的组织、细胞进行物质交换，后再通过各级静脉汇合，最后经上、下腔静脉及心冠状窦返回入右心房。体循环的特点是血液流经范围广、流程较长，压力高。其主要功能是将氧和营养物质输送给全身各个器官，并将组织细胞产生的二氧化碳和代谢产物运输回心，维持了我们机体正常的新陈代谢。

2. 肺循环

又称小循环。其过程为血液自右

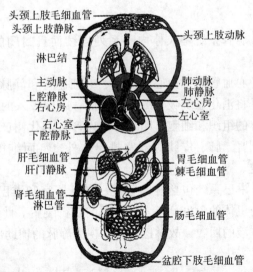

图 8 - 1　血液循环示意图

心室射入肺动脉干经其各级分支到达肺泡周围的毛细血管，在此进行气体交换，后再经肺静脉返回入左心房。肺循环其特点是循环途径较短，只经过肺，压力相对较低。其主要功能是完成气体交换。

（三）血管吻合及其功能意义

人体内血管之间的吻合非常广泛，且形式较多。除动脉与毛细血管，毛细血管与静脉的连通外，还有动脉与动脉，静脉与静脉，甚至动脉与静脉之间借吻合支和交通支彼此连接，形成血管吻合（图8－2）。

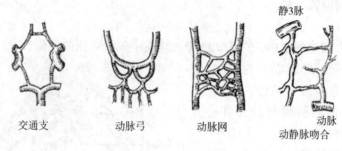

图8－2 血管的吻合形式

1. 动脉间吻合

人体内许多部位的两条动脉干之间借交通支相连，如脑底动脉之间形成的大脑动脉环；在经常活动或易受压的部位，常有邻近的多条动脉的分支相互吻合形成动脉网，如关节动脉网；在经常改变形态的器官，两动脉末端或其分支直接吻合形成动脉弓，如掌浅弓、掌深弓等。这些吻合均可缩短循环时间和调节血流量。

2. 静脉间吻合

静脉吻合远比动脉吻合丰富，除具有和动脉相似的吻合形式外，常在脏器周围或脏器壁内形成静脉丛，在皮下则吻合成静脉网，以保证局部血流通畅。

3. 动静脉吻合

在身体许多的部位，如指尖、趾端、唇、鼻、外耳皮肤和生殖器勃起组织和甲状腺等处，小动脉、静脉之间可借动静脉吻合直接相通，这样可以缩短循环途径，具有调节局部血流量和局部温度的作用。

4. 侧支吻合

较大的动脉干在行程中发出与其平行的侧副支，侧副支与同一主干远侧端发出的返支相通，这种形式称则称侧支吻合。正常状态下侧副支比较细小，但当主干阻塞时，侧副支逐渐增粗，血流经侧支吻合到达阻塞以下的血管主干，使血管受阻区的血液供应得到不同程度的代偿或恢复。这种通过侧支建立的循环称侧支循环（侧副循环）（图8－3），可保证器官在病理状态下得到一定程度的血液供应。

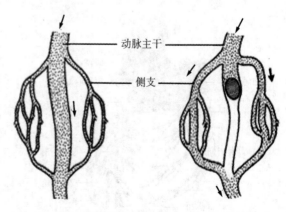

图8－3 侧支循环模式图

二、心

心是血液循环的中心，其位置、大小、和形态随着年龄、生理功能、性别、体型和健康状况的不同而存在差异。

（一）心的位置与外形

1. 位置

心位于胸腔的中纵隔内，约2/3位于人体正中矢状切面的左侧，1/3位于人体正中矢状切面的右侧，外裹以心包。心向上与出入心的大血管相连，下方为膈；两侧借纵隔胸膜与肺相邻；其前方平对胸骨体和第2～6肋软骨，大部分被肺和胸膜所遮盖，仅下部一三角形区域（心包裸区）与胸骨体下半和左第4～6软骨相邻，临床进行心内注射多在左侧第四肋间隙胸骨左缘进针，以免伤及肺和胸膜；后方平对5～8胸椎，与左主支气管、食管、左迷走神经、胸主动脉相邻。青春期以前未退化的胸腺位于心包的前上方（图8-4）。

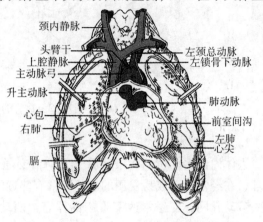

图8-4　心的位置和毗邻

2. 外形

心呈前后稍扁的倒置圆锥体，其大小与本人拳头相似。具有一尖、一底、二面、三缘和表面的三条沟。心的长轴是倾斜的，约与身体的矢状面和水平面均呈45度角（图8-5，图8-6）。

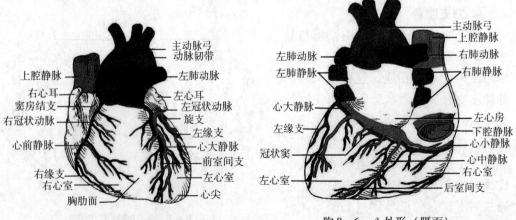

图8-5　心外形（胸肋面）

胸8-6　心外形（膈面）

心尖圆钝，朝向左前下方，游离，由左心室构成，与左胸前壁接近，其体表投影位置在左侧第5肋间隙锁骨中线内侧1～2cm处。此处可扪及或看到心尖搏动。

心底朝向右后上方，主要由左心房和小部分的右心房构成。上、下腔静脉分别从上、下方开口于右心房，左、右肺静脉分别从两侧注入左心房。

二面　胸肋面（前面），朝向前上方，大部分由右心房和右心室构成，小部由左心耳和左心室构成。膈面（下面），与膈相贴，朝后下方，大部分由左心室构成，小部由右心室构成。

三缘　右缘垂直向下，由右心房构成；左缘斜向左下，圆钝，大部分由左心室，小部分由左心耳构成；下缘较锐利，接近水平位，稍向左下方倾斜，由右心室和心尖构成。

三条沟　可作为心腔在表面的分界标志。冠状沟近似环形，近乎冠状位。前方被肺动脉干所隔断，它将右上方的心房和左下方的心室分开。前室间沟为胸肋面冠状沟向下延至心尖右侧的浅沟；后室间沟为膈面冠状沟向下至心尖右侧的浅沟。二者是左、右心室在心表面的分界标志。后室间沟与冠状沟交汇处称房室交点。

（二）心的各腔

1. 右心房（图 8 - 7）

位于心的右上部，壁薄而腔大。右心房可分为前、后两部分，前部称固有心房，其前上方呈锥体形突出的部分，称为右心耳；后部为腔静脉窦。两部之间以纵行于右心房表面的界沟分界。在腔面，与界沟相对应的纵行肌隆起称界嵴。

（1）固有心房　构成右心房的前部，其内面有许多大致平行排列的肌束，称梳状肌，梳状肌之间房壁较薄。当心功能发生障碍时，血流更为缓慢，血液易在此淤积形成血栓。

（2）腔静脉窦　位于右心房的后部，内壁光滑，无肌性隆起。此部上、下方分别为上腔静脉口和下腔静脉口。在下腔静脉口的前缘有下腔静脉瓣。在

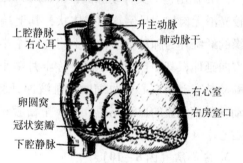

图 8 - 7　右心房

胎儿发育的过程中，下腔静脉瓣有引流下腔静脉血经卵圆孔流入左心房的作用。出生后下腔静脉瓣逐渐退化消失，形成一瓣膜残痕。在下腔静脉口与右房室口之间，相当于房室交点的深面有冠状窦口。右心房内侧壁的后部主要由房间隔形成。房间隔右侧面中下部有一卵圆形凹陷区域，名为卵圆窝，是胚胎时期卵圆孔闭合后的遗迹，此处薄弱，是房间隔缺损的好发部位。右心房的前下部为右房室口，血液由此流入右心室。

2. 右心室（图 8 - 8）

位于右心房的左前下方，为心腔最靠前的部分，贴于胸骨左缘第 4、5 肋软骨的后方。室腔呈尖端向下的锥体形，锥底被位于后下方的右房室口和左上方的肺动脉口所占据。两口之间右室壁上的弓形肌性隆起称室上嵴，可将室腔分为窦部（流入道）和漏斗部（流出道）。

（1）流入道　又称窦部，为右房室口延伸至右心室尖端之间的部分。此处的室壁有多条纵横交错的肌性隆起，称肉柱。其入口为右房室口，口周缘有致密结缔组织构成的三尖瓣环。三尖瓣环上附着有三个呈三角形的帆状瓣膜，称三尖瓣。按照其位置方向分别称前瓣、后瓣、和隔侧瓣。在瓣膜的边缘和乳头肌之间连有多条结缔组织索，称腱索。而乳头肌是从室壁突入室腔的锥形肌隆起，分为前乳头肌、后乳头肌和隔侧乳头肌。前

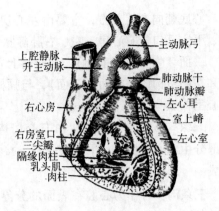

图 8－8　右心室

乳头肌位于前下部，其根部有一肌束横过室腔至室间隔下部，称节制索（隔缘肉柱），其内含有心的传导系纤维。后乳头肌，位于膈壁，由多个小乳头肌组成。隔侧乳头肌，较小，位于室间隔。当心室收缩时，由于血液的压力推动使三尖瓣关闭右房室口。由于乳头肌的收缩，腱索的牵拉，瓣膜不会翻向或翻入右心房，从而阻止血液逆流回右心房。从结构和功能上而言，三尖瓣环、三尖瓣、腱索和乳头肌都是密切关连的，故常将四者称为三尖瓣复合体。

（2）流出道　又称动脉圆锥（conus arteriosus）或漏斗部，位于右心室前上部，内壁较光滑无肉柱，呈倒置的锥体状，其上端有肺动脉口，由此通肺动脉干。肺动脉口周缘的纤维环为肺动脉环，环上附有 3 个半月形的肺动脉瓣，瓣膜游离缘朝向肺动脉干方向延伸，其中点的增厚部分称半月瓣小结。肺动脉瓣与肺动脉壁之间的袋状间隙称肺动脉窦。当右心室收缩时，血液冲开肺动脉瓣进入肺动脉干；当右心室舒张时，肺动脉窦被倒流的血液充盈，使 3 个瓣膜相互紧贴，肺动脉口关闭，防止止血液逆流入右心室（图 8－9）。

3. 左心房（图 8－10）

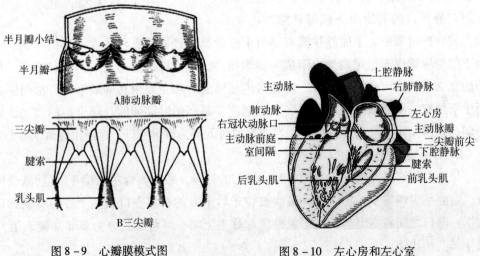

图 8－9　心瓣膜模式图

图 8－10　左心房和左心室

位于右心房的左后方，构成心底的大部，是4个心腔中最靠后方的一个。其向前突的部分是左心耳，左心耳腔面结构与右心耳相似，也有梳状肌。左心房后部腔面光滑，其后壁两侧分别为左、右肺静脉开口。左心房前下部借左房室口通左心室。

4. 左心室

位于右心室的左后方，呈圆锥形，锥底被左房室口和主动脉口所占据。左室壁较厚，约是右室壁厚度的三倍。左心室腔以二尖瓣前瓣为界，分为流入道（窦部）和流出道（主动脉前庭）两部分。

（1）流入道 为室腔左下部较大的区域，表面粗糙不平。其入口为左房室口，口周缘纤维环上附着有二尖瓣，分为前瓣和后瓣。二尖瓣的边缘和心室内壁上的乳头肌之间也连有腱索。左室乳头肌分为前、后两个（两组），较右室粗大，位于前、后壁上。纤维环、二尖瓣、腱索、乳头肌的功能与右心室相同，故称为二尖瓣复合体。

（2）流出道 又称主动脉前庭，为左心室的前内侧部分，其出口为主动脉口，口周缘纤维环上也有3个袋口向上的半月形瓣膜，称主动脉瓣，分为左、右、后瓣。每个瓣膜的游离缘均有半月小结。主动脉瓣与相对的动脉壁之间的腔隙称主动脉窦，可分为左、右、后窦，其中左、右窦分别有左、右冠状动脉的开口（图8-11）。

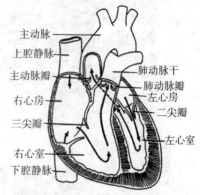

图8-11 心各腔的血流方向

（三）心的构造

1. 心纤维骨骼

又称心纤维性支架，位于左、右房室口、肺动脉口和主动脉口的周围，由致密结缔组织构成。心纤维性支架质地坚韧而富有弹性，是心肌纤维和心瓣膜的共同附着处，在心肌运动中起支持和稳定作用。心纤维性支架包括左、右纤维三角，4个瓣纤维环（肺动脉瓣环、主动脉瓣环、二尖瓣环和三尖瓣环）及室间隔膜部等（图8-12）。

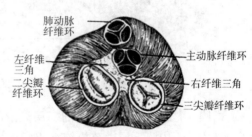

图8-12 纤维环

右纤维三角位于二尖瓣环、三尖瓣环和主动脉后瓣环之间，向下附着于室间隔肌部，向前逐渐移行为室间隔膜部，略呈三角形或楔形。因右纤维三角位于心的中央部位，故又称中心纤维体。左纤维三角于主动脉左瓣环与二尖瓣环之间，呈三角形，体积相对较小，其前方与主动脉左瓣环相连，向后方发出纤维带，与右纤维三角发出的纤维带共同形成二尖瓣环。二尖瓣环、三尖瓣环和主动脉瓣环彼此靠近，肺动脉瓣环与主动脉瓣环相连。

2. 心壁

心壁从内向外依次由心内膜，心肌层和心外膜构成（图 8 – 13），它们分别与出入心的大血管壁的 3 层膜相对应。

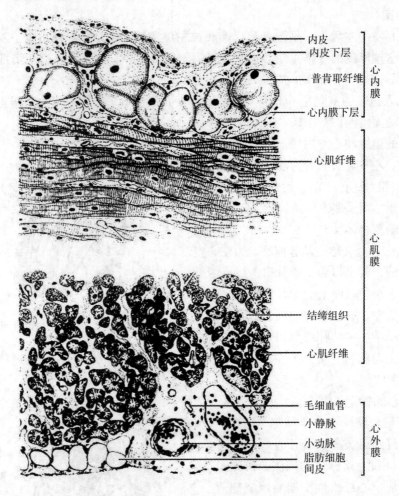

图 8 – 13 心壁的微细结构

心内膜 是衬于心腔内表面的一层光滑的薄膜，包括内皮、内皮下层和心内膜下层 3 层结构。心内膜下层由疏松结缔组织构成，内含血管、神经、淋巴管及心传导系统的分支。心内膜在房室口和动脉口向心腔折叠形成心的瓣膜。

心肌层 是构成心壁的主体，由心肌纤维和结缔组织构成。心肌纤维包括心房肌和心室肌。心房肌较薄，心室肌较厚，心肌纤维之间有丰富的毛细血管和结缔组织。左心室肌最厚约为右心室肌的三倍。

心外膜 为浆膜性心包的脏层，贴在心肌层的表面，与大血管根部的外膜相续。

3. 心间隔

心间隔包括房间隔和室间隔。

房间隔 位于左、右心房之间，由心内膜、心房肌和结缔组织构成。房间隔右侧面中下部有卵圆窝，是房间隔最薄弱处。

室间隔 位于左、右心室之间可分为肌部和膜部两部分。肌部占据室间隔的大部分，由肌组织覆盖心内膜而成。膜部位于心房与心室交界部位，其上方为主动脉右瓣和后瓣，前缘和下缘为室间隔肌部，后缘为右心房壁，室间隔缺损多发生于此部（图8-14）。

（四）心的传导系统

心的传导系统位于心壁内，由特殊分化的心肌纤维构成，包括窦房结、房室结、房室束，左、右束支和纤维网（图8-15）。

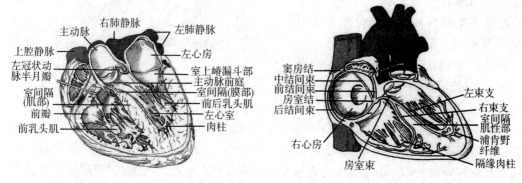

图8-14 房间隔和室间隔　　图8-15 心的传导系统模式图

1. 窦房结

是心的正常起搏点。位于上腔静脉与右心房交界处心外膜的深面，多呈长椭圆形，能自动节律性的产生兴奋，其中央有窦房结动脉穿过。

2. 房室结

呈扁椭圆形，位于房间隔下部右侧的心内膜深面、冠状窦口的前上方。房室结的功能是将来自窦房结的兴奋延搁下传至心室，使心房肌和心室肌依先后顺序交替收缩。

3. 房室束

又称 His 束，起自房室结前端，穿右纤维三角，沿室间隔膜部的后下缘前行，至室间隔肌部上缘分为左、右束支。

左束支发出后呈扁带状，在室间隔左侧心内膜下走行于肌性室间隔上、中 1/3 交界水平，分支在室间隔上部从前、中、后 3 个方向布于整个左室内面，形成 Purkinje 纤维网，连于一般心肌纤维。

右束支呈细长圆索状，从室间隔膜部下缘的中部向前下弯行，在室间隔右侧面心内膜下走行，向下进入隔缘肉柱，到达右心室前乳头肌根部分支，形成 Purkinje 纤维网，分布于右心室壁，连于一般心肌纤维。

4. Purkinje 纤维网

左、右束支的分支在心内膜下交织成心内膜下 Purkinje 纤维网，其发出的纤维延伸进入心肌，在心肌内构成心肌内 Purkinje 纤维网，将兴奋传至整个心室。

（五）心的血管

1. 心的动脉（图8-16）

（1）右冠状动脉：起自于主动脉右窦，在右心耳与肺动脉干根部之间进入冠状沟，

绕行至房室交点处形成一倒"U"形弯曲并分为两支：后室间支较粗，是主干的延续，

沿后室间沟走行，分支分布于后室间沟两侧的心室壁和室间隔后下1/3部；左室后支向左走行，分支至左心室膈壁。

右冠状动脉分布于右心房、右心室、室间隔后下1/3部（其中有房室束左后下支通行）以及部分左心室膈壁（图8-5，图8-6，图8-16）。

（2）左冠状动脉：起自于主动脉左窦，在肺动脉干和左心耳之间左行，后分为前室间支和旋支。

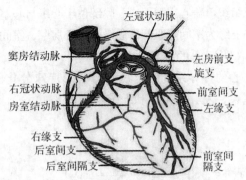

图8-16 冠状动脉

前室间支沿前室间沟走行，绕心尖切迹至后室间沟，与右冠状动脉的后室间支吻合。前室间支向左侧、右侧和深面共发出三组分支，分布于左心室前壁、部分右心室前壁和室间隔前上2/3部（其中有右束支和左束支的左前上支通过）。因超过半数以上的心肌梗死是前室间支闭塞所导致，故常把该支称为"猝死动脉"。当前室间支闭塞时，可发生左室前壁和室间隔前部心肌梗死，并可伴发束支传导阻滞。

旋支沿冠状沟左行，绕过心左缘至左心室膈面，多在心左缘与后室间沟之间的中点附近分支。旋支分布于左心房、左心室左侧面和膈面。旋支闭塞时，常引起左室侧壁或隔壁心肌梗死（图8-5，图8-6，图8-16）。

左、右冠状动脉较重要分支有：

①窦房结支：近60%起于右冠状动脉，40%起自左冠状动脉旋支。沿心耳内侧面上行，分布于窦房结和心房壁。

②左缘支和右缘支：左缘支起于左冠状动脉的旋支，沿心左缘走行；右缘支起自右冠状动脉，沿心下缘向心尖处走行，与前、后室间支吻合。左、右缘支比较恒定，比较粗大，是冠状动脉造影时辨识血管分支的主要标志之一。

③房室结支：90%起于右冠状动脉"U"形弯曲的顶端，10%起于左冠状动脉旋支，主要分布于房室结区。由于90%的房室结支起自右冠状动脉，故当急性心肌梗死伴有房室传导阻滞时，应首先考虑是右冠状动脉闭塞。

2. 心的静脉

心的静脉血主要经冠状窦回流（图8-17）。

冠状窦位于心膈面的冠状沟内，左心房和左心室之间，其右端以冠状窦口开口于右心房。其主要属支有：

心大静脉在前室间沟内与前室间支伴行，向后上至冠状沟，再向左绕行至左室膈面注入冠状窦左端。

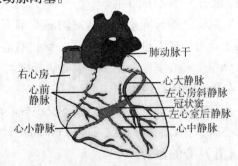

图8-17 心的静脉

心中静脉与后室间支伴行，注入冠状窦右端。

心小静脉在冠状沟内与右冠状动脉伴行，向左注入冠状窦右端。

另外，还有心最小静脉和心前静脉也可直接回流一部分静脉血入右心房。

心静脉之间的吻合远较冠状动脉丰富，冠状窦属支之间以及属支与心前静脉之间均有丰富的吻合。

（六）心包

心包是包裹在心和大血管根部的纤维囊，分为外层的纤维心包和内层的浆膜心包（图 8-18）。

1. 纤维心包 由坚韧的纤维性结缔组织构成，上方包裹出入心的升主动脉、肺动脉干、上腔静脉和肺静脉的根部，并与这些大血管的外膜相延续，下方与膈中心腱相附着。

2. 浆膜心包 分脏、壁两层。壁层衬贴于纤维性心包的内面，与纤维心包紧密相贴。脏层包于心肌的表面，称心外膜。脏壁两层在出入心的大血管根部互相移行，两层之间的潜在腔隙称心包腔，内含少量浆液起润滑作用。脏、壁两层返折处形成的间隙，称心包窦。位于主动脉、肺动脉后方与上腔静脉、左心房前壁前方间的间隙称心包横窦，从横窦左、右侧入口可伸入手指。在左心房后壁，左、右肺静脉，下腔静脉与心包后壁之间的心包腔部分称心包斜窦。

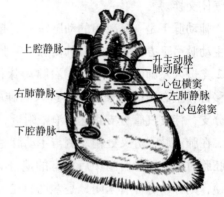

图 8-18 心包

（七）心的体表投影

心在胸前壁的体表投影通常采用 4 点连线法表示（图 8-19）：①左上点：在左侧第 2 肋软骨的下缘，距胸骨左缘约 1.2cm 处；②右上点：在右侧第 3 肋软骨上缘，距胸骨右缘约 1.0cm 处；③右下点：在右侧第 6 胸肋关节处；④左下点：在左侧第 5 肋间隙，距前正中线 7.0～9.0cm。左、右上点连线为心的上界，左、右下点连线为心的下界，右上点与右下点之间微向右凸的弧线为心的右界，左上点与左下点之间微向左凸的弧线为心的左界。

【重点提示】 心位于中纵隔内，心尖的搏动位置位于左侧第 5 肋间隙锁骨中线内侧 1～2cm 处，心腔分为左、右心房和左、右心室四个腔隙，其内有三

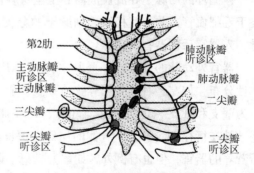

图 8-19 心的体表投影

尖瓣、二尖瓣、主动脉瓣和肺动脉瓣，营养心的动脉为左、右冠状动脉。

当人患风湿性疾病时，常累及心内的四个瓣膜，造成瓣膜狭窄或关闭不全，也就是通常所说的风湿性心脏病；当冠状动脉出现狭窄或阻塞时是，心肌就会缺血甚至坏死，也就是心绞痛和心肌梗死，统称为冠心病。

三、肺循环的血管

（一）肺循环的动脉

肺动脉干由右心室发出后，分成左、右肺动脉入肺，其分支输送静脉血至肺泡进行气体交换。

肺动脉干是一条较粗的动脉短干。起自右心室，在升主动脉前方向左后上方斜行，至主动脉弓下方分为左、右肺动脉。左肺动脉较短，在左主支气管前方横行至左肺门，分 2 支进入左肺的上、下叶。右肺动脉相对较长，经升主动脉和上腔静脉后方横行向右移行，至右肺门处分为 3 支进入右肺的上、中、下叶。左、右肺动脉在肺内进行反复分支，伴支气管分支到达肺泡壁附近，形成肺泡周围毛细血管网（图 8 - 5）。

在肺动脉干分叉处稍左侧与主动脉弓下缘之间连有一条结缔组织索，称动脉韧带，是胚胎时期动脉导管闭锁后留有的遗迹。动脉导管应在出生后 6 个月左右闭锁，若未闭锁，则称动脉导管未闭，是常见的先天性心脏病之一。

（二）肺循环的静脉

肺静脉左、右各两条，分别为左、右肺的上、下肺静脉。肺静脉起自肺门，向内穿过纤维心包，注入左心房后部。肺静脉将含氧量较高的动脉血输送到左心房（图 8 - 6）。

四、体循环的动脉

体循环的动脉是导流血液离心至全身各器官的管道。由左心室发出后，越分越细，终于毛细血管，并与其相续。动脉干的分支，离开主干进入器官前的一段称器官外动脉，入器官后称器官内动脉。

器官外动脉的分布有一些基本特点：①在人体左、右对称的部位，动脉分支也对称性分布，如左、右上肢均有肱动脉。②躯干部位由体壁和内脏两部分构成，故动脉分为壁支和脏支。③动脉常与静脉、神经伴行，外裹结缔组织膜，构成血管神经束。④动脉在行程中，多居于身体的屈侧、深部或安全隐蔽的部位，常以最短距离到达它所营养的器官，但也有例外，如睾丸动脉。⑤动脉分布的形式与器官的形态、功能相适应。

器官内动脉分布与器官的结构形式有关，结构相似的器官其动脉分布状况也大致相同。在实质性器官可呈放射、纵行或集中分布；而中空性或管状器官其动脉多呈纵行、横行或放射状分布（图8-20）。

（一）主动脉

主动脉是体循环的动脉主干，也是全身最粗大的动脉。根据行程分为升主动脉、主动脉弓和降主动脉。降主动脉又以膈的主动脉裂孔为界，分为胸主动脉和腹主动脉。

1. 升主动脉

起于左心室的主动脉口，向右前上方斜行，至右侧第2胸肋关节后方移行为主动脉弓。升主动脉根部发出左、右冠状动脉。

2. 主动脉弓

与升主动脉相续，弯向左后方，至第4胸椎体下缘处移行为降主动脉。主动脉弓凹侧发出数条细小的支气管支和气管支，主动脉弓凸侧从右向左发出3个较大分支；头臂干、左颈总动脉和左锁骨下动脉。头臂干为一条较粗的短干，向右上方斜行至右胸锁关节后方分为右颈总动脉和右锁骨下动脉。

3. 降主动脉

续接主动脉弓，沿脊柱左侧下行，后逐渐转至其前方下行，于第12胸椎高度穿经膈的主动脉裂孔到腹腔继续下行，至第4腰椎体下缘处分为左、右髂总动脉（图8-21）。

主动脉弓壁内有压力感受器，可感受血压的升、降变化，反射性地调节血压。主动脉弓下方靠近动脉韧带处有2~3个粟粒样小体，称主动脉小球，是化学感受器，可感知动脉血氧、血二氧化碳含量和血液pH的变化，对心血管系统和呼吸系统进行相应的调节。

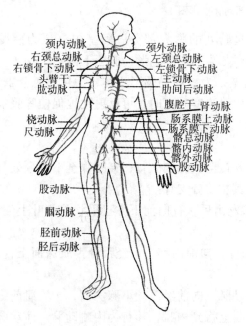

图8-20 全身动脉分布示意图

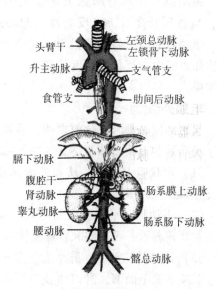

图8-21 主动脉行程及分布概况

（二）头颈部的动脉

1. 颈总动脉

是头颈部的动脉主干。左侧发起于主动脉弓，右侧发起于头臂干。两侧颈总动脉均经胸锁关节后方，沿食管、气管和喉的外侧上行，至甲状软骨上缘高度分为颈内动脉和颈外动脉（图 8-22）。颈总动脉走行在胸锁乳突肌中份处位置相对表浅，在活体上可触到其搏动。当头面部大出血时，可在胸锁乳突肌前缘，平对喉的环状软骨高度，向后内方将颈总动脉压向第 6 颈椎的颈动脉结节，进行急救止血。在颈动脉分叉处有两个重要结构。

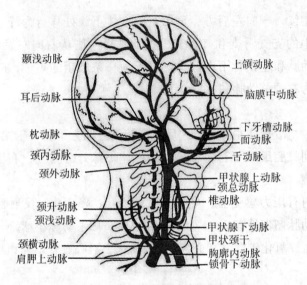

图 8-22　头颈部动脉投影图

颈动脉窦是颈总动脉末端和颈内动脉起始处的膨大部分。窦壁内有压力感受器，当血压升高时，可反射性引起心跳减慢减弱、血管扩张、血压下降。

颈动脉小球附着于颈总动脉分叉处的后壁，为一扁椭圆形小体，为化学感受器，能感知血液中二氧化碳浓度的变化。当二氧化碳浓度升高时，可反射性地促使呼吸加深加快。

2. 颈外动脉

起始部位居颈内动脉前内侧，后经其前方转至其外侧上行，穿腮腺至下颌颈处分为颞浅动脉和上颌动脉两终支（图 8-22）。其主要分支有：

（1）甲状腺上动脉：从颈外动脉起始部发出后，行向前下方至甲状腺侧叶上端，分支分布于喉和甲状腺上部。

（2）舌动脉：平舌骨大角处起于颈外动脉，向前内移行，经舌骨舌肌深面至舌，分支主要营养舌、舌下腺和腭扁桃体等。

（3）面动脉：于舌动脉稍上方起于颈外动脉，向前经下颌下腺深面，于咬肌前缘绕过下颌下缘至面部，沿口角及鼻翼外侧迂曲上行到内眦，移行为内眦动脉。面动脉分支主要分布于下颌下腺、面部和腭扁桃体等。面动脉在咬肌前缘绕下颌体下缘处位置相对表浅，在活体上可摸到其搏动。当面部出血时，可在该处压迫进行止血图（图 8

-23）。

（4）颞浅动脉：在外耳门前方上行，越颧弓根至颞部皮下，分支主要分布于腮腺和额、颞、顶部软组织。在活体耳屏前上方颧弓根部可摸到颞浅动脉搏动，可在此处进行压迫止血（图8-23）。

（5）上颌动脉：经下颌颈深面入颞下窝，在翼内、外肌之间向前内走行至翼腭窝。沿途发出分支至外耳道、鼓室、牙及牙

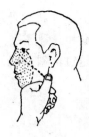
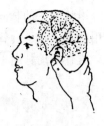

图8-23 面动脉和颞浅动脉
的压迫止血点

龈、鼻腔、腭、咀嚼肌、硬脑膜等处。主要分支有：①脑膜中动脉在下颌颈深面发出，向上穿棘孔入颅腔，分前、后两支，紧贴颅骨内面走行，分布于颅骨和硬脑膜等处。前支经过颅骨翼点额的面，颞部骨折时易受损伤，引起硬膜外血肿。②下牙槽动脉由上颌动脉发出后向前下经下颌孔入下颌管，自颏孔穿出后移行为颏动脉。分支布于下颌骨、下颌牙齿和牙龈等处；颈外动脉的其他分支尚有枕动脉、耳后动脉、咽升动脉等。

3. 颈内动脉

由颈总动脉发出后，垂直上升至颅底，经颈动脉管入颅腔，分支分布于视器和脑。该动脉在颈部无分支。

头颈部动脉主要分支简表

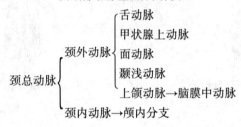

（三）锁骨下动脉和上肢的动脉

1. 锁骨下动脉右侧起自头臂干，左侧起于主动脉弓，从胸锁关节后方斜向外至颈根部，呈弓状越过胸膜顶前方，穿斜角肌间隙，至第1肋外缘延续为腋动脉。上肢出血时，可在锁骨中点上方的锁骨上窝处向后下将该动脉压向第1肋进行止血。

锁骨下动脉的主要分支如图8-24，图8-25所示。

（1）椎动脉 在前斜角肌内侧缘处，起于锁骨下动脉，向上穿经第6~1颈椎横突孔，经枕骨大孔入颅腔，分支分布于脑和脊髓。

（2）胸廓内动脉 起于锁骨下动脉下壁，与椎动脉相对，进入胸腔后沿第1~6肋软骨后面下降，分支布于胸前壁、心包、膈和乳房等处。于第6肋间隙处移行为两终支：①腹壁上动脉穿膈进入腹直肌鞘深面下行，分支营养该肌和腹膜；②肌膈动脉分支布于肋间隙和膈。

（3）甲状颈干 为一短干，在椎动脉外侧，前斜角肌内侧缘附近起于锁骨下动脉，即分为数支，分支主要分布于颈部一些器官及肩部肌、脊髓及其被膜等处。分支主

要有：

甲状腺下动脉向内上至环状软骨水平，横跨颈动脉鞘后方，至甲状腺下端，分布于甲状腺、咽、食管、喉和气管等处。

肩胛上动脉向下行越过前斜角肌及臂丛，经冈上窝至冈下窝，分布于冈上、下肌等处。

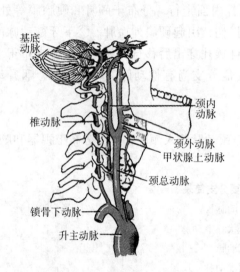

图 8-24　锁骨下动脉的分支

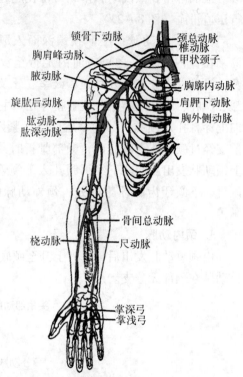

图 8-25　锁骨下动脉的分支及上肢的动脉

2. 腋动脉

为锁骨下动脉的直接延续，至大圆肌下缘续行为肱动脉（图 8-26）。腋动脉走行于腋窝深部，与腋静脉和臂丛伴行。其主要分支有：

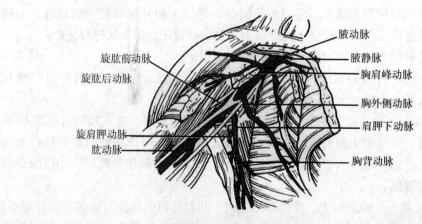

图 8-26　腋动脉及其分支

（1）胸肩峰动脉　在胸小肌上缘处起于腋动脉，穿锁胸筋膜立即分为数支分布于三角肌、胸大肌、胸小肌和肩关节。

（2）胸外侧动脉　沿胸小肌下缘走行，分布于前锯肌、胸大肌、胸小肌和乳房等处。

（3）肩胛下动脉　在肩胛下肌下缘处发出，行向后下方，分支为胸背动脉和旋肩胛动脉。前者至背阔肌和前锯肌；后者穿至冈下窝，营养附近诸肌，并与肩胛上动脉相吻合。

（4）旋肱后动脉　绕经肱骨外科颈的后外侧至三角肌和肩关节等处。

3. 肱动脉

沿肱二头肌内侧下行至肘窝，在桡骨颈高度分为桡动脉和尺动脉。肱动脉位置比较表浅，能触及其搏动，当前臂和手部出血时，可在臂中部将该动脉压向肱骨进行止血（图8-25）。肱动脉主要分支有：

（1）肱深动脉：肱深动脉斜向后外方，伴桡神经绕桡神经沟下行，分支主要营养肱三头肌和肱骨，其终支参与肘关节网。

（2）尺侧上副动脉、尺侧下副动脉：分支营养臂肌和肱骨。

4. 桡动脉（图8-27）

在肘窝深处，平桡骨颈高度自肱动脉分出，与桡骨伴行下降。先行走于肱桡肌与旋前圆肌之间。继而到达腕关节上方经肱桡肌腱与桡侧腕屈肌腱之间浅出，并绕桡骨茎突转至手背，穿第1掌骨间隙到达手掌深面，与尺动脉的掌深支吻合成掌深弓。桡动脉的主要分支有：

（1）掌浅支　在桡腕关节处发出，穿鱼际或沿其表面至手掌，与尺动脉末端吻合成掌浅弓。

（2）拇主要动脉　在桡动脉入手掌处发出，向下至拇收肌深面。该动脉分为3支，分布于拇指掌面两侧缘和示指桡侧缘。

5. 尺动脉（图8-27）

在尺侧腕屈肌与指浅屈肌之间下行，经豌豆骨桡侧至手掌，与桡动脉掌浅支吻合成掌浅弓。尺动脉在行程中除发分支至前臂尺侧诸肌和肘关节网外，主要分支有：

（1）骨间总动脉　在肘窝处起自尺动脉，行于指深屈肌与拇长屈肌之间；到前臂骨间膜近侧端分为骨间前动脉和

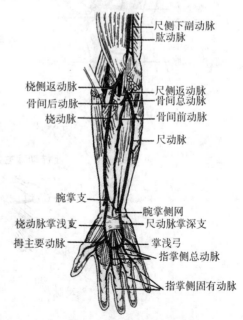

图8-27　前臂和手掌的动脉

骨间后动脉，分别沿前臂骨间膜前、后面下降，沿途分支至前臂诸肌和尺、桡骨。

（2）掌深支　在豌豆骨远侧发自尺动脉，穿小鱼际至掌深部，与桡动脉末端吻合形成掌深弓。

6. 掌深弓和掌浅弓

（1）掌浅弓（图8－28）　由尺动脉末端与桡动脉掌浅支吻合而成，位于掌腱膜深面，弓的凸缘约平掌骨中份。从掌浅弓凸缘发出3支指掌侧总动脉和一支小指尺掌侧动脉。指掌侧总动脉行至掌指关节附近，每支又分为两支指掌侧固有动脉，分布到第2～5指相对缘；小指尺掌侧动脉分布于小指掌面尺侧缘。掌浅弓的体表投影相当于自然握拳时中指所指的部位，在作手掌切开引流手术时，应避免损伤掌浅弓。

（2）掌深弓　由桡动脉末端和尺动脉的掌深支吻合而成，位于屈指肌腱深面，弓的凸缘在掌浅弓近侧，约平腕掌关节高度。由弓的凸缘发出3支掌心动脉，前行至掌指关节附近，分别与相应的指掌侧总动脉吻合。

当手指出血时，可在手指两侧血管行经部位进行压迫止血。

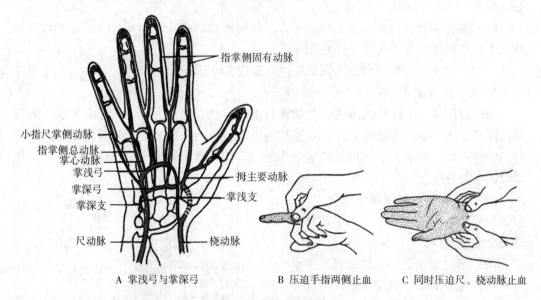

A 掌浅弓与掌深弓　　　　B 压迫手指两侧止血　　　　C 同时压迫尺、桡动脉止血

图8－28　掌深弓和掌浅弓

上肢动脉主要分支简表

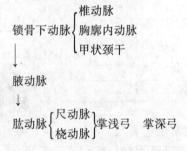

（四）胸部的动脉

胸主动脉是胸部的动脉主干，第4胸椎体下缘续于主动脉弓，先走行于脊柱左侧，后逐渐转至其前方下行。其分支有壁支和脏支两种（图8－29）。

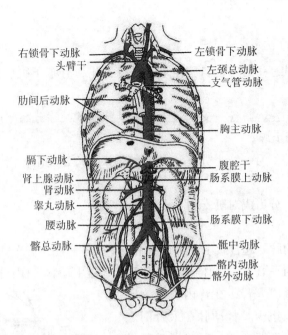

图 8 – 29　胸主动脉和腹主动脉

1. 壁支

相对较粗大，有成对的第 3～11 肋间后动脉和 1 对肋下动脉，它们从胸主动脉后壁发出后，在脊柱两侧分为前后两支。后支细小，分布于背部软组织和脊髓及其被膜；前支粗大，在相应肋沟内前行，分布于第 3 肋间以下胸壁和腹壁上部，且与胸廓内动脉的肋间支相吻合（图 8 – 30）。

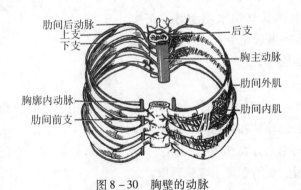

图 8 – 30　胸壁的动脉

2. 脏支

细小，包括支气管支、食管支和心包支，分布于气管、支气管、食管和心包的小分支等处。

（五）腹部的动脉

腹主动脉是腹部的动脉主干，于膈的主动脉裂孔处续胸主动脉，沿脊柱左前方下行，至第 4 腰椎体下缘处分为左、右髂总动脉。也有壁支和脏支之分，但脏支较壁支粗大（图 8 – 29）。

1. 壁支 较细，主要有：

（1）腰动脉 共有 4 对，起自腹主动脉后壁发出，分布于腹后壁、腹侧壁肌、皮肤和脊髓及其被膜。

（2）膈下动脉 左、右各一支，起于腹主动脉前壁，除分布于膈下面之外，尚发出肾上腺上动脉至肾上腺。

（3）骶正中动脉 为一细小分支，自腹主动脉分叉处发出，沿骶骨前面下行，分布于盆腔后壁组织。

2. 脏支 粗大，分为成对脏支和不成对脏支两种。

成对的脏支有：

（1）肾上腺中动脉 起自腹主动脉，约平第 1 腰椎高度，分布到肾上腺。

（2）肾动脉 约平第 1～2 腰椎椎间盘高度起于腹主动脉，横行向外，至肾门处分为前、后两支，经肾门入肾，在肾内再分为肾段动脉，营养各肾段组织。肾动脉在入肾门之前发出肾上腺下动脉至肾上腺。肾除肾动脉供血外，还可由肾动脉、腹主动脉和膈下动脉等发出的肾副动脉（出现率约 41.8%）供血。它不经过肾门而从肾的上端或下端入肾（图 8 – 31）。

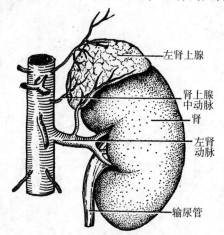

图 8 – 31 肾及肾上腺的动脉

左肾上腺
肾上腺中动脉
肾
左肾动脉
输尿管

（3）睾丸动脉 细长，从肾动脉起始处稍下方由腹主动脉前壁发出，沿腰大肌前面斜向外下方走行，入腹股沟管，参与精索的组成，分布至睾丸和附睾，故又称精索内动脉。在女性则为卵巢动脉，经卵巢悬韧带下行入盆腔，分布于卵巢和输卵管壶腹部。

单一的脏支有：

（1）腹腔干 为一较粗短的动脉干，在主动脉裂孔稍下方起自腹主动脉前壁，随即分为胃左动脉、肝总动脉和脾动脉（图 8 – 32）。

①胃左动脉：向左上方行至胃贲门附近，沿胃小弯向右行于小网膜两层之间，沿途分支布于食管腹段、贲门和胃小弯侧胃壁。

②肝总动脉：自腹腔干发出后，向右行至十二指肠上部的上方进入肝十二指肠韧带，分为：第一，肝固有动脉在肝十二指肠韧带内，于肝门静脉前方、胆总管左侧上行至肝门，分为左、右支分别进入肝左、右叶。右支在入肝门之前发出一支胆囊动脉，经胆囊三角至胆囊。肝固有动脉又可分出胃右动脉，在小网膜内行至幽门上缘，沿胃小弯左行，与胃左动脉吻合，沿途分支至十二指肠上部和胃小弯侧胃壁。第二，胃十二指肠动脉沿十二指肠上部后方下行，于胃幽门下缘处分为胃网膜右动脉和胰十二指肠上动脉。前者沿胃大弯向左，沿途分出胃支和网膜支至胃和大网膜，终末支与胃网

膜左动脉吻合；后者有前、后两支，在胰头与十二指肠降部之间的前、后面下行，分布到胰头和十二指肠。

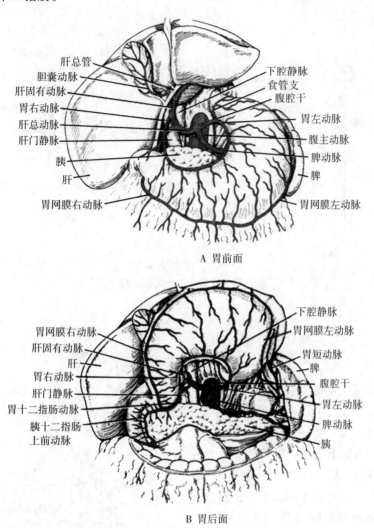

A 胃前面

B 胃后面

图 8-32　腹腔干及其分支

③脾动脉：沿胰的上缘向左行至脾门，分为数支入脾。脾动脉在胰上缘走行中，发出数支胰支至胰体和胰尾；同时发出 1～2 支胃后动脉（出现率约60%～80%）至胃体后壁上部。脾动脉在脾门附近，发出数支胃短动脉至胃底；同时发出胃网膜左动脉沿胃大弯右行，其终末支与胃网膜右动脉吻合成动脉弓，发出胃支和网膜支营养胃和大网膜。

腹部动脉主要分支简表

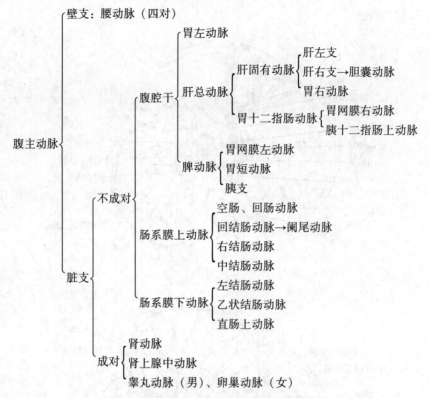

壁支：腰动脉（四对）

腹主动脉
- 不成对
  - 腹腔干
    - 胃左动脉
    - 肝总动脉
      - 肝固有动脉
        - 肝左支
        - 肝右支→胆囊动脉
        - 胃右动脉
      - 胃十二指肠动脉
        - 胃网膜右动脉
        - 胰十二指肠上动脉
    - 脾动脉
      - 胃网膜左动脉
      - 胃短动脉
      - 胰支
  - 肠系膜上动脉
    - 空肠、回肠动脉
    - 回结肠动脉→阑尾动脉
    - 右结肠动脉
    - 中结肠动脉
  - 肠系膜下动脉
    - 左结肠动脉
    - 乙状结肠动脉
    - 直肠上动脉
- 脏支
  - 成对
    - 肾动脉
    - 肾上腺中动脉
    - 睾丸动脉（男）、卵巢动脉（女）

（2）肠系膜上动脉　在腹腔干稍下方，约平第1腰椎高度起自腹主动脉前壁，经胰头与胰体交界处后方下行，经钩突和十二指肠水平部前面之间进入小肠系膜根部，斜行向右髂窝，其主要分支有（图8-33）：

①胰十二指肠下动脉：行于胰头与十二指肠之间，分前、后支与胰十二指肠上动脉前、后支吻合，分支营养胰和十二指肠。

②空肠动脉和回肠动脉：多有16～20支，由肠系膜上动脉左侧壁发出，行于小肠系膜内，反复分支并吻合形成多级动脉弓，空肠动脉弓多为1～2级，而回肠多为3～5级。由末级动脉弓发出直行支进入肠壁，分布于空肠和回肠。

③回结肠动脉：为肠系膜上动脉发出的一条最下的分支，斜向右下至盲肠附近分数支营养回肠末端、盲肠、阑尾和升结肠。其中至阑尾的分支称阑尾动脉经回肠末端的后方进入阑尾系膜，分支营养阑尾（图8-34）。

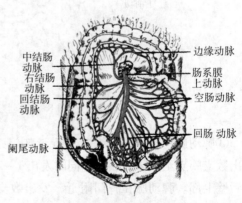

中结肠动脉
右结肠动脉
回结肠动脉
阑尾动脉
边缘动脉
肠系膜上动脉
空肠动脉
回肠动脉

图8-33　肠系膜上动脉及其分支

④右结肠动脉：在回肠动脉上方发出，右行，分升、降两支，与中结肠动脉和回结肠动脉相吻合，主要分布于升结肠。

⑤中结肠动脉：于胰下缘附近起于肠系膜上动脉，向前略偏右侧进入横结肠系膜，分为左、右支，分别与左、右结肠动脉分支吻合，主要营养横结肠。

（3）肠系膜下动脉：约平第3腰椎高度起于腹主动脉前壁，向左下走行，分支布于降结肠、乙状结肠和直肠上部（图8-35）。主要分支为：

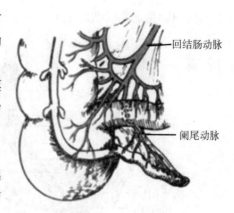

图8-34 阑尾动脉

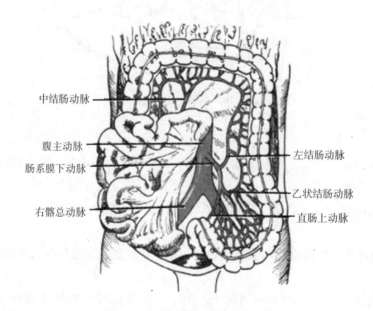

图8-35 肠系膜下动脉及其分支

①左结肠动脉：自主干发出后向左行，至降结肠附近分升、降两支，分别与中结肠动脉和乙状结肠动脉的分支吻合，主要分布于降结肠。

②乙状结肠动脉：有2~4支，斜向左下方进入乙状结肠系膜内，各支间相互吻合成动脉弓，营养乙状结肠。乙状结肠动脉与左结肠动脉和直肠上动脉均有吻合。

③直肠上动脉：为肠系膜下动脉的终支，在乙状结肠系膜内下行，至第3骶椎高度分为左、右二支，沿直肠两侧分布于直肠上部，在直肠表面和壁内与直肠下动脉的分支吻合。

（六）盆部的动脉

髂总动脉分左、右髂总动脉，约平第4腰椎高度由腹主动脉分出，沿腰大肌下行至骶髂关节高度分为髂内、外动脉，分别到盆部和下肢（图8-36）。

髂内动脉是盆部的动脉主干，为一短干，沿盆腔侧壁下行，发出壁支和脏支（图8-36）。

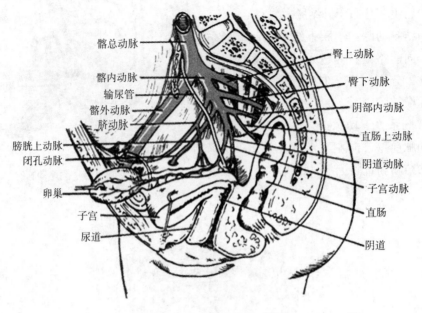

髂总动脉
髂内动脉
输尿管
髂外动脉
脐动脉
膀胱上动脉
闭孔动脉
卵巢
子宫
尿道

臀上动脉
臀下动脉
阴部内动脉
直肠上动脉
阴道动脉
子宫动脉
直肠
阴道

图8-36 女性盆腔的动脉

1. 壁支

（1）闭孔动脉　沿骨盆侧壁向前下行，穿闭膜管至大腿内侧，分支布于大腿内侧群肌和髋关节等处。

（2）臀上动脉和臀下动脉　分别经梨状肌上、下孔穿出至臀部，分支布于臀肌和髋关节等处。

髂内动脉还发出髂腰动脉和骶外侧动脉，布于髂腰肌、盆腔后壁以及骶管内结构。

2. 脏支

（1）脐动脉　为胎儿时期的动脉干，出生后其远侧段管腔闭锁形成脐内侧韧带（脐动脉索），近侧段未闭，与髂内动脉起始段相接，发出数支膀胱上动脉，布于膀胱中、上部。

（2）膀胱下动脉　男性布于膀胱底、精囊和前列腺，女性布于膀胱底和阴道。膀胱下动脉与膀胱上动脉分支多相互吻合。

（3）子宫动脉　沿盆腔侧壁下行，进入子宫阔韧带底部的两层腹膜之间，在子宫颈外侧约2cm处，跨输尿管前上方，行于子宫侧缘至子宫底。主要分支布于子宫、阴道、输卵管和卵巢，并与卵巢动脉相吻合（图8-37）。

（4）阴部内动脉　穿梨状肌下孔出盆腔，再经坐骨小孔至坐骨直肠窝，分支主要为肛动脉、会阴动脉、阴茎（蒂）动脉等，布于肛门、会阴部和外生殖器。

（5）直肠下动脉　分布于直肠下部，并与直肠上动脉，肛动脉发生吻合。

髂外动脉沿腰大肌内侧缘行向外下方，经腹股沟韧带中点深面至股前部，续行为股动脉。髂外动脉在腹股沟韧带稍上方发出腹壁下动脉进入腹直肌鞘，分布到腹直肌并与腹壁上动脉吻合。髂外动脉还发出旋髂深动脉，斜向外上，分布于髂嵴及邻近肌（图 8 - 38）。

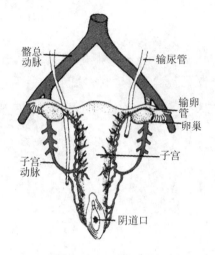

图 8 - 37　子宫动脉

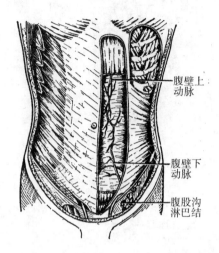

图 8 - 38　腹壁上动脉及腹壁下动脉

（七）下肢的动脉（图 8 - 39）

1. 股动脉

在股三角内伴股静脉、股神经下行，穿收肌管出收肌腱裂孔至腘窝，移行为腘动脉。股动脉在股三角内位置表浅，活体上可摸到其搏动。当下肢有大出血时，可在此处压迫股动脉止血（图 8 - 40）。

股深动脉：在腹股沟韧带下方 2 ~ 5cm 处起于股动脉，经股动脉后方向后内下方走行，发出旋股内侧动脉至大腿肌内侧群；同时发出旋股外侧动脉至大腿肌前群；尚发出穿动脉（3 ~ 4 支）至大腿肌、髋关节和股骨。

2. 腘动脉

起自股动脉，在腘窝深部下行至腘肌下缘处，分为胫前动脉和胫后动脉。其分支分布于膝关节及附近诸肌（图 8 - 41）。

3. 胫后动脉

沿小腿后群肌浅、深两层之间下行，经内踝后方转至足底，分为足底内侧动脉和足底外侧动脉。胫后动脉沿途发出分支有：

（1）腓动脉　于腘肌下缘处起自胫后动脉上部，沿腓骨内侧下行至外踝，分支分布于邻近诸肌和胫、腓骨。

（2）足底内侧动脉　沿足底内侧前行，分布于足底内侧部肌和皮肤。

（3）足底外侧动脉　在足底向外侧斜行至第 5 跖骨底处，转向内侧至第 1 跖骨间隙，与足背动脉的足底深支吻合，形成足底弓。由此弓发出 4 支跖足底总动脉，其向前又分为两支趾足底固有动脉，分布于 1 ~ 5 趾两侧（图 8 - 42）。

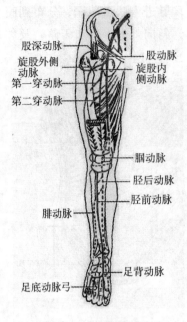

图 8 – 39　下肢的动脉

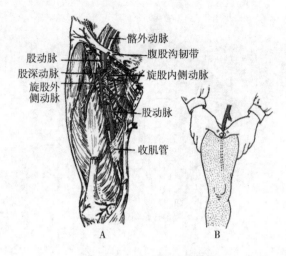

图 8 – 40　股动脉及其分支

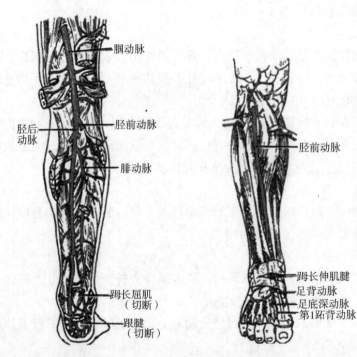

图 8 – 41　小腿及足背的动脉

4. 胫前动脉

由腘动脉发出后，穿小腿骨间膜上部裂孔至小腿肌前群之间下行，至踝关节前方移行为足背动脉。胫前动脉沿途分支至小腿肌前群，并参与膝关节网的构成（图8－41）。

5. 足背动脉

是胫前动脉的直接延续，于:长伸肌腱和趾长伸肌腱之间前行，至第1跖骨间隙近侧，分为第一跖背动脉和足底深支两终支。足背动脉位置表浅，在踝关节前方，内、外踝连线的中点，长伸肌腱的外侧可触及其搏动，足部出血

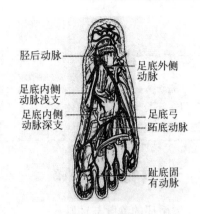

图8－42　足底的动脉

时可在该处压迫足背动脉进行止血。足背动脉的主要分支有：①足底深支：穿第1跖骨间隙至足底，与足底外侧动脉末端吻合成动脉弓；②第1跖背动脉：沿第1跖骨间隙前行，分支至:指背面侧缘和第2趾背内侧缘；③弓状动脉：沿跖骨底弓形向外，由弓的凸侧缘发出3支跖背动脉，向前又各分为2支细小的趾背动脉，分布于第2~5趾相对缘（图8－41）

盆部、下肢动脉主要分支简表

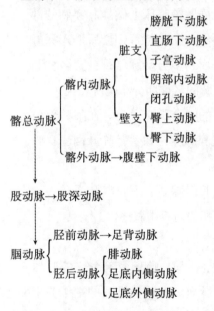

【**重点提示**】体循环的动脉主干是主动脉，它分为升主动脉、主动脉弓和降主动脉三段，其分支到达全身。身体各部的重要动脉分别为颈总动脉、锁骨下动脉、胸主动脉、腹主动脉、髂内动脉和股动脉等。

　　肱动脉在肘窝稍上方、肱二头肌内侧可摸到其搏动，是临床上测量血压的听诊部位；桡动脉下段在腕关节前面桡侧处位置表浅，可触及搏动，是诊脉的部位；股动脉在腹股沟韧带中点下方进入股三角，此处是该动脉穿刺和插管最便捷的部位。

五、体循环的静脉

　　体循环的静脉与动脉比较，虽然在结构和配布上有许多相同之处，但由于两者功能不同，静脉具有如下特点：

　　静脉中的血液压力低，流速较慢，但其壁薄，比相应动脉的管腔略大，而且数量也较动脉多，从而使回心血量得以与心的输出量保持平衡。

　　静脉管壁内表面有向心性开放的静脉瓣（图8-43），可防止血液逆流。相对四肢的浅静脉静脉瓣较多，而大静脉、肝门静脉和头颈部的静脉一般无静脉瓣。

　　体循环的静脉分为浅静脉和深静脉两种。浅静脉又称为皮下静脉。较大的浅静脉是临床上做静脉穿刺的部位。浅静脉数量较多，多不与动脉伴行，最后汇入深静脉。深静脉位于深筋膜深面，多与动脉伴行，其名称和收集范围大多与其伴行动脉的名称和分布范围相当。

　　静脉之间有较为丰富的吻合及交通支。在某些部位或器官周围形成静脉网或静脉丛，如手背静脉网、食管静脉丛和直肠静脉丛等。

　　体循环的静脉分为上腔静脉系、下腔静脉系和心静脉系。心静脉系已在心的相关内容中叙述。

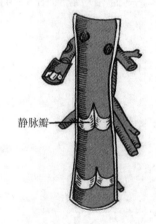

静脉瓣

图8-43　静脉瓣

（一）上腔静脉系

　　上腔静脉系收集头颈、上肢、胸壁及部分胸腔脏器和脐以上腹前外侧壁的静脉血。上腔静脉系的主干为上腔静脉。其位于上纵隔内，由左、右头臂静脉合成，沿升主动脉的右缘下降，注入右心房（图8-44）。

　　1. 头颈部的静脉

　　头颈部主要的静脉是颈内静脉和颈外静脉。

　　（1）颈内静脉　为头颈部静脉回流的主干，上端在颈静脉孔处与乙状窦相续。其先沿颈内动脉和颈总动脉的外侧下行，至胸锁关节的后方与锁骨下静脉汇合成头臂静脉，二者汇合处的夹角称静脉角，是淋巴导管注入静脉的部位。

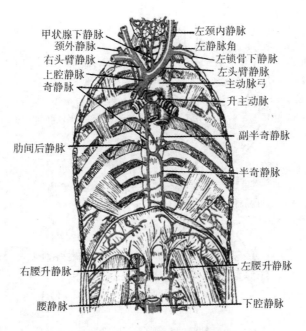

图 8-44　上腔静脉及其属支

颈内静脉先行于颈动脉鞘内，由于静脉壁与颈动脉鞘紧密相连和胸膜腔负压的影响，颈内静脉经常处于张开状态，损伤时空气容易逸入，导致静脉内空气栓塞，严重者可致死亡。颈内静脉的属支可分为颅内支和颅外支。颅内支通过硬脑膜窦汇集脑和视器等处的静脉血。颅外支主要汇集面部、颈部、咽和甲状腺等处的静脉血。其主要属支是面静脉。

面静脉：起自内眦静脉，与面动脉伴行至下颌角下方，与下颌后静脉的前支汇合后下行至舌骨平面，汇入颈内静脉。面静脉借内眦静脉、眼静脉与颅内的海绵窦相通。由于面静脉在口角上方一般无静脉瓣，故面部尤其是鼻根至两侧口角之间的三角区（危险三角）内发生化脓性感染时，切忌挤压，以防细菌经感染部位逆行入内眦静脉、眼静脉进入颅内，导致颅内感染。（图 8-45，图 8-46）。

（2）颈外静脉　是颈部最大的浅静脉。由下颌后静脉的后支和耳后静脉、枕静脉等汇合而成。收集颅外和面部的静脉血，其主干在下颌角平面起始于腮腺的下方，沿胸锁乳突肌表面，斜向后下，在锁骨中点上方大约 2cm 处注入锁骨下静脉。颈外静脉位置表浅且恒定，故临床儿科常在此做静脉穿刺（图 8-45，图 8-46）。

2. 锁骨下静脉和上肢的静脉

（1）锁骨下静脉　在第 1 肋外侧续于腋静脉，向内行于锁骨下动脉的前下方，至胸锁关节后方与颈内静脉汇合成头臂静脉。锁骨下静脉的主要属支是腋静脉和颈外静脉。临床上，锁骨下静脉常作为穿刺或长期导管输液的部位。

（2）上肢的静脉　分深静脉和浅静脉两种。深静脉与同名动脉伴行，最终汇入腋静脉。较大的浅静脉主要有三条，即头静脉、贵要静脉和肘正中静脉（图 8-47）。

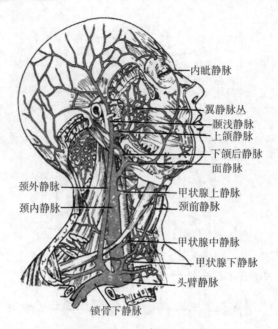

图 8 - 45　头颈部的静脉

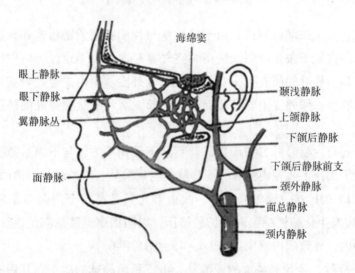

图 8 - 46　面静脉与颅内海绵窦的交通

①头静脉：起自手背静脉网的桡侧，沿前臂的桡侧转至臂前上部的前面至肘窝，向上沿肱二头肌外侧沟、三角肌与胸大肌间沟上行至锁骨下窝，穿锁胸筋膜注入腋静脉或锁骨下静脉。沿途收纳手和前臂桡侧浅层结构的静脉血。头静脉在肘窝处借肘正中静脉与贵要静脉交通。

②贵要静脉：起自手背静脉网的尺侧，沿前臂尺侧上行，在肘窝处接受肘正中静脉，继续沿肱二头肌内侧沟上行，至臂中点附近，穿深筋膜注入肱静脉或注入腋静脉。贵要静脉收纳手和前臂尺侧浅层结构的静脉血。

③肘正中静脉：是肘窝处斜行于皮下的短静脉干，变异较多，一般由头静脉发出。经肱二头肌腱膜的表面向内侧汇入贵要静脉。肘正中静脉常接受前臂正中静脉。临床

上常选择此静脉进行药物注射和采血。

3. 胸部的静脉

胸部静脉主要有头臂静脉和上腔静脉以及奇静脉及其属支（图 8-44）。

（1）奇静脉　起自右腰升静脉，经右膈脚后方入胸腔，在食管后方沿脊柱右侧上行，至第 4 胸椎体高度向前勾绕右肺根上方，注入上腔静脉。奇静脉沿途收集右侧肋间后静脉、食管静脉、支气管静脉和半奇静脉的血液。奇静脉是沟通上腔静脉系和下腔静脉系的重要通道之一。

（2）半奇静脉　起自左腰升静脉，入胸腔沿脊柱左侧上行，于第 8 胸椎体高度经胸主动脉和食管后方向右跨越脊柱，注入奇静脉。半奇静脉收集左侧下部肋间后静脉、食管静脉和副半奇静脉的血液。

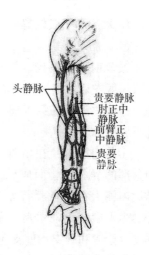

图 8-47　上肢的浅静脉

（3）副半奇静脉　沿脊柱左侧下行，注入半奇静脉或向右跨过脊柱前面注入奇静脉。副半奇静脉收集左侧上部的肋间后静脉的血液。

（4）椎静脉丛　椎管内外有丰富的静脉丛，可分为椎外静脉丛和椎内静脉丛。椎内静脉丛位于椎骨骨膜和硬脊膜之间，收集椎骨、脊膜和脊髓的静脉血。椎外静脉丛位于椎体的前方、椎弓及其突起的后方，收集椎体和附近肌的静脉血（图 8-48）。

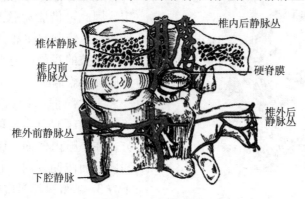

图 8-48　椎静脉丛

椎内、外静脉丛无瓣膜，吻合丰富，注入附近的椎静脉、肋间后静脉、腰静脉和骶外侧静脉等静脉。椎静脉丛上经枕骨大孔与硬脑膜窦吻合，下与盆腔静脉丛吻合。因此，脊柱静脉丛是上、下腔静脉系和颅内、外静脉的交通要道。

（二）下腔静脉系

主干为下腔静脉，它是全身最大的静脉，在第 5 腰椎平面由左、右髂总静脉汇合而成。沿脊柱右前方腹主动脉的右侧上行，经肝后面的腔静脉窝，穿过膈的腔静脉孔进入胸腔，立即穿过心包进入右心房。收集下肢、盆部和腹部（脐以上腹前外侧壁除外）的静脉血（图 8-49）。

1. 盆部和下肢的静脉

（1）髂总静脉 左、右各一，在骶髂关节前方由髂内、髂外静脉汇合而成一般左髂总静脉长于右髂总静脉，左、右髂总静脉在第5腰椎平面汇合成下腔静脉。

①髂内静脉：在坐骨大孔稍上方由盆部的静脉汇合而成后，沿髂内动脉后内侧上行，至骶髂关节前方与髂外静脉汇合成髂总静脉。髂内静脉的

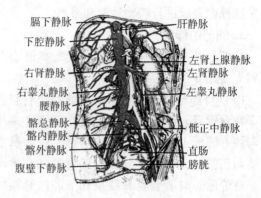

图 8-49 下腔静脉及其属支

属支分壁支和脏支。壁支包括：臀上、下静脉，闭孔静脉、骶外侧静脉等。脏支包括：起于直肠静脉丛的直肠下静脉，起于膀胱静脉丛的膀胱静脉，起于子宫静脉丛的子宫静脉，起于阴道静脉丛的阴道静脉。（图 8-50）。

②髂外静脉：髂外静脉是股静脉的直接延续，主要收集下肢及腹前外侧壁下部的静脉血。

（2）下肢的静脉（图 8-51）也分为浅静脉和深静脉。深静脉多与同名动脉伴行，最后汇集于股静脉。股静脉在腹股沟韧带深面移行为髂外静脉。在股三角的上部，股静脉位于股动脉内侧，且位置恒定，因此可借股动脉搏动而定位，在此作股静脉穿刺和插管。

下肢的浅静脉有两条主干，即大隐静脉和小隐静脉。

①大隐静脉：是人体最长的静脉，于足内侧缘起自足背静脉弓，经内踝前方，在小腿内侧面、膝关节内后方、大腿内侧面浅筋膜内上行，至耻骨结节外下方 3~4cm 处穿过阔筋膜的隐静脉裂孔注入股静脉。大隐静脉在注入股静脉之

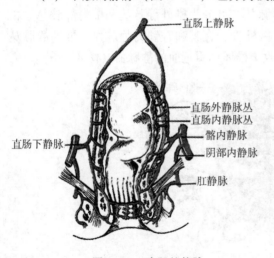

图 8-50 直肠的静脉

前接纳 5 条属支：即股内侧浅静脉、股外侧浅静脉、阴部外静脉、腹壁浅静脉和旋髂浅静脉。在做大隐静脉高位结扎切除术时，应将属支全部结扎，以免复发。大隐静脉收集足、小腿和大腿的内侧部以及大腿前部浅层结构的静脉血。大隐静脉在内踝前方的位置表浅而恒定，是输液和注射的常用部位。大隐静脉和小隐静脉借穿静脉与深静脉交通。穿静脉的瓣膜朝向深静脉，可将浅静脉的血液引流入深静脉。当深静脉回流受阻时，穿静脉瓣膜关闭不全，深静脉血液返流入浅静脉，导致下肢浅静脉曲张。

②小隐静脉：在足背外侧起自足背静脉网，经外踝后方，沿小腿后面上升至腘窝处注入腘静脉。

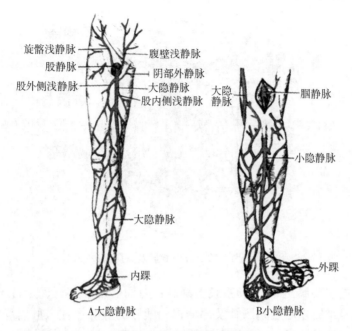

图 8-51 下肢的浅静脉

2. 腹部的静脉 其主干为下腔静脉，直接注入下腔静脉的属支分壁支和脏支。

（1）壁支 包括 1 对膈下静脉和 4 对腰静脉，均与同名动脉伴行，并直接注入下腔静脉。

（2）脏支 主要有肾静脉、肾上腺静脉、睾丸静脉、肝静脉及肝门静脉。

①肾静脉：左、右各一，起自肾门，与同名动脉伴行，注入下腔静脉。左肾静脉长于右肾静脉。左肾静脉除收集肾的血液外，还收集左睾丸静脉（或左卵巢静脉）和左肾上腺静脉的血液。

②肾上腺静脉：左、右各一，左肾上腺静脉注入左肾静脉，右肾上腺静脉直接注入下腔静脉。

③肝静脉：一般有肝右静脉，肝中静脉和肝左静脉，均位于肝实质内。收集肝窦回流的血液，在肝后缘注入下腔静脉。

④睾丸静脉：左、右各一，起自睾丸和副睾。最初有数条小静脉，在精索内彼此吻合，形成蔓状静脉丛，向上逐级汇合成一条静脉。右睾丸静脉直接注入下腔静脉。而左睾丸静脉则注入左肾静脉，故此，左睾丸静脉常因回流不畅造成静脉曲张。

女性的卵巢静脉：起自卵巢静脉丛，在卵巢悬韧带内上行合并成卵巢静脉，回流方式同睾丸静脉。

⑤肝门静脉（图 8-52）为一短干长约 6～8cm。由肠系膜上静脉和脾静脉在胰头和胰体交界处的后方汇合而成。向右斜行进入肝十二指肠韧带内，经肝固有动脉和胆总管的后方上行达肝门。分左、右两支，分别进入肝左叶和肝右叶，并在肝内反复分支，最后汇入肝血窦。肝门静脉收集腹腔内除肝以外的所有不成对器官的静脉血。如胃、小肠、大肠（直肠下段除外）、胰、脾及胆囊等处。

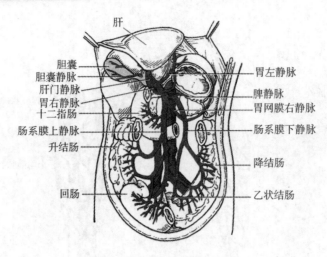

图 8-52　肝门静脉及其属支

　　肝门静脉的主要属支：①肠系膜上静脉：与同名动脉伴行，走行于小肠系膜内，收集十二指肠至结肠左曲之间肠管及部分胃和胰腺的静脉血注入肝门静脉。②肠系膜下静脉：与同名动脉伴行，一般注入脾静脉，收集降结肠、乙状结肠及直肠上部的静脉血。③脾静脉：由数条小静脉在脾门处汇合而成，经胰后方、脾动脉下方向右行，与肠系膜上静脉汇合成肝门静脉。脾静脉收集脾、胰及部分胃的静脉血，还接纳肠系膜下静脉。④胃左静脉：在胃小弯侧与胃左动脉伴行，收集胃及食管下段的静脉血。⑤胃右静脉：与胃右动脉伴行，并与胃左静脉吻合，注入肝门静脉前多接收幽门前静脉。后者是胃与十二指肠的分界标志之一。胃右静脉收集同名动脉分布区的静脉血。⑥胆囊静脉：收集胆囊壁的静脉血，注入肝门静脉或其右支。⑦附脐静脉：是起于脐周静脉网的数条小静脉，沿肝圆韧带向肝下面行走注入肝门静脉。

　　肝门静脉的属支与上、下腔静脉系之间有丰富的吻合。（图8-53）在肝门静脉因病变而回流受阻时，可通过这些吻合形成侧支循环。故此，肝门静脉与上、下腔静脉的吻合有重要的临床意义。其主要吻合部位：①通过食管静脉丛使肝门静脉系的胃左静脉属支与上腔静脉系中的奇静脉属支间相互吻合而交通。②通过直肠静脉丛使肝门静脉系的肠系膜下静脉属支与下腔静脉系髂内静脉的属支之间相吻合而交通。③通过脐周静脉网使肝门静脉系的附脐静脉与上腔静脉系的胸腹壁静脉和腹壁上静脉间相吻合；或者与下腔静脉系的腹壁下静脉、腹壁浅静脉间相吻合而交通。（附表7-2）体循环的主要静脉回流：

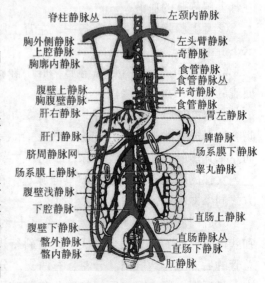

图 8-53　肝门静脉与腔静脉系的吻合

表7-1 肝门静脉与上、下腔静脉侧支循环

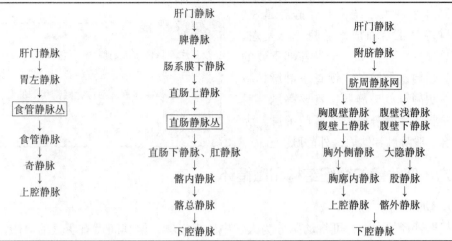

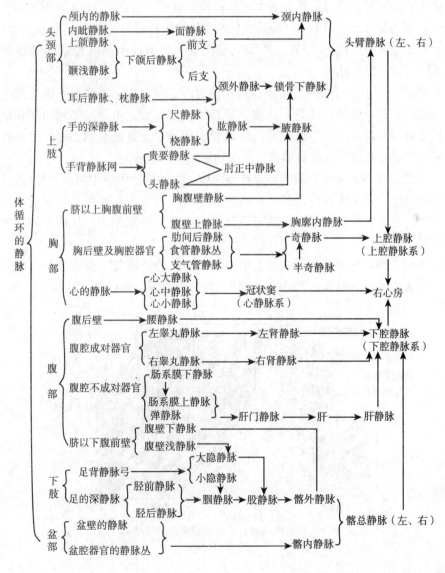

【**重点提示**】体循环静脉包括上、下腔静脉系两大系统，上腔静脉是左、右头臂静脉汇合而成，下腔静脉是左、右髂总静脉汇合而成。全身各部重要的静脉有颈内、外静脉、锁骨下静脉、腋静脉、肱静脉、头静脉、贵要静脉、肘正中静脉、手背静脉网、肝门静脉、大隐静脉、股静脉和髂内、外静脉。

> **知识链接**
>
> 浅静脉位于浅筋膜内，位置表浅，易于触摸和寻找，是临床上进行穿刺，切开、采血、输液等操作常选部位，经常用到的血管有手背静脉网、大隐静脉、肘正中静脉，还有颈外静脉和头皮静脉等。

六、血管壁的微细结构和微循环

1. 动脉

根据管径的大小，可将动脉分为大、中、小三类，但其间没有明显的界限。大动脉是指接近心的动脉，管径最粗，如主动脉和肺动脉等。管径在 1mm 以下的动脉属于小动脉。除大动脉外，凡管径在 1mm 以上的动脉均属中动脉，如肱动脉和尺动脉等。所有的动脉管壁均由内膜、中膜、外膜三层构成，其中以中动脉管壁的结构最典型（图 8 – 54，图 8 – 55，图 8 – 56）。

（1）内膜　位于血管壁的最内层，最薄，由内皮和内皮下层构成。内皮衬于血管腔面，光滑，有利于血液的流动。内皮下层位于内皮深面，由薄层结缔组织构成。在内皮下层之外尚有由弹性纤维组成的内弹性膜，在切片上呈波浪状，可作为内膜与中膜的分界。中动脉的内弹性膜最明显，其余动脉则不甚明显。

（2）中膜　最厚，由平滑肌和弹性纤维构成。大动脉的中膜主要由弹性纤维构成，具有很好的弹性，故又称弹性动脉。中动脉和小动脉的中膜主要由平滑肌构成，故又称肌性动脉。小动脉管壁平滑肌舒缩可直接影响血流的外周阻力，从而影响血压，故称为外周阻力血管。

（3）外膜　由疏松结缔组织构成，较薄。中动脉的外膜与中膜交界处有明显的外弹性膜，其他动脉则不明显。大动脉的外膜内含有小血管、淋巴管和神经等。

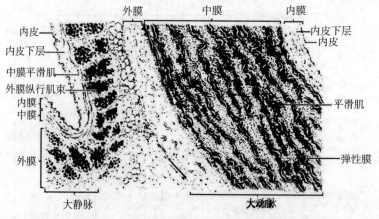

图 8 – 54　大动脉、大静脉管壁的微细结构

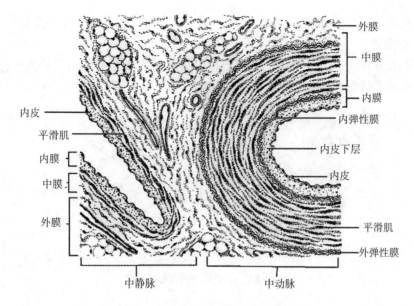

图 8 - 55　中动脉、中静脉管壁的微细结构

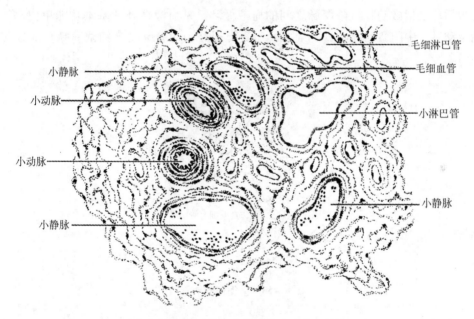

图 8 - 56　小动脉、小静脉管壁的微细结构

2. 静脉

分大、中、小三级。大静脉是指注入心房的静脉主干，如上、下腔静脉等。管径小于 2mm 的称小静脉。介于大、小静脉之间的为中静脉，如肘正中静脉、大隐静脉等。

与伴行动脉比较，静脉管壁薄，管腔大而不规则。静脉管壁也分内、中、外三层膜，但三层分界不明显。内膜由内皮和内皮下层组成，一般较薄，在有些部位内膜折叠成静脉瓣，向心开放有防止血液逆流的作用。中膜仅有数层平滑肌。外膜最厚，由结缔组织构成，内含小血管和神经。大静脉的外膜还含有较多的纵行平滑肌束。

3. 毛细血管

毛细血管分布广泛，管径细，管壁薄，仅由1层内皮及外周的基膜构成。毛细血管可分为连续毛细血管、有孔毛细血管和血窦3类（图8-57）。

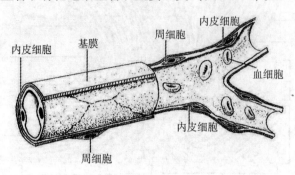

图8-57 毛细血管的微细结构

4. 微循环

微循环是指微动脉与微静脉之间的血液循环，是血液循环的基本功能单位，一般包括微动脉、中间微动脉、真毛细血管、直捷通路、动静脉吻合和微静脉6部分（图8-58）。

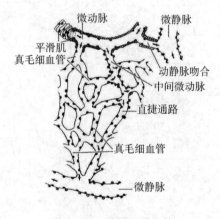

图8-58 微循环的血管

第二节 淋巴系统

淋巴系统是脉管系统的组成部分，由淋巴管道、淋巴器官和淋巴组织组成。当血液流经毛细血管的动脉端时，部分水及营养物质渗入组织内，成为组织液。组织液与细胞进行物质交换后，其大部分经毛细血管的静脉端渗入静脉，小部分则渗入毛细淋巴管成为淋巴。

淋巴为无色透明液体，但小肠淋巴管中的淋巴，因含小肠绒毛上皮合成的乳糜微粒而呈乳白色，（复合糖脂蛋白）所以称为乳糜。淋巴在淋巴管道内向心流动，途经淋巴组织或淋巴器官，最后汇入静脉。淋巴系统不仅能协助静脉进行体液回流，且淋巴组织和淋巴器官具有产生淋巴细胞、过滤异物和产生抗体等功能，故淋巴系统不仅有协助静脉引导体液回流入心的功能，而且也是人体的重要防御结构（图8-59）。

淋巴器官主要由淋巴组织构成，包括淋巴结、扁桃体、脾和胸腺等。淋巴组织主要分布在其他器官组织内。淋巴系统的主要功能是参与体液循环、转运脂肪和其他大分子物质、产生淋巴细胞、过滤淋巴液、参与免疫过程，是人体的重要防御系统。

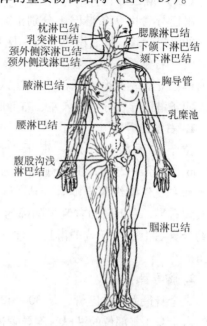

图8-59　全身淋巴系统示意图

一、淋巴管道

淋巴管道分为毛细淋巴管、淋巴管、淋巴干和淋巴导管。

（一）毛细淋巴管

毛细淋巴管是淋巴管道的起始部分，以膨大的盲端起于组织间隙，彼此吻合成网，管径粗细不均，内无瓣膜，较毛细血管粗。管壁由内皮构成，内皮细胞间多成叠瓦状邻接，无基膜和周细胞，细胞间有0.5μm左右的间隙，故毛细淋巴管具有比毛细血管更大的通透性，一些不易透过毛细血管的大分子物质，如蛋白质、细菌和癌细胞等较易进入毛细淋巴管（图8-60）。

毛细淋巴管分布广泛，除上皮、角膜、晶状体、巩膜、玻璃体、牙釉质、软骨、脑、脊髓、脾髓和骨髓等处缺乏形态明确的管道外，毛细淋巴管遍布全身其他各部。

（二）淋巴管

淋巴管由毛细淋巴管汇合而成。管壁结构类似静脉，腔内有丰富的瓣膜，瓣膜与管腔之间形成略扩张的窦，使充盈的淋巴管外观呈串珠状。当淋巴管道局部阻塞时，其远侧的管腔扩大使瓣膜关闭不全，可造成淋巴的逆流。淋巴管可分为浅淋巴管和深淋巴管两种，浅淋巴

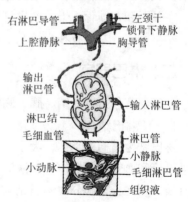

图8-60　淋巴管道示意图

管行于皮下组织中，与浅静脉伴行；深淋巴管多与深部血管神经束伴行。浅、深淋巴管之间存在广泛的交通吻合支。淋巴管在向心走行过程中，要经过一个或多个淋巴结。由于淋巴回流速度缓慢，仅为静脉流速的1/10，因此，浅、深淋巴管的数量及其瓣膜数目可为静脉的数倍，从而维持了淋巴的正常回流。

（三）淋巴干

淋巴干全身各部的淋巴管经过一系列的淋巴结后，汇合成较大的淋巴管称为淋巴

干。全身淋巴干共有9条：左、右颈干；左、右支气管纵隔干；左、右锁骨下干；左、右腰干和一条的肠干（图8-61）。

（四）淋巴导管

淋巴导管由9条淋巴干分别汇合成两条大的淋巴导管，即右淋巴导管和胸导管。右颈干、右锁骨下干、右支气管纵隔干注入右淋巴导管，其余6条淋巴干注入胸导管。两条淋巴导管分别注入左、右静脉角。

1. 右淋巴导管

位于右颈根部，为一短干，长1~1.5cm，管径约2mm，由右颈干、右锁骨下干和右支气管纵隔干汇合而成，主要收纳头颈右半、右上肢和右侧半胸部的淋巴，即约全身右上1/4部位的淋巴，注入右静脉角。

2. 胸导管

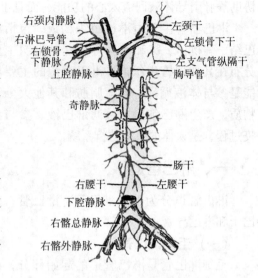

图8-61　淋巴干和淋巴导管

是全身最大的淋巴管，长30~40cm，该管的直径2~5mm，管腔内瓣膜较少，收纳约占全身3/4部位的淋巴。胸导管通常在第1腰椎前方起始于由左、右腰干和肠干汇成的膨大即乳糜池。胸导管起始后上行于脊柱前方，于主动脉后方穿膈主动脉裂孔入胸腔，在食管与脊柱之间继续上行至第5胸椎附近向左侧斜行，出胸廓上口达颈根部，向前弓状注入左静脉角，少数可注入左颈内静脉。在汇入静脉角前收纳左支气管纵隔干、左颈干和左锁骨下干。胸导管通过上述6条淋巴干和某些散在的淋巴管收集下半身、左半胸部、左上肢和头颈左半部的淋巴。

二、淋巴器官

淋巴器官包括淋巴结、脾、胸腺和扁桃体等。

（一）淋巴结

淋巴结为扁椭圆小体，大小不等，质较软。一侧凹陷，称淋巴结门，有1~2条输出淋巴管和血管、神经出入，淋巴结的隆凸面，有数条输入淋巴管进入。全身淋巴结群有浅、深之分，部分浅淋巴结在体表常可触及，四肢的淋巴结多位于关节屈侧或肌围成的沟、窝内。内脏的淋巴结多位于脏器的周围或腹、盆部血管分支的附近。淋巴结常以其所在部位或邻近的血管而命名。

人体某个器官或某一区域的淋巴向一定的淋巴结引流，这些淋巴结称为这个区域或器官的局部淋巴结。当身体某器官或局部发生病变时，毒素、病菌、寄生虫或癌细胞可沿淋巴管达到相应的局部淋巴结，这些淋巴结可清除、过滤或阻截这些分子，对机体起保护作用。

1. 淋巴结的微细结构

淋巴结表面有薄层结缔组织构成的被膜，结缔组织伸入实质形成小梁，淋巴结的实质可分为浅层的皮质和深层的髓质两部分（图 8 - 62）。

（1）皮质 由浅层皮质、副皮质区和皮质淋巴窦构成。

浅层皮质位于被膜深面，主要由淋巴小结及弥散淋巴组织构成。淋巴小结为椭圆形小体，主要由 B 淋巴细胞聚集而成。副皮质区是位于皮质与髓质交界区的弥散淋巴组织，主要由 T 淋巴细胞构成，也称胸腺依赖区。皮质淋巴窦位于被膜深面和小梁周围，是淋巴流经的通道，窦腔内含巨噬细胞，可清除淋巴内的细菌和异物。

（2）髓质 位于淋巴结的深部，由髓索和髓窦构成。

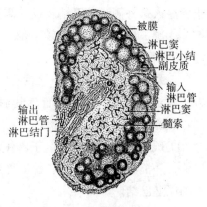

图 8 - 62 淋巴结的微细结构

2. 淋巴结的功能

淋巴结主要有滤过淋巴，产生淋巴细胞，参与机体免疫应答等功能。

3. 全身重要的淋巴结群

（1）头颈部淋巴结和淋巴管 头颈部的淋巴结群大致呈环行和纵行排列。头部的淋巴结多位于头颈交界处，由后向前依次有枕淋巴结、乳突淋巴结、腮腺淋巴结、下颌下淋巴结和颏下淋巴结等，收纳头面部浅层的淋巴，注入沿颈外静脉和颈内静脉纵行排列的颈外侧浅淋巴结和颈外侧深淋巴结（图 8 - 63）。

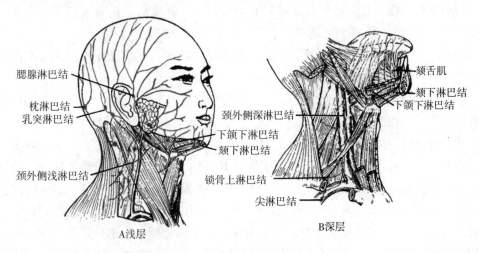

图 8 - 63 头颈部的淋巴管和淋巴结

头部的淋巴结有：

①枕淋巴结：位于枕部皮下、斜方肌起点的表面，收纳枕部、顶部的淋巴。输出管汇入颈外侧浅淋巴结和颈外侧上深淋巴结。

②乳突淋巴结：又称耳后淋巴结，位于耳后、胸锁乳突肌上端表面，收纳颅顶及耳廓后面的浅淋巴。其输出管注入颈外侧浅淋巴结。

③下颌下淋巴结：位于下颌下腺附近，收纳面部、鼻部和口腔器官的淋巴，其输出管注入颈外侧浅淋巴结及颈外侧深淋巴结。

④颏下淋巴结：位于颏下部，收纳颏部、下唇内侧部和舌尖部的淋巴，其输出管注入下颌下淋巴结。

⑤颈前淋巴结：分浅、深两群，位于舌骨下方及喉、甲状腺、气管等器官的前方，收纳上述器官的淋巴管，其输出管注入颈外侧深淋巴结。

颈部的淋巴结分为浅深两组：

①颈外侧浅淋巴结：位于胸锁乳突肌表面，沿颈外静脉排列，收纳颈部浅层的淋巴管，并汇集乳突淋巴结、枕淋巴结及部分下颌下淋巴结的输出管，其输出管注入颈外侧深淋巴结。

②颈外侧深淋巴结：数量较多，有 10～15 个，沿颈内静脉周围排列，少数淋巴结在副神经周围排列。其中重要的淋巴结有：①咽后淋巴结位于鼻咽部后方，收纳鼻、鼻旁窦、鼻咽部等处的淋巴，鼻咽癌时先转移至此群；②颈内静脉二腹肌淋巴结又称角淋巴结，位于二腹肌后腹与颈内静脉交角处，收纳舌后及腭扁桃体的淋巴管；③颈内静脉肩胛舌骨肌淋巴结位于肩胛舌骨肌中间腱与颈内静脉交叉处附近，收纳颏下和舌尖部的淋巴管，舌癌时，首先转移至此群；④锁骨上淋巴结位于锁骨下动脉和臂丛附近，左侧的锁骨上淋巴结中位于左静脉角处淋巴结称 Vichow 淋巴结，食管癌和胃癌后期，癌细胞可沿胸导管或颈干逆流转移至此淋巴结。

颈外侧深淋巴结收纳头颈部其他各组淋巴结的输出管和胸壁上部、乳房上部、舌、咽、腭扁桃体、喉、气管和甲状腺等器官的淋巴管，其输出管汇合成颈干。左颈干注入胸导管，右颈干注入右淋巴导管，在汇入部位常缺少瓣膜。

（2）上肢的淋巴结和淋巴管：上肢的浅淋巴管较多，伴浅静脉行走，深淋巴管与深血管伴行。浅、深淋巴管注入腋淋巴结。

①肘淋巴结：又称滑车上淋巴结，位于肱骨内上髁上方，有 1～2 个，收纳伴手和前臂尺侧半浅、深部的淋巴管，其输出管伴肱静脉上行注入腋淋巴结。

②腋淋巴结：位于腋腔内，腋动、静脉及其分支、属支周围，约有 15～20 个，按其位置可分为 5 群：①胸肌淋巴结（前群），位于胸小肌下缘处，沿胸外侧动、静脉周围排列，收纳胸前外侧壁、脐以上腹壁和乳房外侧及中央部的淋巴管；②外侧淋巴结（外侧群）位于腋动脉远侧段周围，收纳上肢大部分淋巴管及肘淋巴结输出管；③肩胛下淋巴结（后群），位于腋窝后壁，沿肩胛下血管及胸背神经周围排列，收纳项部、背上部和肩胛区的淋巴管；④中央淋巴结（中央群），位于腋腔内的脂肪组织中，收纳上述 3 群淋巴结的输出管；⑤尖淋巴结（尖群），位于腋窝尖部，沿腋静脉的近侧段排列，收纳中央淋巴结输出管和乳房上部的淋巴管。其输出管汇合成锁骨下干，左侧锁骨下干注入胸导管，右侧锁骨下干注入右淋巴导管。腋淋巴结收纳上肢、乳房、胸壁和腹壁上部等处的淋巴管（图 8-64）。

（3）胸部的淋巴结和淋巴管：

1）胸壁的淋巴结：胸壁的淋巴管除部分至腋淋巴结和颈外侧深淋巴结外，其余都注入胸骨旁淋巴结和肋间淋巴结。

①胸骨旁淋巴结：位于胸骨两侧，沿胸廓内动、静脉排列，主要收纳胸前壁和乳房内侧部的淋巴管。②肋间淋巴结：位于肋头附近，沿肋间后动、静脉排列，收纳胸后壁的淋巴管。③膈上淋巴结：位于膈的胸腔面，分为前群、后群和左、右外侧群，其输出管注入支气管纵隔干。

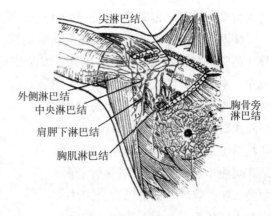

图 8-64　腋淋巴结

2）胸腔脏器的淋巴结：

①纵隔前淋巴结：位于胸腔大血管和心包的前方，收纳心、心包、胸腺、膈和肝上面的淋巴管，其输出管汇入支气管纵隔干。

②纵隔后淋巴结：在食管和胸主动脉前方，收纳食管胸段、胸主动脉的淋巴管和部分支气管肺淋巴结及膈上淋巴结的输出管，其输出管多直接注入胸导管。

③气管、支气管和肺的淋巴结：数目较多，可分为：沿支气管和肺动脉的分支排列，收纳肺内淋巴管的肺淋巴结，其输出管注入支气管肺门淋巴结；支气管肺门淋巴结（也称肺门淋巴结），此群淋巴结可达 10 多个，位于肺门处，收纳肺、食管等处的淋巴管，其输出管注入气管支气管淋巴结；气管支气管淋巴结分为上、下两组，分别位于气管权的上、下方，它们的输出管注入气管周围的气管旁淋巴结；气管旁淋巴结左、右气管旁淋巴结和纵隔前淋巴结的输出管分别汇合成左、右支气管纵隔干，然后分别注入胸导管和右淋巴导管（图 8-65）。

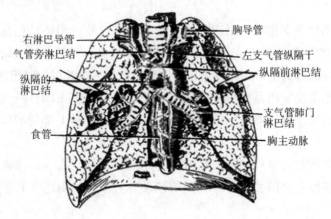

图 8-65　纵隔淋巴结

（4）腹部的淋巴管和淋巴结：

①腹壁的淋巴结和淋巴管：腹前壁浅淋巴管在脐平面以上一般注入腋淋巴结，脐平面以下注入腹股沟浅淋巴结。腹后壁的淋巴管注入腰淋巴结。腹前壁深淋巴管向上

注入胸骨旁淋巴结，向下注入旋髂淋巴结、腹壁下淋巴结和髂外淋巴结。

腰淋巴结位于下腔静脉和腹主动脉周围，有 30 ～ 50 多个，除收纳腹后壁淋巴管外，还收纳腹腔成对器官的淋巴管。以及髂总淋巴结输出管。腰淋巴结的输出管汇合成左、右腰干，注入乳糜池（图 8－66）。

②腹腔脏器的淋巴管和淋巴结：腹腔成对脏器（肾上腺、肾、睾丸、卵巢等）的淋巴管直接注入腰淋巴结。腹腔不成对器官（消化管、肝、胆囊、胰、脾等）的淋巴管分别注入腹腔干、肠系膜上、下动脉及其分支附近的淋巴结。

腹腔淋巴结位于腹腔干周围，沿腹腔干及其分支排列，接收腹腔干分支周围的淋巴结的输出管，收纳肝、胆囊、胰、脾、胃、十二指肠等器官的淋巴，其输出管注入肠干。

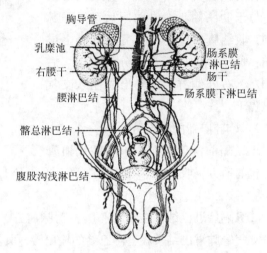

图 8－66　腰淋巴结

沿腹腔干分支排列的淋巴结有：胃左、右淋巴结，胃网膜左、右淋巴结，幽门上、下淋巴结（不恒定），肝淋巴结，脾胰淋巴结等。这些淋巴结位于同名动脉周围，收纳范围与相应血管的分布区基本一致，输出管直接或间接注入腹腔淋巴结。

肠系膜上淋巴结位于肠系膜上动脉根部周围，沿肠系膜上动脉及其分支排列，通过该动脉分支周围的淋巴结收纳空肠至结肠左曲之间消化管的淋巴管，其输出管参与组成肠干。

沿肠系膜上动脉分支排列的淋巴结有：肠系膜淋巴结（沿空、回肠血管排列，可达 200 多个）、回结肠淋巴结、右结肠淋巴结和中结肠淋巴结等，这些淋巴结沿同名动脉排列，并收纳各动脉分支分布区的淋巴，其输出管注入肠系膜上淋巴结。

肠系膜下淋巴结位于肠系膜下动脉根部周围，沿肠系膜下动脉及其分支排列，借沿肠系膜下动脉分支排列的淋巴结收纳结肠左曲以下至直肠上部间的淋巴，输出管参与组成肠干。

沿肠系膜下动脉分支排列的淋巴结有：左结肠淋巴结、乙状结肠淋巴结和直肠上淋巴结等。这些淋巴结沿同名动脉排列，收纳动脉分布区的淋巴，其输出管注入肠系膜下淋巴结。

腹腔淋巴结、肠系膜上淋巴结和肠系膜下淋巴结的输出管汇合成的肠干，多为一条，向上注入乳糜池。肠干中的淋巴因含有经肠道吸收的脂肪微粒而呈乳糜状（图 8－67）。

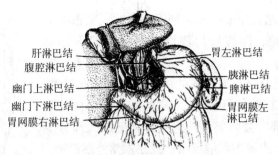

肝淋巴结
腹腔淋巴结
幽门上淋巴结
幽门下淋巴结
胃网膜右淋巴结

胃左淋巴结
胰淋巴结
脾淋巴结
胃网膜左淋巴结

A 沿腹腔干及其分支排列的淋巴结

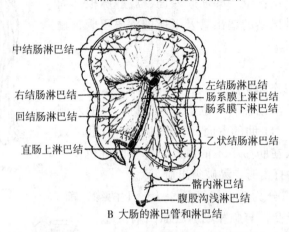

中结肠淋巴结
右结肠淋巴结
回结肠淋巴结
直肠上淋巴结

左结肠淋巴结
肠系膜上淋巴结
肠系膜下淋巴结
乙状结肠淋巴结
髂内淋巴结
腹股沟浅淋巴结

B 大肠的淋巴管和淋巴结

图 8 - 67 腹腔内不成对脏器的淋巴结

（5）盆部的淋巴结和淋巴管

①髂内淋巴结：沿髂内动脉周围排列，收纳大部分盆壁、盆腔脏器、会阴深部、臀部和大腿后面的深淋巴管，其输出管注入髂总淋巴结。

②髂外淋巴结：沿髂外动脉周围排列，收纳腹股沟浅、深淋巴结的输出管以及腹前壁下部、膀胱、前列腺或子宫颈和阴道上部的淋巴管，输出管注入髂总淋巴结。

③骶淋巴结：位于骶骨前面，沿骶正中动脉、骶外侧动脉周围排列，收纳盆后壁、直肠、前列腺或子宫的淋巴管，输出管注入髂内或髂总淋巴结。

④髂总淋巴结：沿左、右髂总动脉周围排列，收纳上述三组淋巴结的输出管，输出管注入腰淋巴结。

（6）下肢的淋巴结和淋巴管：下肢的浅淋巴管伴浅静脉行于皮下组织中，深淋巴管与深部血管束伴行，最后间接或直接注入腹股沟深淋巴结。下肢的淋巴结主要有（图 8 - 68）：

1）腘淋巴结：位于腘窝，分为浅、深两组，浅组位于小隐静脉末端附近，深组位于腘血管周围，收纳小腿后外侧部浅淋巴管和足、小腿的深淋巴管，输出管与股血管伴行，注入腹股沟深淋巴结。

2）腹股沟淋巴结：位于腹股沟韧带下方，大腿根部前面，分为浅、深两组，即腹股沟浅淋巴结和腹股沟深淋巴结。

①腹股沟浅淋巴结：在阔筋膜的浅面，分上、下两组。上组沿腹股沟韧带排列，下组位于大隐静脉末端周围，收纳腹前壁下部、臀部、会阴部、外生殖器和下肢大部分浅淋巴管，输出管注入腹股沟深淋巴结，或注入髂外淋巴结。

②腹股沟深淋巴结：位于阔筋膜深面、股静脉根部周围，收纳腹股沟浅淋巴结的输出管及下肢的深淋巴管，输出管汇入髂外淋巴结。

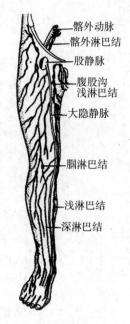

图 8 - 68　腹股沟区及下肢的浅淋巴结

（二）脾

1. 脾的位置、形态和功能

脾为人体最大的淋巴器官，位于左季肋区，胃的左侧与膈之间，相当于 9 - 11 肋的深面。其长轴与第 10 肋一致（图 8 - 69）。正常人在肋弓下不能触及。脾呈暗红色，质软而脆。在遭受暴力打击时，易破裂出血。

脾为扁椭圆形，分为脏、膈两面，上、下两缘，前、后两端。膈面平滑隆凸，与膈相贴；脏面凹陷，近中央处为脾门，是血管神经出入的部位；脾的下缘钝厚，上缘较薄，具有 2 - 3 个脾切迹。脾肿大时，是触诊脾的标志。脾的前端较宽，朝前外方；后端圆钝，朝后内方。

在脾的周围，特别是胃脾韧带和大网膜内常可见与脾组织结构相同的小块，称为副脾（出现率10% ~ 40%），大小不等，数目不一。若脾功能亢进需切除脾时，应同时切除副脾。

脾是重要的淋巴器官，具有造血、滤血、清除衰老血细胞及参与免疫反应等功能。

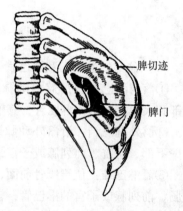

图 8 - 69　脾的形态位置

2. 脾的微细结构

脾表面是由致密结缔组织构成的被膜，结缔组织伸入实质后形成脾小梁，构成脾的支架。脾实质可分为白髓、边缘区和红髓三部分（图 8 - 70）。

（1）白髓　由淋巴小结和动脉周围淋巴鞘构成。淋巴小结又称脾小体，主要含 B淋巴细胞，偏一侧有1 ~ 2 条中央动脉。动脉周围淋巴鞘是围绕在中央动脉周围弥散淋巴组织，主要由 T 淋巴细胞组成。

（2）边缘区　位于白髓和红髓交界区。

（3）红髓　由脾索及脾窦构成。红髓呈索状，并相互连接成网称脾索。脾索内主要为 B 淋巴细胞，并有网状细胞、巨噬细胞、浆细胞、红细胞等。

脾窦又称血窦，位于脾索之间，呈不规则的腔隙。窦壁由杆状的内皮细胞和不连续的基膜构成。在窦壁的内、外面均有巨噬细胞。

（三）胸腺

胸腺位于胸骨柄后方，上纵隔前部，大血管的前面，少数人的胸腺可向上突入颈根部（图8-71）。胸腺分为不对称的左、右两叶，两者借结缔组织相连，每叶多呈扁条状，质软。新生儿及幼儿时期相对较大。随着年龄的增长，胸腺继续发育，至青春期后，逐渐萎缩，腺组织被脂肪组织所代替，称为胸腺残件。

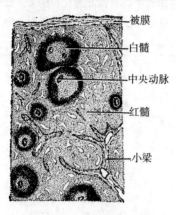

图8-70 脾的微细结构

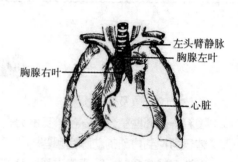

图8-71 胸腺的位置和形态

胸腺的功能是分泌胸腺素和产生T淋巴细胞。胸腺素由上皮性网状细胞分泌，它可以使从骨髓迁移来的造血干细胞分裂、分化成T淋巴细胞。随血流离开胸腺后，即成为有免疫应答能力的T细胞，播散到淋巴结和脾内，成为这些器官内T淋巴细胞的发生来源。因此，胸腺是人体重要的免疫器官，但是当T淋巴细胞已充分繁殖并播散到机体的其他淋巴器官后胸腺的重要性也就逐渐降低。全身淋巴回流简表：

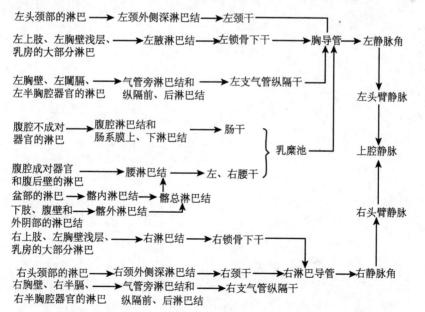

图8-72 全身淋巴流注示意图

【重点提示】淋巴系统主要由淋巴管道、淋巴器官和淋巴组织组成。淋巴管道最终汇合成 9 条淋巴干和 2 条淋巴导管。淋巴器官包括淋巴结、脾和胸腺。

知识链接

　　淋巴结在附近器官和周围组织出现炎症时会肿大，对临床诊断具有实际意义，例如：面部和口腔感染时，下颌下淋巴结肿大；胃癌时癌细胞可经胸导管蔓延至左颈干，造成左锁骨上淋巴结肿大；再有肺炎时肺门淋巴结肿大，乳腺癌时腋窝淋巴结肿大。

思考题

1. 简述心的位置及体表投影。
2. 腹腔干有哪些主分支？各分支的分布范围？
3. 体表可摸到搏动的动脉有哪些？
4. 常选作静脉穿刺、输液的浅静脉有哪些？
5. 一阑尾炎患者，经手背静脉网的尺侧滴注庆大霉素，经何途径可到达阑尾？
6. 门静脉回流受阻时，为什么会出现呕血和便血？
7. 胸导管的起始、行程、注入部位和收集范围如何？

（杨海涛）

第九章

感觉器官

学习目标

　　1. 掌握眼球壁的层次和形成结构；眼房的位置和房水的循环；眼球屈光物质的构成；位置觉和听觉感受器的名称与作用。

　　2. 熟悉视网膜的结构；晶状体和玻璃体的位置与形态；眼球外肌的名称与作用；鼓室各壁；听骨链及组成；骨迷路与膜迷路的分部和各部的主要结构。

　　3. 了解眼睑的结构；结膜的分部；泪器的组成；外耳的形态；听小骨的形态；皮肤的组成。

　　感觉器是指感受特定刺激的器官，它是由感受器和附属结构所构成的。感受器的构造简繁不一，如皮肤内的痛觉感受器，结构很简单，仅为感觉神经的游离神经末梢；有的较为复杂，如触觉小体、环形小体；有的更为复杂，除神经末梢外还具有各种对感受器起保护和使感受器的功能充分发挥的辅助装置，这种复杂的特殊感受器即本章要介绍的感觉器（感官）。本章着重叙述视器（眼）和前庭蜗器（耳）。

　　感受器是指机体接受内、外环境中各种刺激的特殊结构，其组成形式多种多样。感受器具有接受刺激并将其转化为神经冲动的功能。感受器按分布与功能分为：

　　1. 外感受器　分布于体表，感受体外环境的变化，常引起清晰的主观感觉。它们是机体与外环境间联系的纽带。

　　2. 内感受器　分布于体内，感受体内环境的变化，往往不能引起清晰的感觉。它们在维持内环境的相对稳定和机体功能的协调统一中起着重要作用。

　　3. 本体感受器　分布于肌、腱、关节和内耳等处，感受机体运动和平衡的刺激。

第一节　眼

　　眼 eye 是感受光刺激的器官，又称视器。包括眼球和眼副器两部分（图 9 - 1）。

一、眼球

眼球位于眶内，呈球形，向后经视神经连于脑。眼球包括眼球壁和眼球内容物两部分。

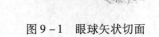

（一）眼球壁

眼球壁分外膜、中膜、内膜三层。

1. 外膜

图 9 - 1　眼球矢状切面

外膜又称纤维膜，由致密结缔组织构成。

（1）角膜：占纤维膜的前 1/6，略向前突，无色透明，有折光作用。角膜上无血管，但有丰富的神经末梢，因此感觉非常灵敏。

（2）巩膜：占纤维膜的后 5/6，呈乳白色，坚韧而不透明。

角膜与巩膜交界处有环形的巩膜静脉窦。与眼静脉相通。

2. 中膜

中膜又称血管膜，由疏松结缔组织构成，富含血管和色素。

中膜从前向后依次为虹膜、睫状体和脉络膜。

（1）虹膜：位于角膜后方，呈棕黑色圆盘状，中央的圆孔为瞳孔，使光线进入眼球内的唯一通道。虹膜内有两种排列方向不同的平滑肌，瞳孔周围呈环形排列的为瞳孔括约肌，收缩后可使瞳孔缩小；呈放射状排列的为瞳孔开大肌，收缩后可使瞳孔扩大。

（2）睫状体：位于虹膜的后外方，前部较厚，表面有放射状的突起称睫状突。睫状突发出的睫状小带与晶状体相连。睫状体内有睫状肌，收缩和舒张可调节晶状体的屈光度。

（3）脉络膜：为血管膜后部的大部分，有丰富的血管和色素，具有营养眼球、吸收眼球内散射光线的作用（图 9 - 2）。

3. 内膜

内膜又称视网膜，为眼球壁的最内层。视网膜从前向后可分为视网膜盲部和视网膜视部两部分。视网膜盲部为视网膜贴附于睫状体和虹膜内面的部分，无感光作用；视网膜视部为视网膜贴附于脉络膜内面的部分，有感光作用。通常所说的视网膜是指视网膜视部。

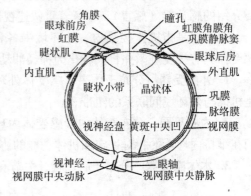

图 9 - 2　眼球水平切面

视网膜后部中央偏内侧处，有一白色隆起称视神经盘，由视网膜节细胞轴突集合而成，此处无感光作用故称生理性盲点。

在视神经盘的外侧有一黄色小区称黄斑，黄斑中央略凹称中央凹，是感光最敏锐之处（图 9 - 3）。

视神经盘和黄斑可通过眼底镜观察到。

视网膜的组织结构可分两层：

外层为色素部，由单层色素上皮构成，紧贴于脉络膜。

内层为神经部，由三层细胞组成，由外向内分别为：感光细胞、双极细胞和节细胞。

感光细胞又分为视锥细胞和视杆细胞，视锥细胞分布于视网膜中央，尤以中央凹最密集，具有感受强光、辨色的能力，主要在强光下发挥作用。

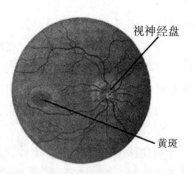

图 9-3 视网膜的血管

视杆细胞分布于视网膜的周边，能感受弱光，无辨色能力，主要在弱光下发挥作用。

视锥细胞和视杆细胞都与双极细胞发生突触联系，双极细胞再与节细胞联系，节细胞的轴突构成视神经（图9-4）。

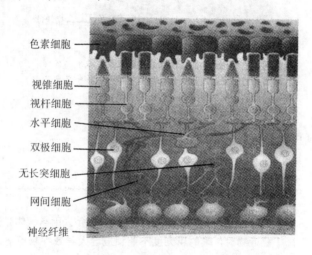

图 9-4 视网膜的主要细胞层次及其联系模式图

知识链接

视网膜神经部与色素部分离，临床上称为视网膜脱离，是一种严重的致盲性疾病。视网膜脱离后，得不到脉络膜的血液供应，色素上皮易萎缩，视力不易恢复。

（二）眼球内容物

眼球内容物包括房水、晶状体和玻璃体。

1. 房水

眼房为角膜与晶状体之间的腔隙，被虹膜分隔成角膜与虹膜之间的前房与虹膜与晶状体之间的后房，前、后房之

知识链接

眼内房水循环障碍，使眼内压升高，临床称为青光眼，可以导致视力受损。

间借瞳孔相通。前房的周边部，即虹膜与角膜之间的夹角称虹膜角膜角。

房水为无色透明的液体，充满于眼房内。

房水由睫状体产生，首先进入眼房后房经瞳孔流入前房，在虹膜角膜角处渗入巩膜静脉窦，最后汇入眼静脉，此过程称房水循环。

房水的正常循环有维持眼压、营养角膜及晶状体的功能。

2. 晶状体

晶状体位于虹膜与玻璃体之间胶状物质，形似双凸透镜，无色透明，富有弹性。晶状体外包一层由胶原纤维组成的晶状体囊，此囊借睫状小带连于睫状突上（图9-5）。

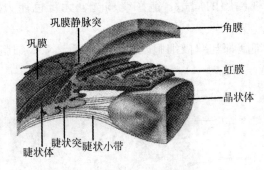

巩膜静脉突　　　　角膜
巩膜　　　　　　　虹膜
　　　　　　　　　晶状体
睫状体　睫状突　睫状小带

图9-5　晶状体与睫状小带

晶状体的凸度可随睫状肌的舒缩而改变。

知识链接

晶状体因为病变或者创伤等原因变浑浊，称为白内障。老年人因晶状体弹性下降，睫状肌对晶状体的调节能力下降，视近物时，眼的屈光度不能相应增大导致视物不清，称为老视，俗称花眼。

3. 玻璃体

玻璃体为无色透明的胶状物质，充填于晶状体与视网膜之间，有折光和支撑视网膜的作用（图9-2）。

【重点提示】角膜、房水、晶状体、玻璃体这四种结构均无色透明并具有折光作用，构成眼球的折光系统，折光最强的是晶状体，且具有通过凸度的改变调节视光距离。

二、眼副器

眼副器是眼球周围对眼球起保护、支持和运动的附属结构的总称。包括眼睑、结膜、泪器和眼球外肌等。

（一）眼睑

眼睑遮盖眼球前方，有保护眼球的作用。

眼睑分为上睑和下睑，上、下睑之间的裂隙，称睑裂。睑裂的内侧端称内眦；外侧端称外眦。眼睑的游离缘称睑缘。眼睑内有由致密结缔组织构成的半月形睑板，睑板内有睑板腺。睑板腺开口于睑缘，分泌油样液体，有润滑睑缘和防止泪液外溢的作用。

上、下睑缘内侧端各有一小突起，突起中央有一小孔分别称上泪点、下泪点，是泪小管的入口（图9-6）。

（二）结膜

结膜是薄而透明富有血管的黏膜。衬于眼睑内面的称睑结膜，覆盖在巩膜前部的称球结膜。

睑结膜与球结膜互相移行，其反折处分别形成结膜上穹和结膜下穹，闭眼时上、下穹合成结膜囊（图9-7）。

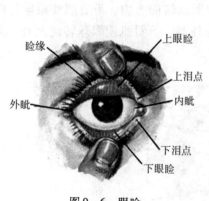

图9-6 眼睑

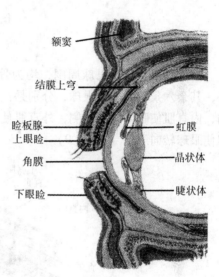

图9-7 结膜和结膜囊

（三）泪器

包括泪腺和泪道

1. 泪腺

泪腺位于眶上壁外侧部的泪腺窝内，其排泄管开口于结膜上穹。泪腺分泌的泪液内含有溶菌酶，具有湿润眼球表面，防止角膜干燥和清洁与杀菌作用。

2. 泪道

泪道包括泪小管、泪囊和鼻泪管。泪小管上、下各一，分别起始于上、下泪点，开口于泪囊。泪囊是一膜性囊，位于眶内侧壁的泪囊窝内，上部为盲端，下端移行为鼻泪管。鼻泪管下端开口于下鼻道（图9-8）。

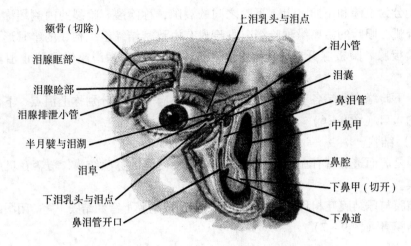

图 9-8　泪器

（四）眼球外肌

眼球外肌配布于眼球周围，均为骨骼肌，共有七条。除一条上睑提肌能上提上睑外，其余六条均能运动眼球，分别是：上直肌使眼球转向上内，下直肌使眼球转向下内，内直肌使眼球转向内侧，外直肌使眼球转向外侧，下斜肌使眼球转向上外，上斜肌使眼球转向下外（图 9-9）。

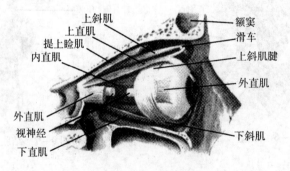

图 9-9　眼球外肌

眼球的正常运动即由这六条眼外肌协同收缩完成。

三、眼的血管

（一）动脉

分布到眼的动脉主要是眼动脉。眼动脉是颈内动脉在颅腔内的分支，经视神经管入眶，分支分布于眼球、眼球外肌、泪腺和眼睑等。其中最重要的分支是视网膜中央动脉。该动脉于眼球后方穿入视神经内，于视神经盘穿出并分为视网膜鼻侧上、下动脉和视网膜颞侧上、下动脉，分布并营养视网膜。临床常用眼底镜观察此动脉，以辅助诊断某些疾病。

（二）静脉

眼的静脉主要有眼上静脉和眼下静脉，收集眼球和眶内其他结构的静脉血，经眶上裂入颅腔，注入海绵窦。眼的静脉向前借内眦静脉与面静脉相通。

第二节　耳

耳称前庭蜗器，可分为外耳、中耳和内耳三部分。由感受声波刺激的听觉感受器和感受位置变化的位置觉感受器组成。

一、外耳

外耳包括耳廓、外耳道和鼓膜三部分。

（一）耳廓

耳廓又称耳郭，位于头部两侧，它与外耳道共同组成漏斗状结构，可收集声波。耳廓大部分以弹性软骨为支架，外覆皮肤，中部靠前的深凹为外耳门。

耳廓的下部无软骨部分为耳垂，可作为采血的部位。

（二）外耳道

外耳道是外耳门至鼓膜的一段向前下方弯曲的管道。外 1/3 为软骨部，内 2/3 为骨部。外耳道的皮肤内有耵聍腺，可分泌黄褐色的黏稠液体，称为耵聍，可保护鼓膜。外耳道的皮下组织较少，皮肤与骨膜和软骨膜结合紧密。

（三）鼓膜

鼓膜位于外耳道与鼓室之间，为一半透明薄膜，呈椭圆形向内下倾斜，中部凹陷称鼓膜脐，与锤骨柄末端附着。

鼓膜的上 1/4 为松弛部，下 3/4 为紧张部，活体观察鼓膜时可见到锥形的反光区，称光锥（图 9 - 11）。

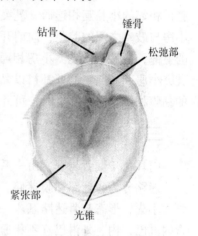

图 9 - 11　鼓膜（右侧）

二、中耳

中耳位于外耳和内耳之间，包括鼓室、咽鼓管、乳突窦和乳突小房。

（一）鼓室

鼓室是颞骨内的一个不规则的含气小腔，位于鼓膜与内耳之间。鼓室的外侧壁为鼓膜，内侧壁为内耳，在内侧壁的后部有两个孔，位于后上部的呈卵圆形，称前庭窗，有镫骨底覆盖。位于后下部的呈圆形，称蜗窗，被膜（又称第二鼓膜）封闭。鼓室的前壁借咽鼓管与咽相通，后壁经乳突窦通乳突小房。上壁为鼓室盖，与颅中窝相邻。下壁为颈静脉壁，与颈内静脉起始部相邻。

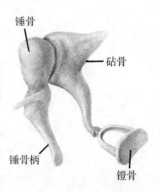

图 9 - 12　听小骨

在鼓室内有三块小骨，由于其功能与听觉的产生有关，故称听小骨（图9－12）。

听小骨是人体最小的骨，由外向内为锤骨、砧骨和镫骨。

锤骨与鼓膜相连，镫骨与内耳的前庭窗相接，听小骨之间以关节相连构成听骨链，听骨链对声波有传导和调节作用。

（二）咽鼓管

咽鼓管为中耳鼓室与鼻咽部之间的通道。其功能可使鼓室与外界气压均衡，以维持鼓膜的正常形态，利于鼓膜的振动。

咽鼓管通常处于关闭状态，当吞咽或打呵欠时可暂时开放。

【重点提示】咽鼓管连通中耳鼓室和鼻咽部。小儿的咽鼓管较短、粗，走行近似水平位。因此，小儿咽部、口腔内的感染，细菌容易经咽鼓管蔓延到中耳，引起中耳炎。

（三）乳突窦和乳突小房

乳突小房为位于颞骨乳突内的许多含气小腔，相邻的小腔互相连通。乳突窦为介于乳突小房与鼓室之间的腔隙，向前开口于鼓室后壁的上部，向后下与乳突小房相通（图9－13）。乳突小房和乳突窦的壁都衬以黏膜，并与鼓室的黏膜相续，故中耳炎时，可并发乳突炎。

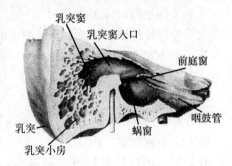

图9－13 乳突小房

三、内耳

内耳位于颞骨岩部，由一系列复杂的管道组成，故又称为迷路。

迷路分为骨迷路和膜迷路，骨迷路是骨性的管道；膜迷路是套在骨迷路内的膜性管和小囊，形态与骨迷路基本一致。骨迷路与膜迷路之间的间隙含外淋巴，膜迷路内含内淋巴，内、外淋巴互不相通。

（一）骨迷路

骨迷路由后向前分为骨半规管、前庭和耳蜗三部分。（图9－14）

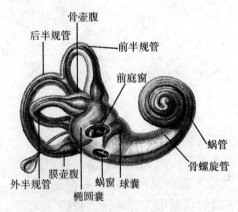

图9－14 骨迷路与膜迷路

1. 骨半规管

由三个互相垂直的半环形小管组成。每个半规管都通过两个骨脚与前庭相连，其中一个骨脚膨大，称为骨壶腹（图9-14）。

2. 前庭

位于骨半规管和耳蜗之间，略呈不规则的椭圆形小腔。前庭外侧壁即鼓室内侧壁，有前庭窗和蜗窗。后壁与骨半规管相通；前壁与耳蜗相通。

3. 耳蜗

位于前庭的前方，构成骨迷路的前部，形似蜗牛壳。由骨性蜗螺旋管围绕蜗轴旋转2圈半构成。蜗轴向蜗螺旋管发出骨螺旋板，骨螺旋板的游离缘与蜗管的基底膜相连（图9-15）。

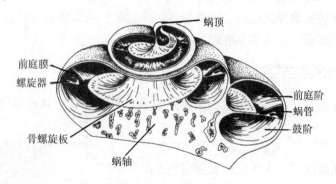

图9-15 耳蜗的构造

（二）膜迷路

膜迷路由膜半规管、椭圆囊与球囊及蜗管组成。

1. 膜半规管

膜半规管位于骨半规管内，每一膜半规管在骨壶腹中也有一膨大的结构称膜壶腹。膜壶腹内壁有一嵴状隆起，称壶腹嵴，为平衡觉感受器，可感受旋转运动的刺激。

2. 椭圆囊与球囊

为位于前庭内的两个膜性小囊，两囊相互连通。椭圆囊与膜半规管相通，球囊连于蜗管。两囊内均有向囊腔内形成的斑块状隆起，分别称椭圆囊斑和球囊斑，也是平衡觉感受器，可感受直线变速运动的刺激。

3. 蜗管

蜗管是连于骨螺旋板游离缘的膜性管，断面呈三角形，下壁为基底膜，上壁为前庭膜，外侧壁与骨螺旋管外侧壁的内面相贴。基底膜上有由毛细胞、支持细胞等结构形成的螺旋器（Cori器），为听觉感受器（图9-16）。

蜗管和骨螺旋板一起将蜗螺旋管分隔成上、下两部分，上部称前庭阶，下部称

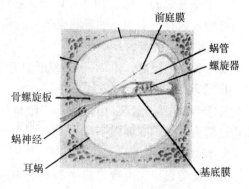

图9-16 蜗管的横切面

鼓阶，两部在蜗顶处借蜗孔相通。前庭阶和鼓阶内充满外淋巴，并分别与前庭窗和蜗窗相通。

声波经耳廓和外耳道传至鼓膜，引起鼓膜振动，再经听骨链传至前庭窗，使得前庭阶和鼓阶的外淋巴振动，继而引起蜗管内的内淋巴振动，刺激基底膜上的螺旋器，产生神经冲动。神经冲动经蜗神经传至脑的听觉中枢，产生听觉。

第三节 皮 肤

皮肤 skin 是人体最大的器官，覆盖于身体表面，成人皮肤的表面积平均为 $1.7m^2$，它借皮下组织与深部的组织相连。

皮肤具有保护机体深部结构、感受外界多种刺激、调节体温、吸收和排泄等功能。当皮肤受到严重破坏时，可危及生命。

一、皮肤的微细结构

皮肤由表皮和真皮两部分组成。真皮位于表皮的深面，由致密结缔组织构成（图9-17）。

（一）表皮

表皮是皮肤的浅层，为角化的复层扁平上皮。

身体各部的表皮薄厚不一，但由深到浅均由五层构成。

1. 基底层

位于表皮的最深层，借基膜与深部的真皮相连。基底层是一层排列整齐的立方形或矮柱状细胞构成，具有较强的分裂增殖能力，新生的细胞逐渐向表层推移，依次转化成其他各层细胞。

在基底层细胞之间散在分布着一些黑色素细胞，此种细胞的多少，可决定皮肤的颜色的深浅。

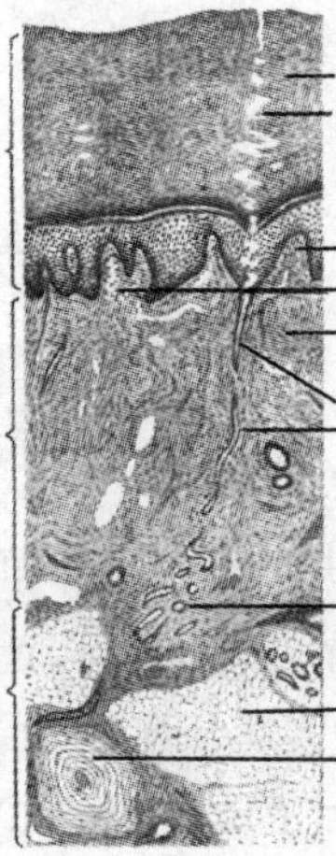

2. 棘层

位于基底层的浅层，由4~10层多边形细胞组成，细胞表面有许多细小的棘状突起，故称棘细胞。

图9-17 皮肤的微细结构

3. 颗粒层

位于棘层的浅层，由2~3层梭形细胞组成。细胞质内有较粗大的透明角质颗粒。

4. 透明层

位于颗粒层的浅层，由数层扁平细胞组成。细胞质呈均质透明状，细胞核和细胞器均已消失，细胞间界限不清。

5. 角质层

为表皮的表层，由数层扁平的角质细胞组成。细胞质内充满角质蛋白，具有较强的耐摩擦和耐酸、耐碱等作用（图9-18）。

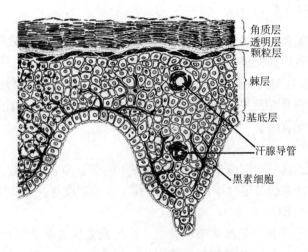

图 9 - 18　表皮细胞的层次

（二）真皮

真皮分为乳头层和网状层，真皮深部与皮下组织连接，但两者之间无明显界限。

1. 乳头层

是与表皮相连的部分，结缔组织呈乳头状突向表皮，称真皮乳头。乳头内有丰富的毛细血管和感受器，如游离神经末梢和触觉小体等。

真皮乳头扩大了表皮与真皮的接触面，使两者连接牢固，并有利于表皮从真皮组织液中吸取营养。

2. 网状层

在乳头层的深部，较厚，与乳头层无明显分界。

此层结构较致密，粗大的胶原纤维束互相交织成稠密的网状，并含有许多弹性纤维，使皮肤具有较强的韧性和弹性。网状层内含有许多细小的血管、淋巴管和神经，以及毛囊、汗腺、皮脂腺和环层小体等。

【重点提示】皮下组织又称浅筋膜，其纤维与真皮直接相连，由疏松结缔组织和脂肪组织构成。临床上将药物注入皮下组织，称为皮下注射。皮内注射是把药物注入真皮内。

二、皮肤的附属结构

皮肤的附属结构包括毛发、皮脂腺、汗腺和指（趾）甲等。

（一）毛发

毛发分毛干和毛根两部分。毛干露于皮肤的外面，毛根埋入皮肤内，周围包有毛囊，毛囊由上皮组织和结缔组织构成。毛根和毛囊的下端合为一体，成为膨大的毛球。毛球底部凹陷，结缔组织突入其内，形成毛乳头，毛乳头是富含血管和神经的结缔组织，对毛发的生长有重要作用。

毛囊的一侧附有一束平滑肌连接真皮，称立毛肌，其收缩时可使毛发竖立（图 9 - 19）。

（二）皮脂腺

皮脂腺位于毛发和立毛肌之间，开口于毛囊上段或皮肤表面。皮脂腺能分泌皮脂，对皮肤和毛发具有滋润和保护作用。

【重点提示】青春期，皮脂腺分泌旺盛，尤其是面部的皮脂腺更是如此。如果不注意面部的清洁，就容易好发皮脂腺囊肿，即俗称的"青春痘"。因此一定要注意常洗脸，同时不要滥用化妆品。

（三）汗腺

汗腺属管状腺，其分泌部位于真皮深层和皮下组织，导管由真皮上行，穿过表皮，开口于皮肤表面。汗腺的分泌物叫汗液，具有排泄水分和废物、调节体温等作用。

（四）指（趾）甲

指（趾）甲位于手指和足趾末节的背面，由排列紧密的角质层形成。它的前部露出于体表，叫甲体，后部埋在皮肤内，称甲根；甲体下面的皮肤，为甲床；甲体两侧的皮肤皱襞，叫甲襞；甲襞与甲体之间的沟，叫甲沟，甲沟易被细菌感染，形成甲沟炎（图9－20）。

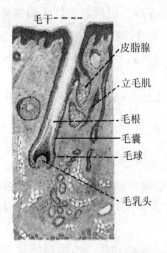

图9－19　毛发与皮脂腺

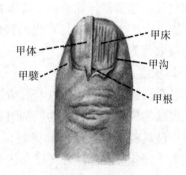

图9－20　指甲

思考题

1. 眼球壁的外膜和中膜各可形成哪些结构？
2. 虹膜内有哪两种平滑肌？各呈什么形态？有何作用？
3. 何谓视神经盘和黄斑？
4. 视网膜可分哪几层？感光细胞有哪两种？各有何作用？
5. 眼球的折光系统包括什么？
6. 房水是如何产生与循环的？
7. 当视近物和视远物时，晶状体是如何调节的？
8. 眼外肌有哪几块？各有何作用？

9．描述鼓膜的形态与作用。

10．中耳包括哪几部分？鼓室的内、外侧壁如何构成？听小骨有哪几块？

11．骨迷路和膜迷路分别由哪几部分构成？

12．内耳的平衡觉和听觉感受器分别是什么？有何作用？

13．声波的气传导途径？

14．表皮细胞由深到浅可分哪几层？

（周树启）

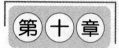

第十章

神经系统

学习目标

1. 掌握神经系统的区分和组成；脊髓的位置、外形和内部结构；脑干位置和分部；小脑的位置、形态和功能；丘脑腹后核的纤维联系；端脑的分叶及主要沟回，大脑皮质的机能定位、各机能区的位置和功能，内囊的位置、分部及通过的传导束；蛛网膜下隙、小脑延髓池、终池位置及临床意义；各神经丛主要分支和分布，胸神经前支在胸腹壁的节段性分布；脑神经的名称和分支分布；交感、副交感神经低级中枢的部位；感觉和运动神经传导通路各级神经元的部位和传导路交叉部位。

2. 熟悉神经元的分类；脊髓节段与椎骨的关系；脑各部的区分；第三脑室的位置和交通；侧脑室的位置及交通；硬脑膜的组成特点、形成物；小脑下后动脉、大脑后动脉的分布范围；周围神经的分部；交感干的位置、组成及椎前节的位置；副交感神经低极中枢的部位及副交感神经节的名称；交感神经和副交感神经的主要区别；骨骼肌随意运动上、下两级神经元管理的基本情况；锥体外系的组成及机能概念。

3. 了解神经系统的功能和结构；下丘脑的功能；大脑髓质的纤维分类，边缘系统；脊神经的纤维成分和分支；脑神经的纤维成分；内脏神经的区分、分布和机能概况，脑的静脉；脊髓的血液供应来源；脑的屏障；锥体外系概念。

神经系统由位于颅腔的脑、椎管内的脊髓以及连于脑和脊髓的周围神经组成。神经系统是人体结构和功能最复杂的系统，由数以亿万计的、互相联系的神经元和神经胶质细胞组成，在机体内起主导作用。它控制和调节其他系统的活动，使机体成为一个有机的整体，以适应不断变化着的环境。

第一节 概 述

人类神经系统的形态和功能是经过漫长的进化过程而形成的。在人类的长期进化过程中，由于生产劳动、语言交流和社会生活的发生和发展，使人类大脑皮质在结构和功能上发生了质的飞跃，而且有了分析语言的中枢。因此，人类大脑皮质是思维、意识活动的物质基础，不仅能被动地适应环境的变化，还能主动地认识世界和改造世界。

一、神经系统的分部

神经系统由中枢神经系统（ntral nervous system，CNS）和周围神经系统（ripheral nervous system，PNS）两大部分组成（图 10 - 1）。中枢神经系统包括脑和脊髓，分别位于颅腔和椎管内；周围神经系统包括与脑相连的 12 对脑神经、与脊髓相连的 31 对脊神经和内脏神经三部分。

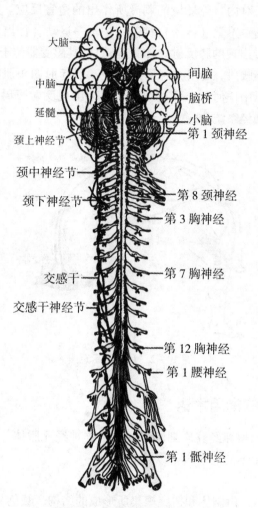

图 10 - 1　神经系统的构成

脑神经和脊神经分布于全身皮肤、骨骼和骨骼肌的纤维，称躯体神经。内脏神经在分布中常与脑、脊神经合并走行，分布于内脏、心血管和腺。内脏神经包括内脏感觉神经和内脏运动神经。内脏运动神经又称自主神经（autonomic nervous system，ANS）或植物性神经。根据结构和功能不同，又分为交感神经和副交感神经。其大致关系下：

$$
神经系统
\begin{cases}
中枢神经系统（CNS）\begin{cases}脑 \\ 脊髓\end{cases} \\
周围神经系统（PNS）\begin{cases}脑神经：12 对 \\ 脊神经：31 对\end{cases}
\end{cases}
$$

$$
内脏神经\begin{cases} 内脏运动神经\begin{cases} 交感神经 \\ 副交感神经 \end{cases} \\ 内脏感觉神经 \end{cases}
$$

二、神经系统的活动方式

神经系统是机体内的主导系统，它的基本活动方式是反射。反射 reflex 是神经系统在调节机体的活动中，对内、外环境的刺激所作出的适宜反应。反射活动的解剖结构是反射弧，包括感受器→感觉（传入）神经→中枢→运动（传出）神经→效应器（图10 - 2）。如叩击髌韧带出现的膝反射（伸膝运动），其感受器位于髌韧带内，传入神经是股神经，中枢在脊髓腰段，传出神经为股神经，引起股四头肌收缩，即是一个最简单的反射。如果反射弧中任何一个环节损伤，都会出现反射障碍。因此，临床上常用检查反射活动来诊断神经系统的疾病。

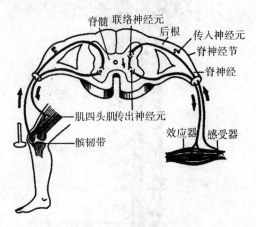

图 10 - 2　反射弧示意图

三、神经系统的常用术语

神经组织由神经元和神经胶质细胞组成。根据神经元胞体、树突和神经纤维的配布及所在部位不同给予不同的术语名称。

1. 灰质和白质

在中枢神经系统内，由胞体和树突聚集所形成的结构，颜色灰暗，称灰质；由神经纤维（轴突及其髓鞘）聚集所形成的结构，颜色白亮，称白质。

2. 皮质和髓质

位于大、小脑表面的灰质称皮质；位于大、小脑深面的白质称髓质。

3. 神经核和神经节

由形态和功能相似的神经元胞体聚集形成的团块状结构，在中枢神经系统内称为神经核；在周围神经系统内称为神经节。

4. 神经和纤维束

起止、行程、功能相近的神经纤维在中枢神经系统聚集形成的结构称纤维束，在周围神经系统聚集形成的结构称为神经。

5. 网状结构

在中枢神经系统内，由神经纤维彼此交错形成的网眼中充以大、小不等的灰质团块而形成的结构。脑干内最为明显。

第二节　中枢神经系统

一、脊髓

（一）脊髓的位置和外形

脊髓位于椎管内，长约 42～45cm，上端在枕骨大孔处与延髓相连，下端在成人平第 1 腰椎体下缘；新生儿约平第 3 腰椎体下缘。

脊髓呈前后略扁的圆柱形，外包被膜，它与脊柱的弯曲一致。全长有两处膨大部，上部称颈膨大，下部称腰骶膨大。脊髓末端变细呈圆锥状，称脊髓圆锥，向下延续的细丝称终丝（图 10－3，图 10－4）。

脊髓表面有 6 条纵行的沟和裂。前面正中的深沟为前正中裂；后面正中的浅沟为后正中沟。在脊髓的两侧，各有两条外侧沟即前外侧沟和后外侧沟。

脊髓自前外侧沟依次穿出 31 对脊神经前根，由运动神经纤维组成；后外侧沟依次穿入 31 对脊神经后根，由脊神经节感觉神经元的中枢突组成。每条后根上都有一膨大，称脊神经节。前根与后根在椎间孔处合成脊神经（图 10－5），脊神经共有 31 对。与每一对脊神经相连的一段脊髓，称一个脊

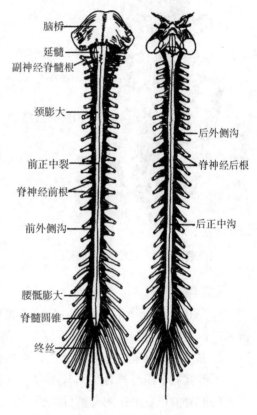

图 10－3　脊髓的外形

髓节段。因此，脊髓有 31 个节段，即颈髓 8 节、胸髓 12 节、腰髓 5 节、骶髓 5 节和尾髓 1 节。

胚胎早期，脊髓和椎管的长度基本相同，脊髓各节段与相应的椎骨大致平齐。所有的神经根均呈水平方向进出椎间孔。自胚胎第 4 个月起椎骨的增长速度超过了脊髓，由于脊髓上端与脑相连相对固定，下端各节段逐步高于相应的椎骨，出生时，脊髓下端与第 3 腰椎平齐。至成人，脊髓下端在第 1 腰椎体下缘。由于脊髓比脊柱短，而脊神经需从相应的椎间孔出椎管，故神经根从上向下逐渐加长，在脊髓末端以下，腰、骶、尾神经根聚集成束，围绕终丝，形成马尾。因此，脊髓的节段与相应的椎骨不完全对应（图 10－6）。

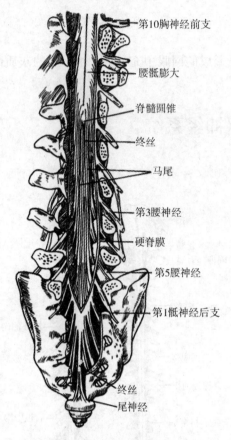

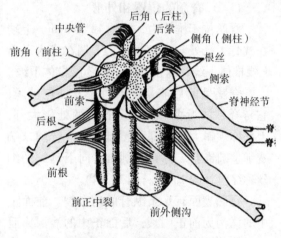

图 10 - 4　脊髓圆锥与马尾　　　　图 10 - 5　脊髓结构示意图

【重点提示】

1. 临床上常选择第 3、4 或第 4、5 腰椎棘突之间进针行蛛网膜下隙穿刺抽取脑脊液，以避免损伤脊髓。

2. 成人第 1 腰椎以上椎骨骨折，可损伤脊髓导致截瘫。

了解脊髓节段与椎骨的对应关系，有其重要的临床意义。在脊柱骨折时，可根据受伤的椎骨的位置来推测脊髓可能受损伤的节段。

已经知道脊髓节段数推算出平对的椎体数。

上颈髓节数（C_{1-4}）= 平对的椎体数。

下颈髓节数（C_{5-8}）- 1 = 平对的椎体数。

上胸髓节数（T_{1-4}）- 1 = 平对的椎体数。

中胸髓节数（T_{5-8}）- 2 = 平对的椎体数。

下胸髓节数（T_{9-12}）- 3 = 平对的椎体数。

全部腰髓节段数平对 10 - 12 胸椎体。

全部骶、尾髓节段平对第 1 腰椎体。

（二）脊髓的内部结构

脊髓由灰质和白质两大部分组成，脊髓各节段中的内部结构大致相似。在脊髓的横切面上，可见中央有一细小的中央管，它的周围是蝶形或"H"形的灰质，灰质的周围为白质（图10－7）。此外，在灰、白质的交界处，还有网状结构。

1. 灰质

在脊髓横断面上，灰质呈蝶形。两侧灰质前端扩大为前角（前柱），主要由运动神经元组成，该神经元发出的轴突组成脊神经前根，支配骨骼肌。根据形态和功能，把前角运动神经元分为大、小两型：大型细胞为α运动神经元，支配骨骼肌的运动；小型细胞为γ运动神经元，其作用与调节肌张力有关，故脊髓前角受损时，引起同侧相应骨骼肌的随意运动障碍，反射消失，肌萎缩等，临床称软瘫。

每侧灰质后端窄小为后角（后柱），内含中间神经元，接受来自脊神经后根的感觉纤维。后角固有核发出的纤维上行到背侧丘脑，有的组成同侧的脊髓小脑后束。

在脊髓胸1～腰3节段前后角相接处的中间带外侧是侧角（后柱），内含有交感神经元，是交感神经的低级中枢。在脊髓骶2～4节段，相当于侧角部位的骶副交感神经核，是副交感神经在脊髓的低级中枢。

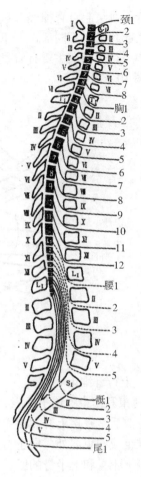

图10－6 脊髓节段与椎骨的对应关系

知识链接

脊髓灰质炎又称小儿麻痹症，是由脊髓灰质炎病毒引起的小儿急性传染病，以粪－口感染为主要传播方式，多发生在<5岁小儿，尤其是婴幼儿。病毒侵犯脊髓灰质前角运动神经元，造成弛缓性肌肉麻痹，病情轻重不一，轻者无瘫痪出现，严重者累及生命中枢而死亡；大部分病例可治愈，仅小部分留下瘫痪后遗症。口服脊髓灰质炎减毒活疫苗（糖丸）后，发病率明显降低。

---

2. 白质

脊髓的白质以前、后外侧沟为界，每侧分为三个索。前正中裂和前外侧沟之间的白质称前索，前、后外侧沟之间为外侧索，后外侧沟与后正中沟之间为后索，在前正中裂的前方，可见由左右横越纤维构成的白质前连合。各索都由传导神经冲动的上、下行纤维束构成。在白质内向上传递神经冲动的传导束称为上行（感觉）纤维束，向下传递神经冲动的传导束称为下行（运动）纤维束。这两种纤维束多位于白质的周围部。紧靠近灰质的周边，还有一类较短的纤维束，称固有束。固有束主要在脊髓内不同节段间起联络作用。

上行纤维束起自脊神经节或脊髓的灰质，它将来自脊神经的神经冲动传入脑。下行纤维束起自脑的不同部位，下行终于脊髓的不同节段，将脑发出的神经冲动传至脊髓。其中上行传导束主要有脊髓丘脑束、薄束和楔束等；下行传导束主要有皮质脊髓束等（图10-7）。

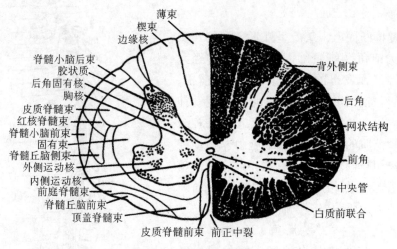

图 10-7　脊髓颈段横切面

（1）上行纤维束

① 薄束和楔束：位于后索，此二束均由起自脊神经节内的中枢突组成，经脊神经后根入脊髓后索直接上升。由第5胸节以下来的纤维组成薄束居内，由第4胸节以上来的纤维组成楔束居外，向上分别止于延髓内的薄束核和楔束核。薄、楔束分别传导来自同侧下半身和上半身的肌、腱、关节和皮肤的本体感觉（肌、腱、关节的位置觉、运动觉和震动觉）和精细触觉（如通过触摸辨别物体纹理粗细和两点间的距离）信息。当脊髓后索病变时，本体感觉和精细触觉的信息不能向上传入大脑皮质，在病人闭目时，就不能确定自己肢体所处的位置，站立时身体摇晃倾斜，也不能辨别物体的性状、纹理粗细等。

② 脊髓丘脑束：位于前索和外侧索的前半中。它将来自躯干和四肢的痛觉、温度觉及触、压觉的冲动上传大脑。

（2）下行纤维束

皮质脊髓束：是脊髓内最大的下行束，其纤维起源于大脑皮质躯体运动区的锥体细胞，下行经止于脊髓前角运动细胞。皮质脊髓束经内囊和脑干下行至延髓锥体交叉处，大部分纤维交叉至对侧形成皮质脊髓侧束，下行于脊髓外侧索的后部，直接或间接止于脊髓前角运动神经元，管理骨骼肌的随意运动；未交叉的纤维在同侧下行于脊髓前正中裂两侧，称皮质脊髓前束，在前索最内侧下行，大部分纤维经白质前连合逐节交叉至对侧前角；不交叉的部分纤维止于同侧前角，主要管理颈深肌群和躯干肌的随意运动。

（三）脊髓的功能

1. 传导功能

脊髓内的上、下行纤维束，是实现传导功能的重要结构。脊髓通过上行纤维束，将脊神经分布区的各种感觉冲动传至脑。通过下行纤维束和脊神经，将脑发出的神经冲动传到效应器（脑神经分布区除外）。因此，脊髓是脑和躯干、四肢的联系通路。

2. 反射中枢

脊髓的反射功能，是对来自内、外刺激所产生的不随意性反应。脊髓是反射活动的低级中枢，能完成许多反射活动，如膝反射。脊髓内含有交感神经元和副交感神经元，因此，脊髓也是内脏活动的低级中枢，例如排尿、射精、排便中枢位于脊髓的骶髓节段内。

【重点提示】当脊髓横断损伤时，由于上、下行传导束破坏，脊髓的传导功能丧失，损伤平面以下感觉、运动功能消失。

二、脑

脑位于颅腔内，人脑的平均重量为1400g。由端脑、间脑、小脑、中脑、脑桥和延髓六部分组成（图10－8，图10－9），中脑、脑桥和延髓三部分合称脑干（图10－10，图10－11），并与后10对脑神经相连。

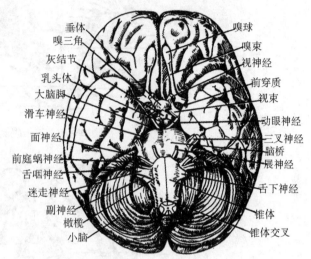

图10－8 脑的底面

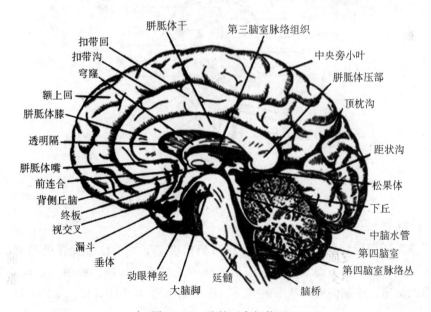

图10－9 脑的正中矢状面

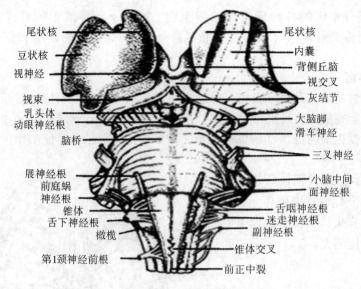

图 10 - 10　脑干腹侧面

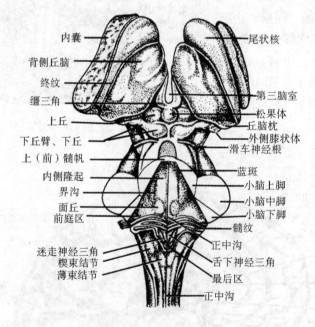

图 10 - 11　脑干背侧面

（一）脑干

脑干俯卧于颅后窝的斜坡上，上方与间脑相接，下方于枕骨大孔处与脊髓相连，后方连于小脑。脑干自下而上由延髓、脑桥和中脑组成。延髓、脑桥与小脑之间的室腔，称第四脑室，中脑内有一狭窄的管腔，称中脑水管（图 10 - 12，图10 - 13）。

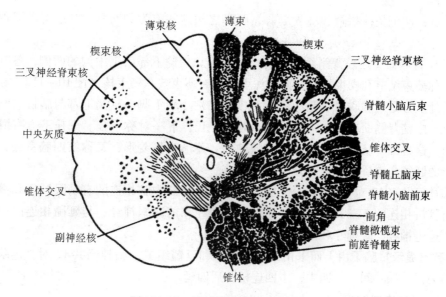

图 10 - 12 平延髓锥体交叉横切面

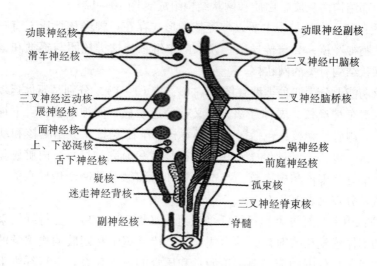

图 10 - 13 脑神经核在脑干背侧面的投影

1. 脑干的外形

（1）腹侧面：延髓：位于脑干的最下部，呈倒置的锥体形。前面有自脊髓上延的前正中裂，裂的两侧有一对纵行隆起，称锥体，深面是锥体束的纤维。锥体下端是锥体交叉，为皮质脊髓束在此交叉所形成。锥体的外侧有一卵圆形隆起，称为橄榄。锥体与橄榄间的前外侧沟内，有舌下神经根出脑。在橄榄外侧，自上而下依次是舌咽神经、迷走神经和副神经（图 10 - 10）。

脑桥：位于脑干的中部，其腹侧面特别突出，称脑桥基底部。基底部正中有纵行的浅沟，称基底沟，容纳基底动脉。基底部向两侧延伸的巨大纤维束称小脑中脚，在移行处有粗大的三叉神经根出入。延髓与脑桥之间有明显的横行沟称延髓脑桥沟。沟中自内向外依次有展神经根、面神经根和前庭神经根出入。

中脑：两侧呈柱状隆起称大脑脚，两脚之间的凹陷为脚间窝，窝底有动眼神经根出脑。

（2）背侧面：延髓背侧面下半部形似脊髓。延髓下部后正中沟的两侧，各有两个隆起，称薄束结节和楔束结节，两者深面分别有薄束核和楔束核（图 10 - 11）。在楔束结节的外上方是延髓联系小脑的粗大纤维束，称小脑下脚，延髓上部与脑桥共同形成菱形窝。中脑背侧面有四个隆起，上一对称上丘，下一对称下丘。下丘下方有滑车神经传出，这是唯一从脑干后面传出的脑神经。菱形窝呈菱形，又称第四脑室底，中部有横行的髓纹为脑桥和延髓的分界。

脑神经共有 12 对，后 10 对与脑干相连。其中与中脑相连的有动眼神经和滑车神经；与脑桥相连的有三叉神经、展神经、面神经和前庭蜗神经；与延髓相连的有舌咽神经、迷走神经、副神经和舌下神经。

【重点提示】脑干由上而下由中脑、脑桥和延髓组成。脑神经共 12 对，连脑位置可总结为，一端二间，三四中，中四连桥，后四延。

2. 脑干的内部结构

脑干的内部结构由灰质、白质和网状结构组成（图 10 - 12）。

（1）灰质：脑干内的灰质主要以神经核的形式存在。神经核性质上有三类：①与脑神经相连的脑神经核；②与传导束相联系的中继核，这类核团与感觉和运动的传导有关；③与网状结构有关的网状核。

脑神经核功能上分为四种类型（图 10 - 13，表 10 - 1），分别是躯体运动核：包括动眼神经核、滑车神经核、展神经核、三叉神经运动核、面神经核、舌下神经核、疑核和副神经核；内脏运动核：包括迷走神经背核、下泌涎核、上泌涎核和动眼神经副核；躯体感觉核：包括三叉神经感觉核、蜗神经核和前庭神经核；内脏感觉核：孤束核。中继核主要有薄束核和楔束核，与本体觉和精细触觉的冲动传导有关。脑神经核在脑干的位置及分布见表 10 - 1。

（2）白质：由上行纤维束和下行纤维束组成（图 10 - 12）。上行纤维束包括传导躯干和四肢的本体感觉和精细触觉的内侧丘系，传导躯干和四肢的浅感觉的脊髓丘系和传递三叉神经分布范围的痛、温、粗触觉和压觉的三叉丘系。下行纤维束由至脊髓的皮质脊髓束和至脑干脑神经运动核的皮质核束构成。

表 10 - 1　脑神经核的性质、名称、位置及分布

性质	名称	位置	分布
躯体运动核	动眼神经核	上丘平面	上直肌、上睑提肌、内直肌、下直肌和下斜肌
	滑车神经核	下丘平面	上斜肌
	三叉神经运动核	脑桥中部	咀嚼肌
	展神经核	脑桥中部	外直肌
	面神经核	脑桥下部	面肌和颈阔肌
	疑核	延髓	腭肌、咽肌和喉肌
	副神经核	延髓	胸锁乳突肌和斜方肌
	舌下神经核	延髓	舌内肌和舌外肌

续表

性质	名称	位置	分布
内脏运动核	动眼神经副核	上丘平面	瞳孔括约肌和睫状肌
	上泌涎核	脑桥下部	泪腺、舌下腺和下颌下腺
	下泌涎核	延髓上部	腮腺
	迷走神经背核	延髓	胸、腹腔脏器及结肠左曲以上消化管
内脏感觉核	孤束核	延髓	胸、腹腔脏器及结肠左曲以上消化管、味蕾
躯体感觉核	三叉神经中脑核	中脑	面肌和咀嚼肌（深感觉）
	三叉神经脑桥核	脑桥	头面部、鼻腔和口腔（触觉）
	三叉神经脊束核	脑桥和延髓	头面部（痛、温觉）
	前庭神经核	脑桥、延髓	壶腹嵴、椭圆囊斑和球囊斑
	蜗神经核	脑桥、延髓	螺旋器

（3）网状结构：在脑神经核、界限明确的非脑神经核和长的上、下行纤维束之间还存在范围相当大的脑干网状结构。该结构的各类神经元相对较为散在，与纤维交错排列。

3. 脑干的功能

（1）传导功能：大脑皮质、脊髓与小脑相互联系的上行和下行纤维束都要经过脑干。

（2）反射的低级中枢：脑干内具有多种反射的低级中枢，脑桥内有角膜反射中枢和中脑有瞳孔对光反射中枢，延髓内有心血管运动中枢、呼吸运动中枢。

（3）网状结构的功能：脑干内的网状结构有维持大脑皮质觉醒、引起睡眠、调节骨骼肌张力和调节内脏活动等功能。

（二）小脑

1. 小脑的位置和外形（图10－14）

小脑位于颅后窝内，在延髓和脑桥的背侧，借小脑下脚、中脚和上脚与脑干相连。小脑与延髓上部、脑桥之间的腔隙称第四脑室。

小脑中间比较狭窄的部位称小脑蚓。两侧膨大的部分称小脑半球，小脑上面平坦，在小脑半球上面的前1/3与后2/3交界处，有一深沟称原裂。在小脑半球下面靠近枕骨大孔的椭圆形隆起，称小脑扁桃体。

【重点提示】当颅内压突然增高时，小脑扁桃体可被挤压而嵌入枕骨大孔，压迫延髓的心血管活动中枢和呼吸的基本节律中枢，危及生命，临床称小脑扁桃体疝（枕骨大孔疝）。

2. 小脑的分叶

根据小脑的发生、功能和纤维联系，小脑可分为3叶。

（1）绒球小结叶：位于小脑下面的最前部，包括绒球、绒球脚和小脑蚓前端的小结，因在发生上最古老，又称古小脑。

（2）前叶：位于小脑上部原裂以前的部分，还包括小脑下面的蚓垂和蚓锥体，因在发生上晚于绒球小结叶，又称旧小脑。

（3）后叶：位于原裂以后的部分，占小脑的大部分。在进化中属于新发生的结构，故称新小脑。

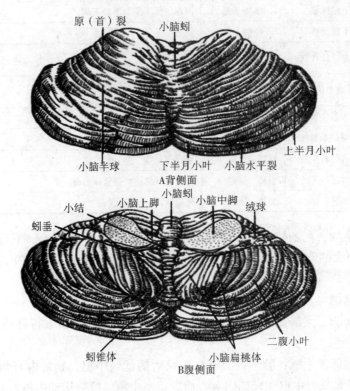

图 10 - 14　小脑外形

3. 小脑的内部结构

小脑表面被覆一层灰质，称小脑皮质；白质在深面，称小脑髓体，小脑髓体内有数对灰质核团，称小脑核，小脑核共有齿状核、栓状核、球状核和顶核 4 对，其中最大的核是齿状核（图 10 - 15）。

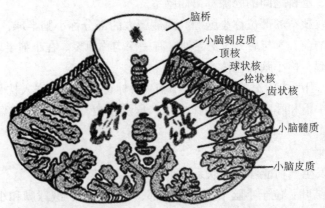

图 10 - 15　小脑核

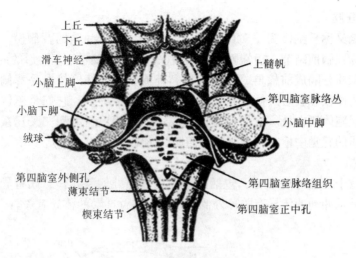

图 10 – 16　第四脑室脉络组织

4. 小脑的功能

小脑的功能主要是维持身体的平衡（古小脑）、调节肌张力（旧小脑）和配合大脑皮质，使随意运动更迅速、更准确、更协调（新小脑）。小脑损伤后表现：同侧肌张力降低，平衡失调，站立不稳，身体向同侧倾倒及同侧肢体运动共济失调（不协调）。

5. 第四脑室

第四脑室是位于延髓、脑桥与小脑之间的腔隙，呈四棱锥状，其底为菱形窝，顶朝向小脑。第四脑室向上借中脑水管与第三脑室相通，向下经延髓中央管通脊髓中央管，并借 1 个正中孔和 2 个外侧孔与蛛网膜下隙相通。（图 10 – 16）。

（三）间脑

间脑位于中脑和端脑之间。间脑内部的矢状位腔隙称第三脑室（图 10 – 17）。间脑可分为 5 个部分：背侧丘脑、后丘脑、上丘脑、底丘脑和下丘脑。

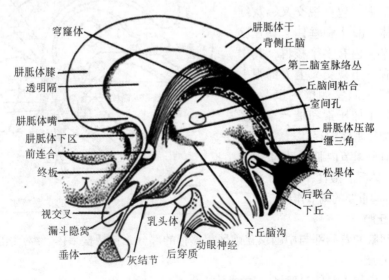

图 10 – 17　间脑内侧面

1. 背侧丘脑

背侧丘脑又称丘脑。为一对卵圆形的灰质块，位于间脑的背侧份。背侧丘脑前端隆起部分称为丘脑前结节，后端膨大称丘脑枕。背侧丘脑被"Y"形的内髓板，将背侧丘脑内部的灰质分隔成前核群、内侧核群和外侧核群。外侧核群是背侧丘脑的主要部分，其腹后内侧核和腹后外侧核是躯体感觉传导的中继核，它们是躯体感觉传导路中第 3 级神经元胞体所在处。它们接受内侧丘系、脊髓丘脑束和三叉丘系发出的纤维终止于大脑皮质的感觉中枢，传导躯干和四肢的感觉（图 10－18）。

2. 后丘脑

后丘脑位于丘脑的后下方，包括内侧膝状体和外侧膝状体，属特异性中继核。内侧膝状体与听觉冲动的传导有关；外侧膝状体与视觉冲动的传导有关。

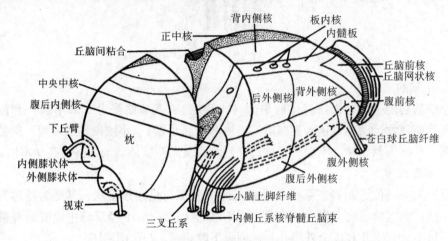

图 10－18　右侧背侧丘脑的立体示意图

3. 下丘脑

下丘脑（图 10－19）位于背侧丘脑的前下方，包括视交叉、灰结节、乳头体、漏斗和垂体。下丘脑结构较复杂，内有多个核群，其中最重要的有位于视交叉上方的视上核和位于第三脑室侧壁的室旁核，两核均能分泌加压素和催产素，经漏斗运至神经垂体贮存。

下丘脑是调节内脏活动的中心，对内分泌、体温、摄食、水盐平衡和情绪反应等起重要的调节作用。

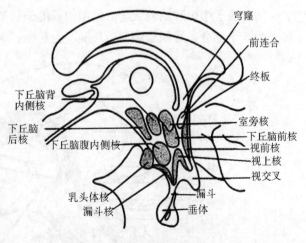

图 10－19　下丘脑的主要核团

4. 上丘脑

位于间脑的背侧部与中脑顶盖前区相移行的部分，包括松果体、缰三角、和髓纹。

5. 底丘脑

位于间脑与中脑的过渡区，表面不可见。

6. 第三脑室

第三脑室是位于两侧丘间脑和下丘脑之间的狭窄的矢状裂隙（图 10－17），它向下通中脑水管、向上经室间孔与侧脑室相通。

（四）端脑

端脑（图 10－20，图 10－21）由左、右大脑半球借胼胝体连接而成，胼胝体为连接左、右大脑半球的宽厚纤维板。两大脑半球之间被大脑纵裂隔开，大脑半球和小脑之间的裂隙，称大脑横裂。大脑半球表层的灰质层称大脑皮质；深部的白质为髓质；埋藏在白质内的一些灰质团块称基底核；大脑半球内部的空腔称侧脑室。

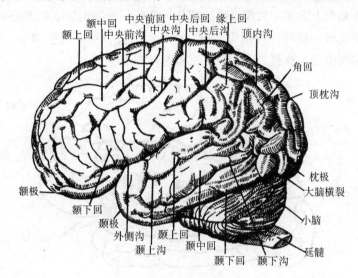

图 10－20　大脑半球上外侧面

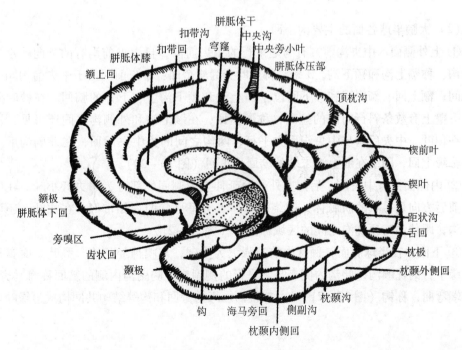

图 10－21　大脑半球内侧面

1. 大脑半球的外形及分叶

大脑半球表面凹凸不平，凹陷处成沟，沟间隆起称为大脑回。每侧大脑半球可分为上外侧面、内侧面和下面，借三条叶间沟分为五叶。

（1）大脑半球的叶间沟和分叶：有三个深而恒定的沟，作为大脑分界的标志：①外侧沟，起于半球下面，行向后上方，至上外侧面。②中央沟，起于半球上缘中点稍后方，斜向前下方，下端与外侧沟隔一脑回，上端延伸至半球内侧面。③顶枕沟，位于半球内侧面后部，自下向上并略转至上外侧面。借上述三条沟，将每侧大脑半球分为五叶，在外侧沟上方和中央沟以前的部分为额叶；外侧沟以下的部分为颞叶；枕叶，顶枕沟以后至枕极；顶叶，外侧沟上方，中央沟后方，枕叶以前部分；岛叶，呈三角形，位于外侧沟深面，被额、顶、颞叶所掩盖（图10－22）。

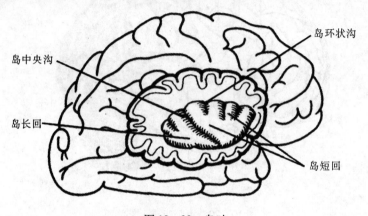

图 10－22　岛叶

（2）大脑半球各面的主要沟、回

① 上外侧面：中央沟前方有与之平行的中央前沟，自中央前沟有两条向前水平走行的沟，称额上沟和额下沟，3 条沟将额叶分为 4 个回：中央前回位于中央前沟和中央沟之间；额上回、额中回和额下回位于额上沟和额下沟上、下方的脑回。在颞叶外侧沟的下壁上有数条斜行向内的短回，称颞横回，在颞上沟和外侧沟之间还可见到颞上回。在顶叶，中央后沟与中央沟后方平行，两沟之间的为中央后回，在外侧沟后端的脑回称缘上回，围绕在颞上沟末端的脑回称角回（图10－20）。

② 内侧面：自中央前、后回上外侧面延伸至内侧面的部分为中央旁小叶。在中央可见前后方向呈弓状的胼胝体，围绕胼胝体上方呈弓状的为扣带回。在枕叶，还可见距状沟，距状沟与顶枕沟之间的区域称楔叶（图10－21）。

③ 下面：在半球底面，额叶内前端膨大为嗅球，与嗅神经相连。颞叶下面有与半球下缘平行的枕颞沟，此沟内侧有与之平行的侧副沟。侧副沟内侧的脑回称海马旁回，其前端弯曲，称钩（图10－21）。由扣带回、海马旁回和钩等结构共同构成边缘叶。

2. 端脑的内部结构

大脑半球表层的灰质称大脑皮质，表层下的白质称髓质。包埋在白质深部的灰质团块，称为基底核。端脑的内腔为侧脑室。

（1）大脑皮质功能定位　大脑皮质是脑的最重要部分，是高级神经活动的物质基础。人类在长期进化过程中，大脑皮质的不同部位，逐渐形成接受某种刺激，完成某些反射活动的较集中区域，称大脑皮质功能区，又称为中枢。目前已知的主要的皮质功能中枢有（图10-23）：

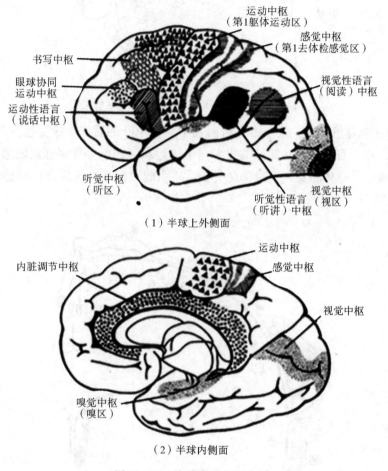

（1）半球上外侧面

（2）半球内侧面

图10-23　大脑皮质主要中枢

① 第Ⅰ躯体运动区：位于中央前回和中央旁小叶的前部，管理对侧肢体的骨骼肌运动。身体各部代表区为倒置人形，但头部是正的。身体各部在运动中枢代表区范围的大小，与运动的灵巧、精细程度有关。若躯体运动区某一局部损伤，相应部位的骨骼肌运动将会发生障碍（图10-24）。

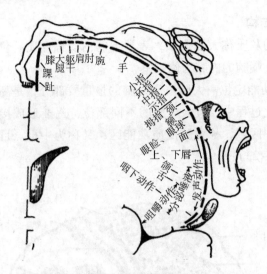

图 10 - 24　人体各部在第 Ⅰ 躯体运动区的定位

②第 Ⅰ 躯体感觉区：位于中央后回和中央旁小叶的后部，接受接受对侧半身浅、深感觉的纤维。身体各部在此区的投影与躯体运动区相似。身体感觉敏感的部位在投射区面积大。若躯体感觉区某一部位受损，将引起对侧半身相应部位的感觉障碍（图10 - 25）。

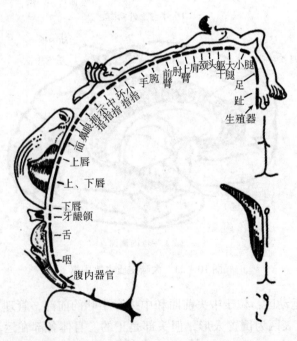

图 10 - 25　人体各部在第 Ⅰ 躯体感觉区的定位

③视区：位于枕叶内侧面距状沟两侧的皮质，一侧视区接受双眼同侧半视网膜的冲动（图 10 - 23）。因此，一侧视区损伤，可引起双眼视野同向性偏盲。

④听区：位于颞横回。每侧听区都接受来自两耳的冲动。因此，一侧听区受损，

不致引起全聋。

⑤ 语言区：劳动和语言，以及在此基础上发展的思维活动，是人类与动物的本质区别。与上述四个功能区不同的是，前者是先天存在的，后者是通过学习建立的，而且绝大多数人的语言区在左侧半球，故左侧半球被认为是语言区的"优势半球"。临床证明，90%以上的失语症都是左侧大脑半球损伤的结果。由此推测，在大脑皮质中有与语言活动有关的代表区（图 10 – 23，表 10 – 2）。

表 10 – 2　大脑皮质的语言代表区及功能障碍

语言代表区	中枢部位	损伤后语言障碍
运动性语言中枢	额下回后部	运动性失语症（不会说话）
听觉性语言中枢	缘上回	感觉性失语症（听不懂讲话）
书写中枢	额中回后部	失写症（丧失写字、绘图能力）
视觉性语言中枢	角回	失读症（不懂文字意义）

（2）基底核（图 10 – 26）　为埋藏在大脑髓质内的灰质团块，包括尾状核、豆状核、屏状核及杏仁核。尾状核和豆状核又合称纹状体。

① 尾状核：形状弯曲如弓，从三面环绕背侧丘脑的外侧，分头、体、尾三部分，尾端连有杏仁体。

② 豆状核：位于背侧丘脑和尾状核的外侧，岛叶的深部，在水平切面呈三角形。豆状核被两个白质板分成三部分，外侧部最大称壳；

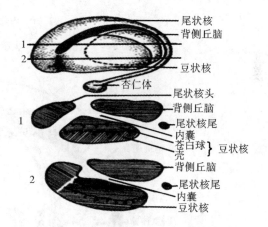

图 10 – 26　纹状体和背侧丘脑示意图

内侧和中间部合称苍白球。壳和纹状体合称为新纹状体，而苍白球称为旧纹状体。纹状体是锥体外系的重要组成部分，其主要功能是维持骨骼肌的张力，协调骨骼肌的运动。

③ 杏仁体：与尾状核尾部相连，属于边缘系统的一部分。

（3）大脑髓质　主要由联系皮质各部和皮质下结构的神经纤维组成，可分为联络纤维、连合纤维及投射纤维 3 种（图 10 – 27）。

① 联络纤维：是联系同侧大脑半球回与回或叶与叶之间的纤维。

② 连合纤维：是联系左、右两侧大脑半球的横行纤维，包括胼胝体、前连合和穹隆连合等。胼胝体位于大脑纵裂底，由连合左、右新皮质的纤维构成，在正中矢状面上呈弓状，由前向后分为嘴、膝、干、压四部（图 10 – 28）。

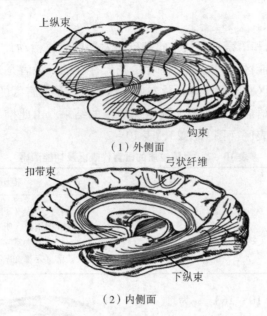

（1）外侧面

（2）内侧面

图 10 - 27　大脑髓质联络纤维

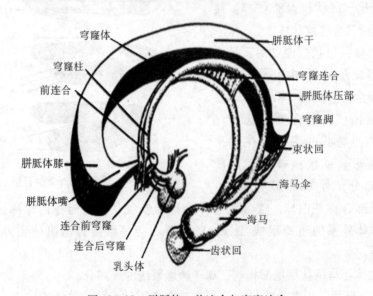

图 10 - 28　胼胝体、前连合与穹窿连合

③ 投射纤维：由大脑皮质与皮质下结构的上、下行纤维组成。这些纤维大部分经过内囊。

内囊：由宽厚的白质纤维板构成，位于背侧丘脑、尾状核与豆状核之间。在水平切面上，内囊呈向外开放的 " > < " 形（图 10 - 29，图 10 - 30），分内囊前肢、内囊膝和内囊后肢 3 部。内囊前肢位于豆状核与尾状核之间，主要有额桥束和丘脑前辐射通过。内囊后肢位于豆状核与背侧丘脑之间，主要有皮质脊髓束、丘脑中央辐射、视辐射和听辐射通过。前、后肢相交处称内囊膝，有皮质核束通过。内囊是上、下行投射纤维高度集中的区域，此处病灶即使不大，可也造成投射纤维传导阻断，导致严重

的后果。

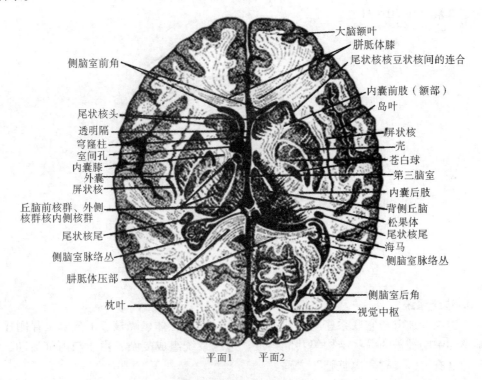

图 10 - 29 大脑水平切面

平面1　　　平面2

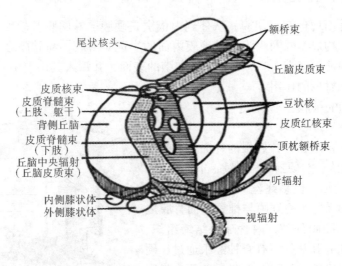

图 10 - 30 内囊示意图

【重点提示】当内囊损伤广泛时，患者会出现对侧半身的感觉障碍（丘脑中央辐射受损），对侧偏瘫（皮质脊髓束、皮质核束损伤）和偏盲（视辐射损伤）的"三偏"综合征。

（4）侧脑室：位于大脑半球深部的腔隙，左、右各一。可分为 4 部分：中央部位于顶叶内，前角是中央部伸向额叶的部分，后角是中央部伸向枕叶的部分，下角是中央部伸向颞叶的部分。侧脑室经左、右室间孔与第三脑室相通，室腔内有脉络丛，可产生脑脊液（图 10 - 31）。

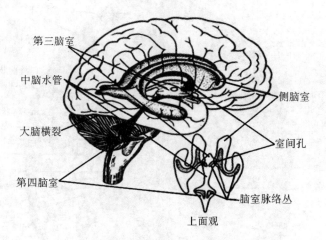

图 10 - 31 脑室系统投影图

3. 边缘系统

由边缘叶加上与它联系密切的皮质下结构，如杏仁体、隔核、下丘脑、背侧丘脑的前核和中脑被盖的一些结构等共同组成。边缘系统组成复杂，由于与内脏活动、情绪和记忆有关，又有"内脏脑"之称。

三、脑和脊髓的被膜

脑和脊髓外面均包有三层膜。从外到内依次是硬膜、蛛网膜及软膜。硬膜由厚而坚韧的结缔组织构成。蛛网膜为紧贴硬膜内面的半透明薄膜，与软膜之间有结缔组织小梁相连。软膜薄而富有血管，紧贴脊髓和脑的表面，并深入其沟裂中。它们有保护、支持、营养脑和脊髓的作用。

（一）脊髓的被膜

1. 硬脊膜

呈管状包裹脊髓和脊神经根的外面。上端附着于枕骨大孔边缘，与硬脑膜相延续，下部在第2骶椎水平逐渐变细，包裹终丝，末端附于尾骨，全长包绕脊髓和马尾。硬脊膜与椎管内面骨膜之间的狭窄腔隙称硬膜外隙，内含疏松结缔组织、脂肪、淋巴管和静脉丛等，有脊神经根通过。硬膜外隙不与颅内相通，此隙上部略呈负压。临床上进行硬膜外麻醉即将药物注入此隙，以阻滞脊神经根内的神经传导（图10 - 32）。

2. 脊髓蛛网膜

紧贴硬脊膜内面，向上与脑蛛网膜相续，向下包绕脊髓和马尾，下端达第2骶椎平面。蛛网

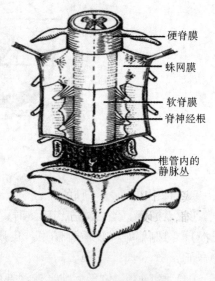

图 10 - 32 脊髓的被摸

膜向内发出许多结缔组织小梁与软脊膜相连，蛛网膜因此而得名。蛛网膜和软脊膜之间有宽阔的蛛网膜下隙，内含脑脊液。该隙下部在马尾周围扩大为终池。在此行腰椎穿刺时，即将针刺入蛛网膜下隙的终池，可避免损伤脊髓。

3. 软脊膜

薄而富含血管，紧贴脊髓表面，软脊膜在脊髓的两侧形成两列齿状韧带，附于硬脊膜，有固定脊髓的作用。

知识链接

1．临床上将麻药注入硬膜外隙，以阻断脊神经的传导，称硬膜外麻醉。

2．将麻药注入蛛网膜下隙以麻醉相应脊髓节段，即蛛网膜下隙麻醉，又称腰麻。

3．硬膜外隙与颅内不相通，故硬膜外麻醉麻药用量比腰麻相比大，并且可以连续用药。镇痛泵原理就是缓慢持续泵注一定浓度的麻醉或镇痛药物，维持硬膜外腔醉药物量的稳定，达到维持术后镇痛的作用。持续的镇痛有助于患者术后休息和恢复。麻药误入蛛网膜下隙，药物可随脑脊液波及整个脊髓及延髓生命中枢，致呼吸、心搏停止，称全脊髓麻醉。

（二）脑的被膜

脑的被膜自外向内依次有硬脑膜、脑蛛网膜和软脑膜。而且在枕骨大孔处与脊髓膜相延续。

1. 硬脑膜

由外层的颅骨内膜和内层的硬膜合成。

知识链接

硬脑膜在颅顶与颅骨结合疏松，颅顶骨折时常因硬膜血管损伤而在硬脑膜与颅骨之间形成硬膜外血肿；而颅底与硬脑膜连结紧密，当颅底骨折时，易将硬脑膜和蛛网膜同时撕裂，使脑脊液外漏。

（1）硬脑膜内层向内折叠形成几个板状结构，伸入各脑部之间对脑有固定和承托作用。主要有（图10－33）：①大脑镰：形如镰刀，呈矢状垂直插入大脑纵裂内，胼胝体之上。②小脑幕：形似新月，深入大脑和小脑之间。小脑幕前内缘游离称小脑幕切迹，切迹前邻中脑。

【重点提示】当幕上占位性病变，颅内压增高时，两侧大脑海马旁回和钩可被挤入小脑幕切迹下方，压迫中脑的大脑脚和动眼神经，形成小脑幕切迹疝。

（2）硬脑膜在某些部位两层分开，内衬内皮细胞，形成特殊的颅内静脉管道，称硬脑膜窦（图10－33）。脑的静脉最后都注入硬脑膜窦。窦内无瓣膜，窦壁无平滑肌，不能收缩，故硬脑膜窦损伤，出血较多。主要的硬脑膜窦有上矢状窦、下矢状窦、直窦、横窦、乙状窦和海绵窦。海绵窦位于垂体窝两侧，形似海绵，该窦交通广泛，窦内有颈内动脉和展神经通过；外侧壁内有动眼神经、滑车神经、眼神经和上颌神经通过。

硬脑膜窦收集颅内静脉血，并与颅外静脉相通，故面部感染可波及窦内结构，造成复杂症状。

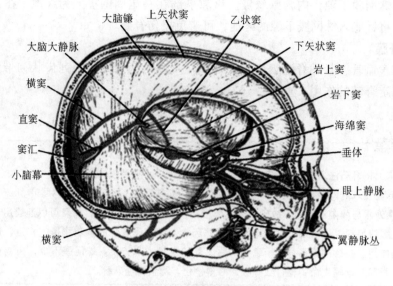

图 10 – 33　硬脑膜及静脉窦

硬脑膜窦血流方向如下：

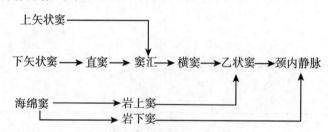

2. 脑蛛网膜

薄而透明，无血管和神经，包绕整个脑。与软脑膜之间为蛛网膜下隙。通过枕骨大孔处与脊髓蛛网膜下隙相通。脑蛛网膜下隙在某些部位扩大称蛛网膜下池。在小脑与延髓之间有小脑延髓池，第四脑室的脑脊液流入该池，再流入蛛网膜下隙。临床上可在此进行穿刺，抽取脑脊液进行检查。在上矢状窦附近蛛网膜呈颗粒状突入窦内，称蛛网膜粒。脑脊液通过这些颗粒渗入硬脑膜窦内，回流入静脉（图 10 – 40）。

3. 软脑膜

紧贴于脑的表面并随血管伸入脑的实质中，对脑有营养作用。在脑室附近，由软脑膜、毛细血管和室管膜上皮共同突入脑室内构成脉络丛，是产生脑脊液的主要结构。

四、脑和脊髓的血管

（一）脊髓的血管

1. 脊髓的动脉

脊髓的动脉来源于椎动脉和节段性动脉。椎动脉发出一条脊髓前动脉和两条脊髓后动脉，脊髓前动脉沿前正中裂下降；脊髓后动脉沿后外侧沟下降，在颈段中部合成一条下行，直至脊髓末端。节段性动脉是由颈升动脉、肋间后动脉和腰动脉发出的脊髓支，伴脊神经进入椎管后与脊髓前、后动脉吻合，共同营养脊髓（图10－34）。在脊髓的胸4、腰1节段处，脊髓支较细是两种动脉吻合的过渡带，供血较差。若脊髓供血阻断可发生脊髓的横断性缺血坏死。因而上述节段称"危险区"。

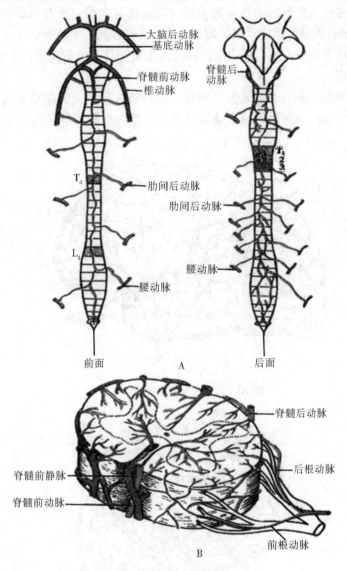

图 10－34　脊髓的动脉

2. 脊髓的静脉

脊髓的静脉分布大致和动脉相同。回收静脉血注入硬膜外隙的椎内静脉丛，再转注入椎外静脉丛返回心。

（二）脑的血管

脑是体内代谢最旺盛的部位，血液供应十分丰富。脑的平均重量不足体重的3%，但脑的血流量占心搏出血流量的1/6，而耗氧量却占全身耗氧量的20%。因此脑细胞对缺血、缺氧非常敏感（脑血流阻断 5 秒钟即可引起意识丧失，阻断 5 分钟可导致脑细胞不可逆的损害）。临床上当脑血循环部分发生障碍时，患区脑组织可因缺血而引起坏死和软化，导致中枢功能障碍。可见只有良好的血液供应，才能维持脑的正常功能。

1. 脑的动脉

脑的动脉主要来自颈内动脉和椎动脉。以顶枕沟为界，颈内动脉供应大脑半球前 2/3 和部分间脑，椎动脉供应大脑半球后 1/3、间脑后部、小脑和脑干。颈内动脉和椎动脉都发出皮质支和中央支，皮质支营养大脑皮质及其深面的髓质；中央支营养间脑、基底核和内囊等。

（1）颈内动脉：起自颈总动脉，自颈内动脉管入颅后，向前穿过海绵窦，至视交叉外侧，分为大脑前动脉和大脑中动脉等分支。颈内动脉供应脑部的主要分支有（图 10 - 35，图 10 - 36）：

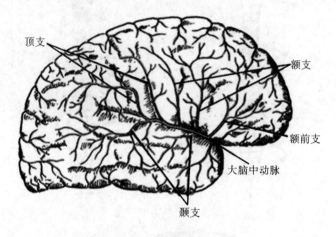

图 10 - 35 大脑外侧面的动脉分布

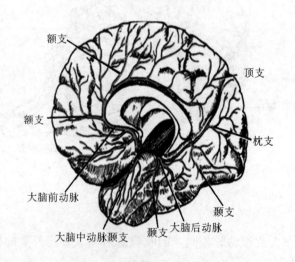

图 10 - 36 大脑半球内侧面的动脉分布

① 大脑前动脉：斜经视交叉上方，进入大脑纵裂内，分布于顶枕沟以前的半球内侧面和半球背外侧面上缘部分。

② 大脑中动脉：是颈内动脉的直接延续，沿外侧沟向上走行，布于大脑半球上外侧面大部分（顶枕沟前）和岛叶。其起始处发出一些细小的中央支垂直向上穿入脑实质，分布于内囊膝、后肢、纹状体和背侧丘脑。有动脉硬化和高血压的病人，这些动脉容易破裂，可导致严重的脑卒中，因此有"出血动脉"之称（图10-37）。

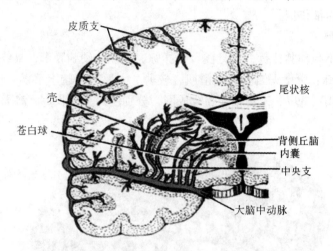

图10-37 大脑中动脉的皮质支和中央支

③ 后交通动脉：在视束下面行向后，与大脑后动脉吻合，是颈内动脉系与椎-基底动脉的吻合支。

（2）椎动脉：起自锁骨下动脉，向上穿过第6~1颈椎横突孔，经枕骨大孔进入颅腔，在脑桥基底部下缘左、右椎动脉合成一条基底动脉，通常将这两段动脉合称椎-基底动脉（图10-38）。基底动脉沿脑桥基底沟上行，至脑桥上缘分为左、右大脑后动脉。分别分布于左、右大脑半球的内侧面和下面。椎动脉和基底动脉沿途发出分支，供应延髓、脑桥和小脑。

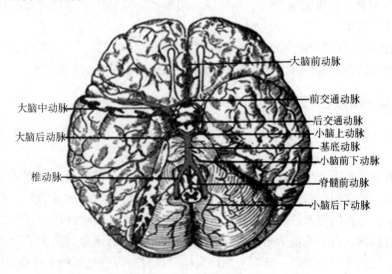

图10-38 脑底面的动脉

（3）大脑动脉环：又称 Willis 环，该环围绕在视交叉、灰结节和乳头体周围，由前交通动脉、大脑前动脉、颈内动脉、后交通动脉和大脑后动脉吻合而成（图10 - 38）。将颈内动脉系与椎 - 基底动脉系联在一起，也使左右大脑半球的动脉相联合。当构成此环的某一动脉血流减少或被阻断时，通过动脉环调节，可使血流重新分布和代偿，维持脑的血液供应。

2. 脑的静脉

脑的静脉不与动脉伴行，可分浅、深静脉。都注入硬脑膜窦，最终汇入颈内静脉。

（1）浅静脉：管壁无瓣膜和平滑肌，较薄。主要有大脑上静脉、大脑中静脉和大脑下静脉（图10 - 39）。三者相互吻合成网，分别注入上矢状窦、海绵窦和横窦中。

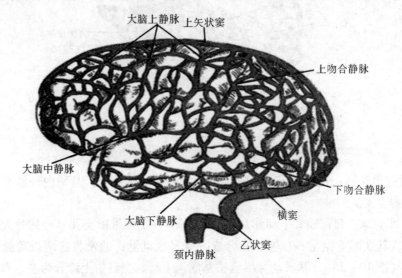

图 10 - 39　大脑浅静脉

（2）深静脉：收集大脑髓质、基底核、间脑和脑室脉络丛的静脉血。注入大脑大静脉，再注入直窦。

【重点提示】 ①供应脑的动脉主要来自颈内动脉和椎动脉。②供应脊髓的动脉来源于椎动脉和阶段性动脉。③大脑动脉环对脑血液供应起调节和代偿作用。

五、脑脊液及其循环

脑脊液（图10 - 40）是充满脑室和蛛网膜下隙的无色透明液体。成人总量 150ml 左右。

脑脊液处于不断产生、循环和回流的动态平衡状态，其途径是：侧脑室脉络丛产生的脑脊液，经室间孔入第三脑室；汇同第三脑室脉络丛产生的脑脊液，经中脑水管入第四脑室；再汇同第四脑室脉络丛产生的脑脊液，自第四脑室正中孔和外侧孔不断流入小脑延髓池，自此池流入脊髓和脑的蛛网膜下隙，沿该隙流向大脑背面，经蛛网膜粒渗入上矢状窦归入静脉。脑脊液循环发生障碍时，可引起脑积水或颅内压增高。

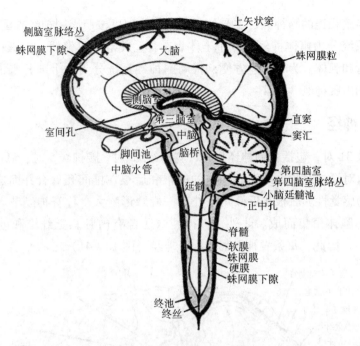

图 10－40　脑脊液循环示意图

脑脊液循环路径简略如下：

左右侧脑室 ──室间孔──→ 第三脑室 ──中脑水管──→ 第四脑室 ──正中孔／外侧孔──→ 蛛网膜下隙 ──蛛网膜粒──→ 上矢状窦 ──→ 颈内静脉

　　脑脊液有运输营养物质、带走代谢产物、减缓外力对脑的冲击、调整颅内压力等作用。当脑发生某些疾病时，脑脊液的成分出现变化，可抽取脑脊液进行检验，以助诊断。

知识链接

　　脑脊液循环受阻，可引起颅内压增高和脑积水。临床上可以在左、右侧脑室及小脑延髓池处抽取脑脊液进行减压。某些脑的疾病可引起脑脊液成分和理化性质的改变，通过检验脑脊液可协助诊断。

　　血－脑屏障：在中枢神经系统内，毛细血管内的血液与脑组织之间，具有一层选择性通透性作用的结构，称为血－脑屏障。

　　血脑屏障具有阻止有害物质进入脑组织，维持脑细胞内环境的相对稳定，以实现其生理功能。临床选用药物治疗脑部疾病时，须考虑其通过血－脑屏障的能力，才能达到预期效果。

第三节　周围神经系统

　　周围神经系统是指中枢神经系统（脑和脊髓）以外的神经成分，根据周围神经与中枢神经连接部位的不同，周围神经系统可分为与脊髓相连的脊神经，主要分布于躯干和四肢。与脑相连的脑神经，主要分布于头部。也可按照周围神经支配对象的不同，将周围神经系统分为躯体神经，分布于体表、骨、关节和骨骼肌；内脏神经，分布于内脏、心血管和腺体。为了叙述方便，将周围神经系统分为 3 个部分来讲述即：脊神经、脑神经和内脏神经。

一、脊神经

脊神经共 31 对，包括：颈神经 8 对、胸神经 12 对、腰神经 5 对、骶神经 5 对及尾神经 1 对。每对脊神经皆由与脊髓相连的前根和后根在椎间孔处合并而成。前根为运动性，后根为感觉性。后根在近椎间孔处有一椭圆形膨大，称脊神经节。此节主要由假单极神经元胞体聚集而成。此外，脊神经内还含有内脏感觉纤维和内脏运动纤维（见自主神经）。因此，每条脊神经都是混合神经（图 10 - 41）。

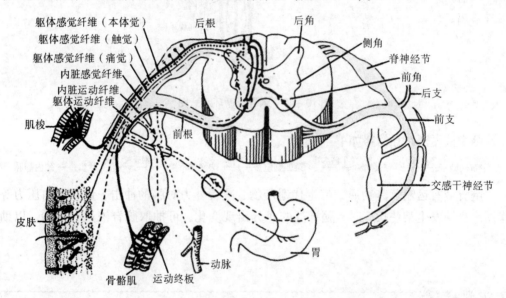

图 10 - 41　脊神经的纤维成分及其分布示意图

脊神经出椎间孔后即分前支、后支、脊膜支和交通支。后支细而短，分布于项、背、腰、骶部的深层肌肉和皮肤。前支较粗大，分布于躯干前、外侧及四肢的皮肤、肌肉、关节和骨。脊神经前支只有胸神经在胸、腹部保持明显的节段性分布，其余脊神经前支先相互交织，形成神经丛，再由神经丛发出分支分布于相应的区域。依据各神经丛所在的部位不同，脊神经的前支可以形成颈丛、臂丛、腰丛和骶丛四个脊神经丛。

（一）颈丛

1. 组成和位置

颈丛由第 1~4 颈神经的前支组成（图 10 - 42）。位于胸锁乳突肌上部的深面。

2. 颈丛的分支有浅支和深支。主要分支：

（1）颈丛的浅支（又称为皮支），主要有枕小神经、耳大神经、颈横神经和锁骨上神经（图10-43）。在胸锁乳突肌后缘中点附近相对集中穿出深筋膜，呈放射状行向各方，分布于颈部侧面皮肤。

【重点提示】作颈部手术时，常在胸锁乳突肌后缘中点附近，行颈丛阻滞麻醉。

（2）膈神经（图10-44）是颈丛中最重要的分支，属混合性神经。在锁骨下动、静脉之间进入胸腔，越过肺根的前方，在心包与纵隔胸膜之间下行至膈。其运动纤维支配膈；感觉纤维分布于心包、胸膜和膈下的腹膜。

【重点提示】膈神经受刺激，引发膈肌痉挛性收缩产生呃；当一侧膈神经麻痹时，同侧膈肌瘫痪，可引起呼吸障碍。

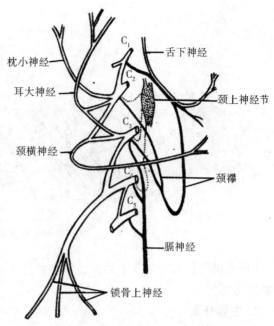

图10-42　颈丛的组成

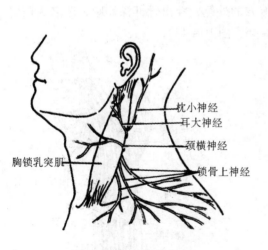

图10-43　颈丛的皮支

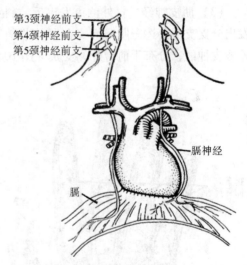

图10-44　膈神经

（二）臂丛

1. 组成和位置

臂丛由第5～8颈神经前支和第1胸神经前支的大部分纤维组成。臂丛自斜角肌间隙穿出，行于锁骨下动脉后上方，经锁骨后方进入腋窝，围绕腋动脉形成内侧束、外侧束及后束（图10-45）。由此三束再分出若干长、短神经。

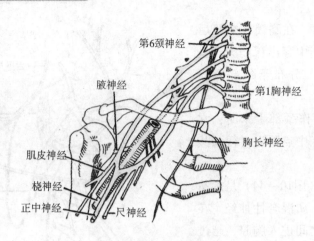

第6颈神经

腋神经

第1胸神经

胸长神经

肌皮神经

桡神经

正中神经

尺神经

图 10 - 45　臂丛的组成

【重点提示】在锁骨中点后方，臂丛各分支较集中，位置较浅，此点为进行臂丛阻滞麻醉的部位。

2. 主要分支

臂丛的分支很多，除了一些小的分支外，主要分支有：

（1）胸长神经　于锁骨上方发于臂丛，沿前锯肌表面下降并支配此肌。

（2）胸背神经　起自后束，沿肩胛骨外侧缘下行，分布于背阔肌。

（3）肌皮神经　自外侧束发出后，斜穿喙肱肌，经肱二头肌与肱肌之间下行，并发出分支支配上述三肌。终支在肘关节稍上方的外侧，穿出臂部深筋膜，改名为前臂外侧皮神经，分布于前臂外侧皮肤（图 10 - 45，图 10 - 47）。

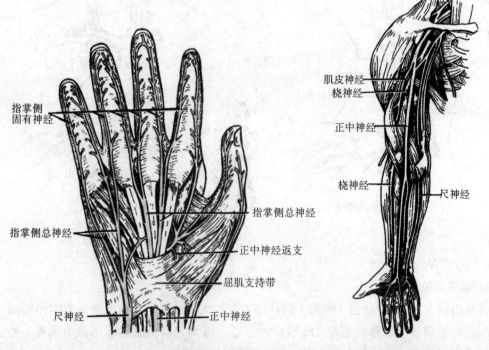

指掌侧固有神经

指掌侧总神经

指掌侧总神经

正中神经返支

屈肌支持带

尺神经

正中神经

肌皮神经

桡神经

正中神经

桡神经

尺神经

图 10 - 46　手掌面的神经　　　　图 10 - 47　上肢前面的神经

（4）腋神经　来自臂丛的后束，伴旋肱后动脉向后下穿行支配三角肌，肩部和臂上部外侧面的皮肤（图 10 – 45，图 10 – 48）。

（5）正中神经　伴肱动脉下行到肘窝，继在前臂指浅、深屈肌之间沿前臂正中下行。经腕至手掌（图 10 – 46，图 10 – 47）。正中神经在臂部无分支，在肘部和前臂发肌支：支配除肱桡肌，尺侧腕屈肌和指深屈肌尺侧半以外所有前臂屈肌及旋前肌。在手掌支配除拇收肌以外的鱼际肌和第一、二蚓状肌。发皮支：支配手掌桡侧 2/3 的皮肤，桡侧三个半指的掌面皮肤，以及其背面中节和远节的皮肤（图 10 – 49）。

（6）尺神经　沿肱动脉内侧下行，至臂的中部走向后下方，绕过内上髁后方的尺神经沟，伴尺动脉下降，经腕入手掌。尺神经在臂部没有发出分支，在前臂上部发出肌支支配尺侧腕屈肌和指深屈肌尺侧半。尺神经在腕关节上方发出尺神经手背支，分布于手背尺侧半皮肤、小指和无名指尺侧半背面的皮肤，以及无名指、中指近节背面相对缘的皮肤（图 10 – 47，图 10 – 49）。肌支支配小鱼际、拇收肌、骨间肌及第 3、4 蚓状肌。

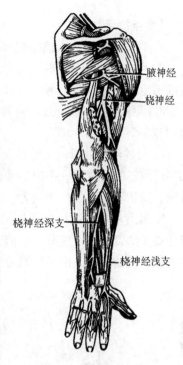

图 10 – 48　上肢后面的神经

（7）桡神经　伴肱深动脉向下外行，经肱三头肌长头与内侧头之间，沿桡神经沟绕肱骨中段后面，旋向下外行，在肱骨外上髁上方，穿过外侧肌间隔至肱桡肌与肱肌之间，在肱骨外上髁前方分为浅、深两终支。浅支沿桡动脉外侧下降，在臂中、下 1/3 交界处转向背侧，下行至手背区，分 4～5 支指背神经分布于手背桡侧半和桡侧 3 个半手指近节背面皮肤及关节（图 10 – 48，图 10 – 49）。深支穿过旋后肌至前臂肌后群，在浅、深两层之间下行，分布于前臂伸肌。桡神经于肱骨中 1/3 以上发出肌支分布于肱三头肌和肱桡肌等；发出皮支分布于臂背面和前臂背面皮肤。

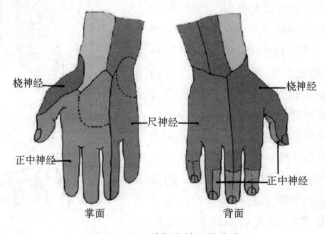

图 10 – 49　手部皮神经的分布

【重点提示】

1. 胸长神经损伤，前锯肌麻痹，表现为"翼状肩"，上肢上举困难。

2. 肱骨外科颈骨折时，可损伤腋神经，表现为：肩关节外展幅度减小，三角肌区皮肤感觉障碍，三角肌萎缩，肩部失去圆形隆起的外观，肩峰突出，形成"方形肩"。

3. 正中神经损伤可致：前臂不能旋前，屈腕力减弱，鱼际肌萎缩，手常变平坦称为"猿手"（图10-50）。

4. 尺神经在肱骨内上髁的尺神经沟处位置表浅，贴近骨面，容易损伤。尺神经损伤后可致屈腕力减弱，手内侧缘感觉障碍，手肌内侧群萎缩，拇指以外的各掌指关节过神，拇指不能内收，表现为"爪形手"（图10-50）。

5. 肱骨中断骨折易伤及桡神经。桡神经受损后表现为，不能伸腕和伸指，拇指不能外展，前臂旋后功能减弱；前臂背侧皮肤及手背桡侧半感觉迟钝，"虎口"区皮肤感觉丧失。抬前臂时，由于伸肌瘫痪及重力作用，出现"垂腕"征（图10-50）。

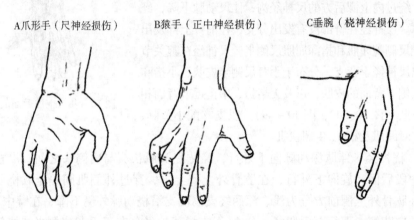

A爪形手（尺神经损伤）　　B猿手（正中神经损伤）　　C垂腕（桡神经损伤）

图10-50　上肢神经损伤手形

（三）胸神经前支

胸神经前支共12对，除第1对的大部分和第12对的小部分分别参与臂丛和腰丛的组成外，其余均不形成神经丛。第1～11对胸神经前支各自位于相应的肋间隙中，称肋间神经。第12胸神经前支位于第12肋下缘，称肋下神经。肋间神经在肋间内、外肌之间沿肋沟前行。上6对肋间神经到达胸骨外侧缘穿至皮下，下5对肋间神经至肋弓处斜越肋弓走向前下，与肋下神经同行于腹内斜肌与腹横肌之间进入腹直肌鞘，在腹白线附近穿至皮下。胸神经的肌支支配肋间肌和腹肌的前外侧群，皮支分布于胸、腹部的皮肤以及壁胸膜和壁腹膜（图10-51，图10-52）。

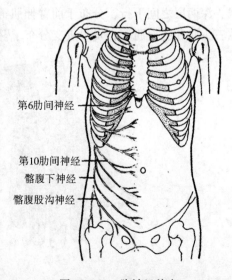

第6肋间神经

第10肋间神经
髂腹下神经
髂腹股沟神经

图10-51　胸神经前支

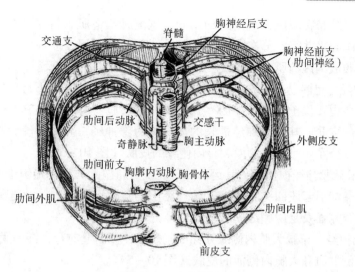

图 10 - 52　肋间神经

胸神经前支在胸、腹壁皮肤的分布有明显的节段性，呈环形条带状分布。其分布规律是：T_2 分布于胸骨角平面，T_4 分布于乳突平面，T_6 分布于剑突平面，T_8 分布于肋弓平面，T_{10} 分布于脐平面，T_{12} 分布于脐至耻骨联合上缘连线中点平面。了解这种分布，有助于脊髓疾病的定位诊断。

（四）腰丛

1. 组成和位置

腰丛由第 12 胸神经前支的一部分、第 1~3 腰神经前支和第 4 腰神经前支的一部分组成（图 10 - 53）。腰丛位于腰大肌深面，其分支穿经该肌，还发出分支分布于腹股沟区、大腿前部和内侧部。

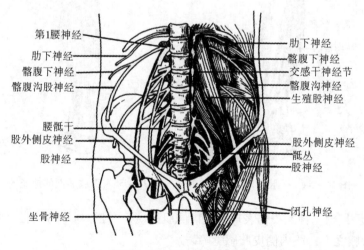

图 10 - 53　腰、骶丛的神经

2. 主要分支

（1）髂腹下神经和髂腹股沟神经　以共同的神经干发自腰丛，再分为平行的两细支。髂腹下神经分布在腹股沟区附近的皮肤，支配腹壁诸肌。髂腹股沟神经在髂腹下神经的下方基本与之并行。分布于阴茎根部及阴囊或大阴唇皮肤。此二神经在走行过程中，分布于腹股沟区的肌肉和皮肤。在腹股沟疝手术时应防伤及。

（2）股神经　是腰丛最大分支，在腰大肌外侧缘和髂肌之间下行，经腹股沟韧带深面进入股三角内，位于股动脉外侧。肌支支配缝匠肌、股四头肌和耻骨肌；皮支分布于大腿前面的皮肤。其中股神经最长的皮支称为隐神经，与大隐静脉伴行而到达足的内侧缘，分支分布于小腿内侧面和足内侧缘的皮肤（图 10 - 54）。

【重点提示】股神经损伤后，其运动障碍表现为屈髋无力，行走困难，坐位时不能伸小腿，并且逐渐引起股四头肌萎缩，髌骨突出，膝跳反射消失；感觉障碍表现为大腿前面、小腿内侧面及足内侧缘皮肤感觉障碍。

（3）闭孔神经　于腰大肌内侧缘处穿出，贴小骨盆侧壁前行，穿闭膜管出小骨盆，分布于大腿内侧群肌和大腿内侧面的皮肤（图 10 - 54）。

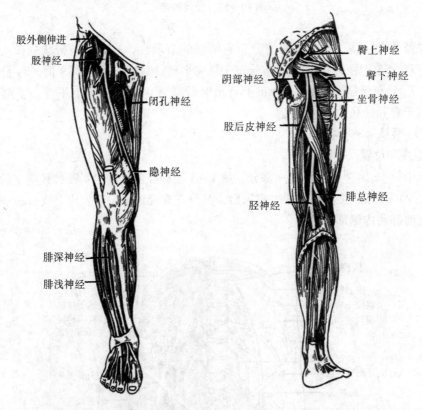

图 10 - 54　下肢前面的神经　　　　图 10 - 55　下肢后面的神经

【重点提示】闭孔神经损伤表现为股内侧肌瘫痪，大腿内收力减弱，仰卧时患肢不能置于健侧大腿之上，股内侧皮肤感觉障碍。

（4）生殖股神经　自腰大肌前面穿出后，分为两支：一支入腹股沟管随精索走行，支配提睾肌；另一支分布于阴囊（或大阴唇）及隐静脉裂孔附近皮肤。

（五）骶丛

骶丛位于盆腔内，骶骨和梨状肌的前面，由腰骶干（由第 4 腰神经前支的一部分和第 5 腰神经前支组成）及全部骶神经和尾神经的前支组成（图 10 - 53），是全身最大的脊神经丛。骶丛除发出短支分布于梨状肌、闭孔内肌和股方肌外，还有以下重要分支：

1. 臀上神经 经梨状肌上孔出骨盆，支配臀中、小肌（图 10 - 55）。

2. 臀下神经 经梨状肌下孔出骨盆，分布于臀大肌。

3. 阴部神经 伴阴部内动、静脉出梨状肌下孔，绕坐骨棘向前分布于会阴部、外生殖器和肛门的肌与皮肤。分支有：①肛（直肠下）神经：分布于肛门外括约肌和肛门部的皮肤；②会阴神经：分布于阴囊或大阴唇的皮肤和会阴诸肌；③阴茎（阴蒂）背神经：行于阴茎（阴蒂）背侧，分布于阴茎（阴蒂）的海绵体及皮肤。行包皮环切术时可阻滞麻醉此神经（图 10 - 56）。

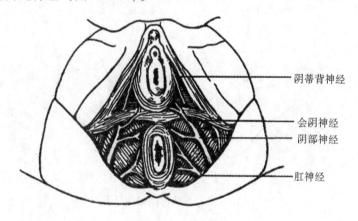

图 10 - 56 阴部神经

4. 坐骨神经 是全身最粗大、最长的神经，经梨状肌下孔出盆腔后，位于臀大肌深面，在大转子和坐骨结节之间下行至股后区，在股二头肌的深面继续下行，到腘窝上方分为胫神经和腓总神经两大终支（图 10 - 55）。坐骨神经在下行中发出肌支支配大腿肌后群。

（1）胫神经：为坐骨神经的直接延续，在腘窝内与腘血管伴行，穿比目鱼肌的深面随胫后动脉继续下降，经内踝后方进入足底，分为足底内侧神经和足底外侧神经两个终支（图 10 - 57）。在腘窝及小腿部，胫神经分布于小腿后群肌及其小腿后面皮肤。足底内、外侧神经分布于足底肌和相应的

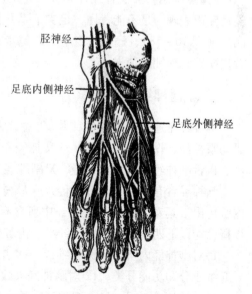

图 10 - 57 足底神经

皮肤。

【重点提示】胫神经在腘窝及内踝后方容易受损，其运动障碍表现为小腿后群肌无力，足不能跖屈、屈趾，不能以足尖站立，足内翻力弱，致使足呈背屈和外翻位，出现"钩状足"或"仰趾足"畸形（图10-58）；其感觉障碍表现为小腿后面和足底感觉迟钝或消失。

（2）腓总神经：发出后沿股二头肌内侧缘向外下行，绕腓骨颈穿腓骨长肌上端达小腿前面，分为腓浅、深神经。

①腓浅神经：行于腓骨长、短肌之间并分布于此二肌，皮支分布于小腿外侧面、足背和第2~5趾背的皮肤。

②腓深神经　伴胫前血管下行达足背，分布于小腿肌群，足背肌和第1~2趾相对缘的皮肤。

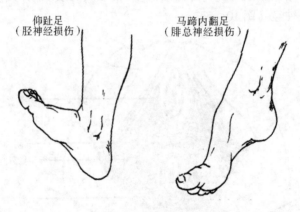

图10-58　下肢神经损伤足形

【重点提示】腓总神经在腓骨颈处位置表浅，腓骨颈骨折等损伤易伤及此神经，其运动障碍表现为足不能背屈，足尖下垂并且略有内翻，不能伸趾，形成"马蹄内翻足"畸形（图10-58），病人行走呈"跨越步态"；其感觉障碍表现为小腿外侧、足背和趾背皮肤感觉迟钝或消失。

二、脑神经

脑神经是连于脑的神经，共12对，它们的顺序和名称是：Ⅰ嗅神经、Ⅱ视神经、Ⅲ动眼神经、Ⅳ滑车神经、Ⅴ三叉神经、Ⅵ展神经、Ⅶ面神经、Ⅷ前庭蜗（位听）神经、Ⅸ舌咽神经、Ⅹ迷走神经、Ⅺ副神经、Ⅻ舌下神经（图10-59）。

脑神经含有躯体和内脏的传入（感觉）纤维，以及支配骨骼肌和平滑肌的躯体和内脏传出（运动）纤维。从神经中所含有的纤维成分来看，脑神经较脊神经复杂，可以概括为以下四种：躯体感觉纤维、内脏感觉纤维、躯体运动纤维和内脏运动纤维。

每对脑神经内所含神经纤维成分多者4种，少者1种。如果按各脑神经所含的主要纤维成分和功能分类，12对脑神经大致可分为以下3类：

感觉性神经：嗅神经、视神经和前庭蜗神经。

运动性神经：动眼神经、滑车神经、展神经、副神经和舌下神经。

混合性神经：三叉神经、面神经、舌咽神经和迷走神经。

脑神经中的内脏运动神经纤维均属于副交感成分，仅存在于动眼神经、面神经、舌咽神经和迷走神经中，这些神经在行程中，需要在副交感神经节内更换神经元的情况。

（一）嗅神经

嗅神经为感觉性神经，起自鼻腔的嗅黏膜，穿经筛孔进入颅前窝，终于端脑的嗅球。嗅神经传导嗅觉神经冲动。

（二）视神经

视神经为感觉性神经，传导视觉冲动。其纤维始于视网膜节细胞的轴突，在视神经盘处集中形成视神经。视神经经视神经管进入颅中窝，在垂体前方形成视交叉，再经视束止于间脑的外侧膝状体。

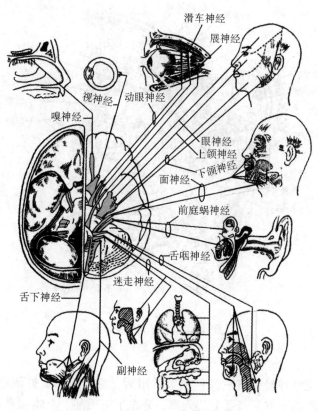

图 10 – 59　脑神经概观

红 – 运动纤维；黄 – 副交感纤维；蓝 – 感觉纤维

（三）动眼神经

动眼神经为运动性神经。其躯体运动纤维起于动眼神经核，支配除上斜肌和外直肌以外的眼球外肌；内脏运动（副交感）纤维起于动眼神经副核，内脏运动纤维分布于瞳孔括约肌和睫状肌。

动眼神经损伤后，伤侧眼球外肌多数瘫痪，出现上睑下垂，眼球朝向下外方，造成斜视。内脏运动纤维损伤，患侧瞳孔散大，瞳孔对光反射和调节反射消失。

（四）滑车神经

滑车神经为运动性神经。由滑车神经核发出，自中脑背侧出脑，绕大脑脚外侧前行，穿海绵窦，经眶上裂入眶，支配上斜肌。

（五）三叉神经

三叉神经为最粗大的混合性脑神经，含有粗大的一般躯体感觉纤维和细小的特殊内脏运动纤维两种。一般躯体感觉纤维的胞体集中在三叉神经节（半月神经节），其中枢支入脑后，止于三叉神经脑桥核和三叉神经脊束核；其周围支分布于头面部皮肤和眼、鼻及口腔的黏膜。特殊内脏运动纤维分布于咀嚼肌等（图10-60，图10-61）。

自三叉神经节向前发出的分支有：眼神经、上颌神经及下颌神经（图10-62）。

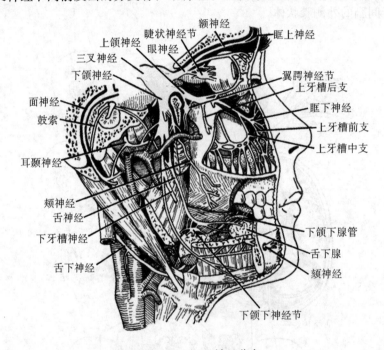

图10-60 三叉神经分布

1. 眼神经

眼神经为感觉性神经，自三叉神经节发出后，穿行海绵窦外侧壁，位于伴行的动眼神经、滑车神经的下方，经眶上裂入眶，分布于额顶部、上睑和鼻背皮肤以及眼球、泪腺、结膜和部分鼻黏膜。

2. 上颌神经

上颌神经一般躯体感觉神经，自三叉神经节发出后，经圆孔出颅，经眶下裂入眶，续为眶下神经。上颌神经分支分布于上颌各牙、牙龈、上颌窦、鼻腔和口腔的黏膜以及睑裂间的面部皮肤。分支有眶下神经、颧神经和上牙槽神经。

3. 下颌神经

下颌神经为混合神经，是三支中最粗大的分支。自三叉神经节发出后，经卵圆孔出颅腔分多支。其中特殊内脏运动纤维支配咀嚼肌。一般躯体感觉纤维分布于下颌各牙、牙龈、舌前2/3和口腔底黏膜以及耳颞区和口裂以下的面部皮肤。一侧三叉神经完全性损伤时，表现为同侧面部的皮肤和口、鼻腔黏膜感觉消失，同侧咀嚼肌瘫痪，张口时下颌偏向患侧。

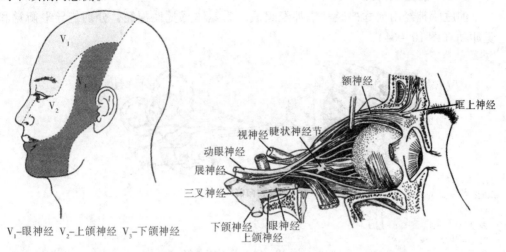

V₁－眼神经 V₂－上颌神经 V₃－下颌神经

图10-61 三叉神经皮支的分布范围

图10-62 眶内神经侧面观

（六）展神经

展神经躯体运动神经。由展神经核发出后，从延髓脑桥沟出脑，向前经海绵窦及眶上裂入眶，支配外直肌。损伤后，伤侧眼外直肌瘫痪表现为内斜视。

（七）面神经

面神经为混合性神经，含有3种纤维。特殊内脏运动纤维起于面神经核，分布于泪腺、下颌下腺、舌下腺及鼻、腭部的黏膜腺体。特殊内脏感觉纤维分布于舌前2/3黏膜的味蕾，感受味觉。躯体运动纤维支配面部表情肌（图10-63）。

面神经的行程复杂，它的损伤可以分为面神经管外损伤和面神经管内损伤。以前者最为常见，可发生于内耳道、面神经管和腮腺区等处。面神经在面神经管外损伤时，主要表现为表情肌瘫痪，额纹消

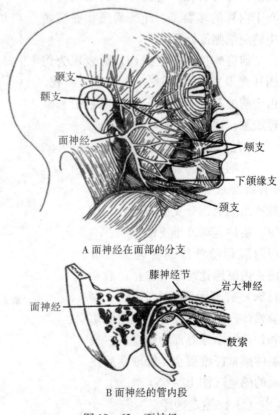

A 面神经在面部的分支

B 面神经的管内段

图10-63 面神经

失、鼻唇沟平坦、口角歪向健侧，不能做皱眉、闭眼、鼓腮等动作；在面神经管内损

伤时，除面肌瘫痪外，同时还有舌前 2/3 味觉障碍，听觉过敏，泪腺和唾液腺分泌障碍等症状。

（八）前庭蜗神经

前庭蜗神经由前庭神经和蜗神经组成。为躯体感觉性神经，分别传导平衡觉和听觉冲动（图 10 - 64）。

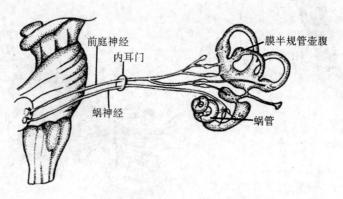

图 10 - 64　前庭蜗神经

蜗神经分布于螺旋（Corti）器的毛细胞，传导听觉。前庭神经的周围突分布于内耳的球囊斑、椭圆囊斑和壶腹嵴中的毛细胞传导平衡觉。

前庭蜗神经完全损伤，则表现为伤侧耳聋及前庭功能丧失；如部分损伤，由于前庭神经受刺激，可出现眩晕和眼球震颤，同时伴有呕吐等症状。

（九）舌咽神经

舌咽神经为混合性神经，有 4 种纤维成分。舌咽神经自颈静脉孔出颅腔，分支分布于舌、咽等。躯体运动纤维支配咽肌；一般内脏运动纤维起管理腮腺分泌；内脏感觉纤维（包括一般和特殊）管理舌后 1/3、软腭、腭扁桃体、咽、咽鼓管、颈动脉窦和颈动脉小球等部的感觉；一般躯体感觉纤维很小，管理耳后皮肤的感觉（图 10 - 65）。

（十）迷走神经

迷走神经为混合性神经，含有 4 种纤维成分。副交感纤维，起于迷走神经背核，主要分布于颈、胸和腹部的脏器，

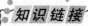

知识链接

临床上大量应用氨基糖苷类抗生素，如链霉素、卡那霉素等，可致前庭蜗神经损伤，导致不可逆性耳聋及暂时性眩晕。

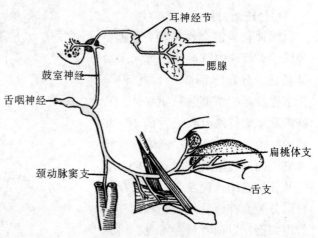

图 10 - 65　舌咽神经

控制平滑肌、心肌和腺体的活动；躯体运动纤维，起于疑核，支配咽喉肌；内脏感觉纤维，其胞体位于下神经节，周围突主要分布于颈、胸和腹部的脏器，传导内脏感觉冲动；躯体感觉纤维，其胞体位于上神经节，周围突主要分布于硬脑膜、耳廓和外耳道。

迷走神经是脑神经中行程最长，分布范围最广的神经，于舌咽神经根丝的下方，经颈静脉孔出颅。后下行于颈内、颈总动脉与颈内静脉之间的后方，入胸腔。在胸部，左、右迷走神经的走行和位置各异。左迷走神经分出左肺丛、食管前丛，并向下延续成迷走神经前干。右迷走神经分出数支，参加右肺丛、食管后丛，在食管下端合成迷走神经后干。迷走神经前、后干向下与食管一起穿膈的食管裂孔进入腹腔，前、后干分为终支（图 10 - 66，图 10 - 67）。

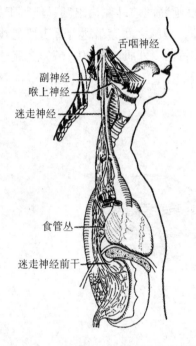
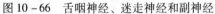

图 10 - 66　舌咽神经、迷走神经和副神经

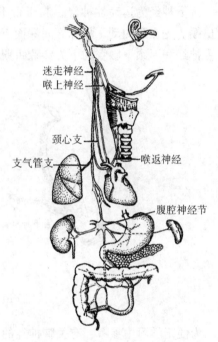

图 10 - 67　迷走神经的分布

1. 喉上神经

为迷走神经在颈部的最大分支，沿颈内动脉与咽侧壁之间下行，平舌骨大角处分为内、外二支。内支含一般内脏感觉纤维，分布于声门裂以上的喉黏膜；外支含特殊内脏运动纤维，支配环甲肌。

2. 喉返神经

发自迷走神经的胸段，但立即向上返至颈部，左右两侧的返回部位有所不同。左喉返神经发出的位置较低，从前向后绕过主动脉弓返至颈部。右喉返神经发出的位置略高，从前向后绕过右锁骨下动脉返至颈部。喉返神经支配除环甲肌以外的全部喉肌并分布于声门裂以下的喉黏膜。喉返神经的末支称喉下神经。

【重点提示】在甲状腺手术中，有可能误伤喉上神经外支和喉返神经。喉上神经外支损伤后表现为声调降低。喉返神经损伤时，由于大部分喉肌瘫痪，可致声音嘶哑或发音困难。双侧损伤时，如声门裂闭合可造成呼吸困难，甚至窒息。

3. 支气管支、食管支和颈心支

是迷走神经的若干小分支，与交感神经的分支共同构成肺丛、食管丛和心丛。

4. 腹腔支

较粗大，与交感神经一起构成腹腔丛，伴腹腔干、肠系膜上动脉及肾动脉等血管分支分布于肝、胆、胰、脾、肾及结肠左曲以上的消化管。

（十一）副神经

副神经为运动性神经。与舌咽神经、迷走神经一起经颈静脉孔出颅腔，可分为内支和外支。支配胸锁乳突肌和斜方肌（图10－66）。

（十二）舌下神经

舌下神经为运动性神经，起于舌下神经核，自延髓的前外侧沟出脑，经舌下神经管出颅。先在颈内动、静脉之间深面下行，再从动、静脉之间穿出达舌骨舌肌的浅面，在舌神经和下颌下腺管的下方穿颏舌肌入舌，支配舌内、外肌（图10－67）。

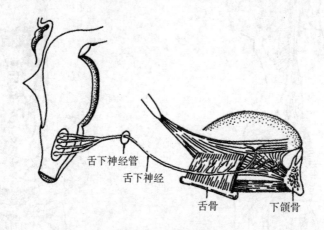

图10－68 舌下神经

为便于学习中参考，有关脑神经的概述如表10－3。

表10－3 脑神经概述

顺序和名称	连脑部位	出颅的部位	分布范围	损伤后主要表现
Ⅰ嗅神经	端脑	筛孔	鼻腔嗅黏膜	嗅觉障碍
Ⅱ视神经	间脑	视神经管	眼球视网膜	视觉障碍
Ⅲ动眼神经	中脑	眶上裂	上、下、内直肌，下斜肌、上睑提肌、瞳孔括约肌、睫状肌	眼外下斜肌，上睑下垂，对光反射消失
Ⅳ滑车神经	中脑	眶上裂	上斜肌	眼不能向外下斜视
Ⅴ三叉神经	脑桥	眼神经：眶上裂 上颌神经：圆孔 下颌神经：卵圆孔	头面部皮肤，眼球及眶内结构，口、鼻腔黏膜、舌前2/3黏膜，牙及牙龈咀嚼肌	头面部皮肤口鼻腔黏膜感觉障碍，角膜反射消失 咀嚼肌瘫痪，张口时下颌偏向患侧
Ⅵ展神经	脑桥	眶上裂	外直肌	眼内斜视

顺序和名称	连脑部位	出颅的部位	分布范围	损伤后主要表现
Ⅶ面神经	脑桥	内耳门至茎乳孔	面肌、颈阔肌 泪腺、下颌下腺、舌下腺、鼻腔及腭腺体 舌前2/3味蕾	面肌瘫痪，额纹消失、眼睑不能闭合，角膜干燥，口角歪向健侧，分泌障碍，舌前2/3味觉障碍
Ⅷ前庭蜗神经	脑桥	内耳门	壶腹嵴、球囊斑、椭圆囊斑及螺旋器	眩晕，眼球震颤，听力障碍
Ⅸ舌咽神经	延髓	颈静脉孔	咽肌、腮腺、咽壁和鼓室黏膜、颈动脉窦、颈动脉小球、舌后部1/3黏膜及味蕾，耳后皮肤	咽反射消失 腮腺分泌障碍 咽、舌后部1/3味觉障碍，一般感觉障碍
Ⅹ迷走神经	延髓	颈静脉孔	咽、喉肌 胸腹腔脏器的平滑肌、腺体和心肌 胸腹脏器，咽喉黏膜、硬脑膜、耳廓及外耳道皮肤	发音困难，声音嘶哑，吞咽困难，腺体分泌障碍、心律加快，耳郭、外耳道皮肤感觉障碍
Ⅺ副神经	延髓	颈静脉孔	胸锁乳突肌、斜方肌	面不能转向健侧 不能上提患侧肩胛骨
Ⅻ舌下神经	延髓	舌下神经管	舌内肌和舌外肌	舌肌瘫痪、萎缩，伸舌尖偏向患侧

三、内脏神经

内脏神经主要分布于内脏、心血管和腺体。内脏神经和躯体神经一样，按照纤维的性质，可分为内脏运动神经和内脏感觉神经两类。内脏运动神经调节内脏、心血管和腺体的分泌，以控制和调节人体的新陈代谢活动，通常不受人的意志控制，是不随意的，又称自主神经或植物性神经。由于内脏运动神经的形态和功能差异，内脏运动神经分为交感神经和副交感神经；内脏感觉神经传导来自内脏和心血管等处感受器的感觉冲动，通过反射调节内脏、心血管等器官的活动。

（一）内脏运动神经

内脏运动神经与躯体运动神经一样，都受大脑皮质及皮质下各级中枢的控制和调节，二者之间在基能上互相依存、互相协调、互相制约，以维持机体内、外环境的相对平衡，保证机体正常生命活动的进行。但两者在形态结构与功能上也有很大的差别（图10－69，表10－4）。

（1）支配器官和控制意识的不同：内脏运动神经支配平滑肌、心肌和腺体，在一定程度上不受意识控制；而躯体运动神经支配骨骼肌，受意志支配。

（2）低级中枢位置不同：躯体运动神经低级中枢是连续位于脑干内的躯体运动神经核和脊髓灰质前角，而内脏运动神经低级中枢较分散的位于脑干内的内脏运动核和脊髓第1胸段至第3腰段的侧角，以及第2～4骶段的骶副交感核。

（3）纤维成分和分布的方式不同：内脏运动神经有交感和副交感两种神经纤维成分，更换神经元后，常攀附脏器或血管形成神经丛再分支支配到相应的器官，且多数器官同时接受这两种纤维的双重支配；躯体运动神经只有一种纤维成分，直接以神经干的形式支配器官。

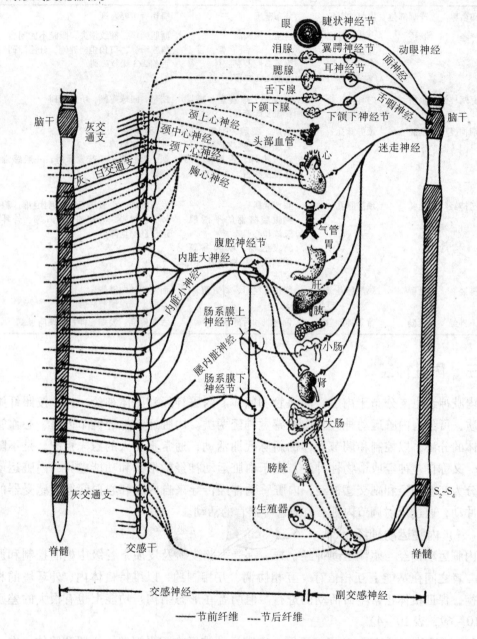

眼　　睫状神经节
泪腺　　翼腭神经节　　动眼神经
腮腺　　耳神经节　　面神经
舌下腺
下颌下腺　　舌咽神经
下颌下神经节
颈上心神经
颈中心神经　　头部血管
颈下心神经　　心
胸心神经　　迷走神经
气管
胃
腹腔神经节
内脏大神经　　肝
内脏小神经　　胰
肠系膜上
神经节　　小肠
腰内脏神经　　肾
肠系膜下
神经节
大肠
膀胱
生殖器
脑干　　灰交通支　　灰、白交通支
脑干
S₂~S₄
脊髓　　交感干　　灰交通支　　脊髓

交感神经　　副交感神经

——节前纤维　- - -节后纤维

图 10 - 69　内脏运动神经概况

（4）神经元的不同：内脏运动神经从低级中枢到达所支配器官需要经过两个神经元，而躯体运动神经自低级中枢至骨骼肌只有一个神经元。在内脏运动神经行程中，胞体位于脑干或脊髓内的神经元称为节前神经元，其发出的轴突称节前纤维；胞体位于周围部的内脏神经节内的神经元称为节后神经元，其发出的轴突称为节后纤维。内脏运动神经自低级中枢发出后，需在周围部的内脏运动神经节内交换神经元，才能到达效应器。

表 10－4　躯体运动神经和内脏运动神经的比较

比较	躯体运动神经	内脏运动神经
低级中枢	脑干躯体运动核、脊髓灰质前角	脊髓灰质侧角、脑干及骶副交感核
支配的器官	骨骼肌	平滑肌、心肌、腺体
神经元数目	只有一级神经元	由两级神经元构成，有节前、节后纤维之分
神经纤维不同	只有一种纤维成分	有交感和副交感两种纤维成分
神经纤维特点	为有髓纤维，传导速度较快	为无髓或薄髓纤维，传导速度较慢
机能特征	受意识支配	不受意识支配
分布形式	以神经干形式直接支配效应器	在器官附近或壁内先形成神经丛，由神经丛再分支支配效应器

内脏运动神经根据形态结构和机能特点的不同，分为交感部和副交感部，即交感神经和副交感神经两部分。

1. 交感神经

交感神经可以分为中枢部和周围部。

低级中枢：位于脊髓的 T_1 至 L_3 节段灰质侧角的中间外侧核。

周围部：包括交感神经节、交感干、神经和神经丛组成。

（1）交感神经节　根据交感神经节所在位置不同，分为椎旁神经节和椎前神经节。

① 椎旁神经节：即交感干神经节，位于脊柱两侧，有 21～26 对。同侧的椎旁节借节间支连成一条交感干（图 10－70）。交感干上至颅底，下至尾骨前方，两干在尾骨前方合并于单一的奇神经节。交感干分颈节（3 对）、胸节（10～12 对）、腰节（3～5 对）、骶节（2～3 对）和尾节（1 个，称奇神经节）。

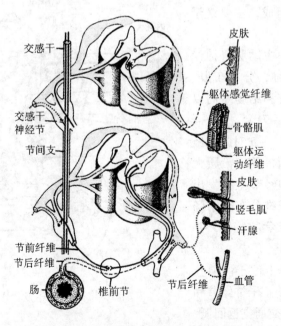

图 10－70　交感神经纤维的走行模式图

②椎前神经节：位于脊柱前方，攀附于同名动脉分支的起始处附近，呈不规则的结节状团块，包括成对的腹腔神经节、主动脉肾神经节以及单个的肠系膜上神经节和肠系膜下神经节，它们分别位于同名动脉根部附近。椎前节接受内脏大、小神经和腰内脏神经的纤维后，发出节后纤维随同名动脉脏支到达各脏器。

（2）交感神经纤维 交感干神经节借交通支与相应的脊神经相连。交通支分白交通支和灰交通支。白交通支主要由脊髓灰质侧角发出的具有髓鞘的节前神经纤维组成，因髓鞘反光发亮，呈白色，故称白交通支。白交通支只存在于胸1～12及腰1～3共15对脊神经与相应的交感干神经节之间；灰交通支由椎旁节细胞发出的节后纤维组成，它离开交感干后返回脊髓，多无髓鞘，故颜色灰暗，称灰交通支。灰交通支连于交感干与31对脊神经之间，贯穿交感干的全长。

（3）交感神经的分布概况

①颈部：颈交感干位于颈血管鞘的后方，颈椎横突的前方。每侧有3～4个交感节，颈上神经节、颈中神经节和颈下神经节。

②胸部：胸交感干位于相应肋头前方，每侧有10～12个胸交感神经节，各节之间有节间支相连。胸交感干的主要分支有内脏大神经和内脏小神经，内脏大神经由穿过第6～9胸交感干神经节的节前纤维合成一干，主要终于腹腔神经节；内脏小神经由穿过第10～12胸交感干神经节的节前纤维组成，主要终于主动脉肾节。

由腹腔神经节、主动脉肾神经节等发出的节后纤维，分布于肝、脾、肾等实质性器官和结肠左曲以上的消化管。（图10－71）

③腰部：通常有3～5对腰神经节，位于腰椎体的前外侧，沿腰大肌内侧缘排列。腰神经节主要发出腰内脏神经。节后纤维分布左结肠左曲以下的消化管及盆腔脏器，并有纤维伴随血管分布至下肢。

④盆部：盆交感干位于骶前孔内侧，有2～3对骶交感干神经节和一个奇神经节。经灰交通支返回骶、尾神经，分布于下肢及会阴部的血管、汗腺和立毛肌。

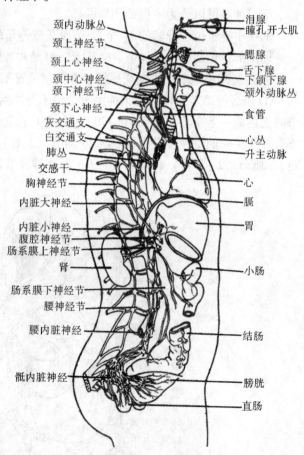

图10－71 交感干及其分布模式图

综上所述，交感神经的节前和节后纤维分布规律如下：来自脊髓第1～5胸段侧角细胞的节前纤维，更换神经元后，其节后纤维分布到头、颈、胸腔脏器和上肢。来自脊髓第5～12胸段侧角细胞的节前纤维，更换神经元后，节后纤维支配肝、脾、肾等实质性脏器和结肠左曲以上的消化管。来自脊髓上腰段侧角细胞的节前纤维，更换神经元后，节后纤维支配结肠左曲以下的消化管、盆腔器官和下肢。

2. 副交感神经

副交感神经分为中枢部和周围部。低级中枢位于脑干的副交感神经核和脊髓骶部第2～4节段灰质的骶副交感核；周围部包括副交感神经节和副交感神经纤维。

（1）副交感神经节：多位于器官附近或器官的壁内，分别称器官旁节和器官内节。①器官旁节：位于所支配器官附近，多数体积较小，而位于颅部的较大，如睫状神经节，下颌下神经节，翼腭神经节、下颌下神经节和耳神经节等。②器官内节：散于所支配器官的壁内，又称壁内节。

（2）副交感神经纤维

副交感神经的分布概况：根据副交感神经低级中枢在体内的位置不同，副交感神经可以分为脑干的副交感神经和骶部的副交感神经两部分。

（1）脑干的副交感神经：由脑干动眼神经副核、上泌涎核、下泌涎核和迷走神经背核发出的节前纤维分别加入到动眼神经、面神经、舌咽神经和迷走神经四对脑神经中，在节内换元后，节后纤维布于所支配器官。

（2）骶副交感神经：由脊髓骶部第2～4节段的骶副交感核发出的节前纤维，加入骶神经前支，出骶前孔，离开骶神经，组成盆内脏神经，加入盆丛。在盆腔器官附近或壁内的副交感神经节内交换神经元，节后纤维分布于结肠左曲以下的消化管、盆腔脏器及外阴等（图10-72）。

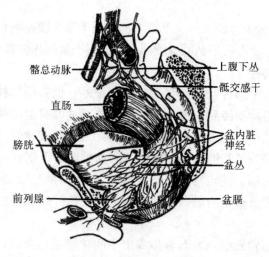

图10-72 盆部内脏神经丛

3. 交感神经与副交感神经的主要区别

交感神经与副交感神经都是内脏运动神经，共同支配一个器官，形成对内脏器官的双重支配。但在来源、形态结构和功能上，两者各有特点（表10-5）。

表 10 - 5　交感神经和副交感神经的区别

内容	交感神经	副交感神经
低级中枢	脊髓 $T_1 - L_3$ 的中间带外侧核	脑干和脊髓骶部的副交感核神经节
椎旁节、椎前节	器官旁节、器官内节	
节前纤维	短	长
节后纤维	长	短
神经元比例	一个节前神经元的轴突可以与许多节后神经元组成突触	一个节前神经元的轴突则与较少的节后神经元组成突触
分布范围	广泛。除瞳孔括约肌和睫状肌外其他所有部位的平滑肌、心肌和腺体均有交感神经支配	较少。瞳孔开大肌、睑板肌、体壁和四肢的血管、汗腺、竖毛肌以及肾上腺髓质等无副交感神经支配

4. 内脏神经丛

交感神经、副交感神经和内脏感觉神经在分布到脏器的过程中，常互相交织在一起形成内脏神经丛，由丛再发出分支到所支配的器官。重要的神经丛有（图 10 - 71）：

（1）心丛：位于主动脉弓和气管杈之间，分布于心肌。

（2）肺丛：位于肺根前、后方，随支气管和肺血管的分支分布于肺。

（3）腹腔丛：是最大的内脏神经丛，位于腹腔干和肠系膜上动脉根部周围，丛内有一对腹腔神经节、主动脉肾神经节及单个的肠系膜上神经节。分布于肝、胰、肾、肾上腺等腹腔实质性器官以及胃至结肠左曲以上的消化管。

（4）腹主动脉丛：在腹主动脉的下前方，是腹腔丛在腹主动脉表面向下延续部分。此丛分支至结肠左曲以下至直肠上端的部分结肠。还有一部分纤维参与腹下丛和髂外动脉丛。

（5）腹下丛：可分为上腹下丛、下腹下丛。位于第 5 腰椎前面，两侧髂总动脉之间。下腹下丛即盆丛，是上腹下丛的延续部分，分布于盆腔各脏器（图 10 - 72）。

（二）内脏感觉神经

机体内脏器官除有交感神经和副交感神经支配外，也有感觉神经分布。来自内脏的刺激由内脏感觉性将冲动传到中枢，中枢可直接通过内脏运动神经或间接通过体液来调节各内脏器官的活动。内脏感觉神经的神经元为假单极神经元，其胞体位于脑神经节或脊神经节内。脑神经节细胞的周围突，随面神经、舌咽、迷走神经分布于内脏器官，中枢突随面、舌咽、迷走神经终止于孤束核。脊神经节细胞的周围突，随交感神经和骶部副交感神经分布于内脏器官，中枢突随交感神经和盆内脏神经终止于灰质后角。

在中枢内，内脏感觉纤维一方面直接或借中间神经元与内脏运动神经元联系，完成内脏—内脏反射，或与躯体运动神经元联系，形成内脏 - 躯体反射；另一方面，可经过一定的传导途径将冲动传导到大脑皮质，产生内脏感觉。

内脏感觉神经虽然在形态结构上与躯体感觉神经大致相同，但有各自特点。

（1）正常的内脏活动一般不引起感觉，一定强度的刺激才会产生主观感觉：在病理条件下或内脏活动较强烈的刺激，可以产生痛觉，例如饥饿时，胃的收缩产生疼痛感。

（2）内脏感觉纤维的数目较少，多为细纤维，痛阈较高，对于一定强度的刺激不产生疼痛。例如外科手术切割、挤压或烧灼内脏，病人不觉疼痛。内脏对牵拉、膨胀和痉挛刺激较敏感，如直肠和膀胱充盈时的过度膨胀可引起痛觉。

（3）内脏痛较弥散，定位不准确 内脏感觉的传入途径较分散，即一个脏器的感觉纤维可经几个节段的脊神经进入中枢，而一条脊神经又包含几个脏器的感觉纤维。

当某些内脏器官发生病变时，常在体表一定区域产生感觉过敏或疼痛，这种现象称牵涉性痛。牵涉性痛可发生在患病器官的附近皮肤，也可发生在与病变器官相距较远的皮肤。例如，心绞痛时，常在胸前区和左臂内侧皮肤感到疼痛；肝胆疾患时，常在右肩感到疼痛等。

了解各器官病变时牵涉性痛的发生部位，有一定的临床诊断意义（图 10 – 73，表 10 – 6）。

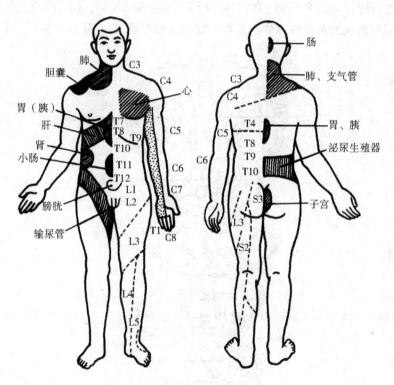

图 10 – 73　牵涉性痛示意图

表 10 – 6　常见脏器的牵涉性痛部位

病变脏器	疼痛牵涉部位
心	心前区、左肩部、左臂部和手的尺侧区
肝、胆囊	右上腹区、右肩区
胃、胰	左上腹区、肩胛区
小肠、阑尾	上腹部、脐周围
肾、输尿管	腰、腹股沟

第四节　中枢神经的传导通路

　　人体感受器接受内、外环境的各种刺激，并将其转变成神经冲动，经传入神经传递至中枢神经系统，最后至大脑皮质，通过大脑皮质的分析与综合，产生感觉。另一方面，自脑的各级中枢发出适当的冲动，经过神经元链，到达躯体和内脏的各效应器，引起相应的反应。因此，在神经系统内存在着上行和下行的两大类传导路：即感觉（上行）传导通路和运动（下行）传导通路。

一、感觉传导通路

　　感觉传导路有本体感觉传导路（深部感觉）、浅感觉传导路、听觉传导路、视觉传导路、平衡觉传导路、嗅觉传导路。各传导路行和及功能都有不同，但在结构上有其共同性。

1. 躯干和四肢的意识性本体感觉和精细触觉传导通路（图 10 - 74）

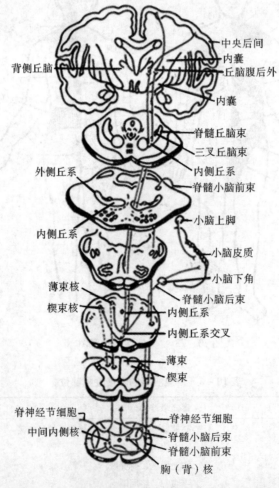

图 10 - 74　躯干和四肢的本体感觉和精细触觉传导通路

本体感觉又称深感觉，是指肌、腱、关节等运动器官在不同状态（运动和静止）时产生的位置觉、运动觉和振动觉。在深感觉传导通路中还传导皮肤的精细触觉（如辨别两点距离和物体的纹理粗细等）。二者传导通路相同，一起叙述，均由3级神经元组成。

第1级神经元为脊神经节神经元，属假单极神经元。其周围突随脊神经分布于躯干和四肢的肌、肌腱、关节等处以及皮肤的感受器，中枢突经脊神经后根的内侧部进入脊髓后索，来自第5胸节以下的纤维组成薄束；来自第4胸节以上的纤维组成楔束。上行至延髓，分别止于薄束核和楔束核。

第2级神经元为延髓薄束核和楔束核内的神经元，由两核发出的纤维向前绕过中央灰质的腹侧，在中线上与对侧的相交叉，称内侧丘系交叉，交叉后形成内侧丘系上行，最后止于背侧丘脑的腹后外侧核。

第3级神经元为背侧丘脑腹后外侧核内的神经元，由此核发出丘脑皮质束（丘脑中央辐射）经内囊后肢投射至中央后回的中、上部和中央旁小叶后部。

若在不同部位（脊髓与脑干）损害此传导通路，引起肢体本体感觉和精细触觉丧失减退。如脊髓后索损伤的患者，则不能确定相应部位各关节的位置和运动方向，靠视觉行走，闭目后则容易倾倒。

2. 躯干和四肢的痛觉、温度觉和粗触觉压觉传导通路

又称浅感觉传导通路，由3级神经元组成（图10－75）

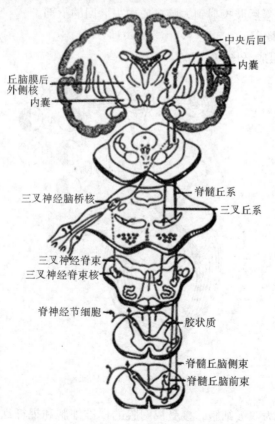

图10－75 痛、温度觉和粗触觉传导通路

第1级神经元 为脊神经节神经元，其周围突分布于躯干和四肢皮肤内的感受器，中枢突随脊神经后根进入脊髓。

第2级神经元 为脊髓后角固有核神经元，它们发出纤维上升1~2个节段经白质前连合到对侧的外侧索和前索内上行，组成脊髓丘脑前束（传导粗触觉、压觉）和脊髓丘脑侧束（传导痛、温觉）上行，至脑干合成脊髓丘脑束，终止于背侧丘脑的腹后外侧核。

第3级神经元 为背侧丘脑腹后外侧核神经元，它们发出丘脑皮质束（丘脑中央辐射），经内囊后肢上行至大脑皮质中央后回的中、上部和中央旁小叶后部。

该传导通路一侧损伤，患者表现受损平面对侧1~2节段以下痛温觉消失。皮肤触觉有两条路传导，因此，单纯后索或者外侧索损伤，触觉往往不消失。

3. 头面部的痛觉、温度觉、触觉和压觉传导通路

由3级神经元组成（图10-75）。

第1级神经元 为三叉神经节细胞，其周围突组成三叉神经分支，分布于头面部皮肤和口鼻黏膜的感受器，中枢突经三叉神经根入脑桥，止于三叉神经脊束核和三叉神经脑桥核。

第2级神经元 为三叉神经脊束核和三叉神经脑桥核内的神经元，它们发出纤维交叉至对侧，组成三叉丘系上行，止于背侧丘脑的腹后内侧核。

第3级神经元 为背侧丘脑腹后内侧核内的神经元，发出纤维组成丘脑皮质束（丘脑中央辐射），经内囊后肢投射到大脑皮质中央后回的下部。

4. 视觉传导通路

由3级神经元组成（图10-76）。

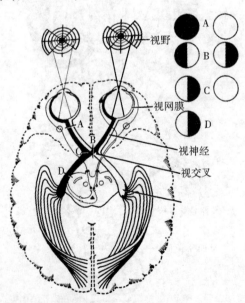

图10-76 视觉传导通路

第1级神经元 为双极细胞，接受视网膜的视锥细胞和视杆细胞受光刺激产生的神经冲动。

第 2 级神经元 为节细胞，节细胞的轴突组成视神经，经视神经管入颅腔形成视交叉后，延续为视束。在视交叉中，来自两眼视网膜鼻侧半的纤维交叉，来自视网膜颞侧半的纤维不交叉。因此，每侧视束是由同侧视网膜颞侧半的纤维和对侧视网膜鼻侧半的纤维组成。主要终止于外侧膝状体。

第 3 级神经元 为外侧膝状体内的神经元，它们发出的纤维组成视辐射，经内囊后肢投射到枕叶距状沟两侧的皮质。

【重点提示】视觉传导通路不同部位的损伤，临床症状不同。如一侧视神经损伤，引起患侧眼全盲；一侧视束完全损伤，则引起患侧眼鼻侧半视野偏盲、对侧眼颞侧半视野偏盲（图 10 - 76）。

二、运动传导通路

运动传导通路是指大脑皮质至躯体运动效应器的神经联系，由上运动神经元和下运动神经元两极神经元组成。

1. 锥体系

锥体系上运动神经元为大脑皮质中央前回和中央旁小叶前部等区域的锥体细胞，其轴突组成下行纤维束，这些纤维束在下行的过程中要通过延髓锥体，故名为锥体系，其中下行至脊髓的纤维束称皮质脊髓束，止于脑干脑神经运动核的纤维束称皮质核束（皮质脑干束）。锥体系下运动神经元为脑干脑神经运动核和脊髓前角内的神经元，所发出的轴突分别参与脑神经和脊神经的组成。锥体系主要管理骨骼肌的随意运动。

（1）皮质脊髓束（图 10 - 77）上运动神经元为中央前回上、中部和中央旁小叶前半部的锥体细胞，其轴突组成皮质脊髓束下行，经内囊后肢，大脑脚底中 3/5，脑桥基底部，至延髓锥体。在锥体的下端，大部分纤维左、右交叉形成锥体交叉，交叉后的纤维沿脊髓外侧索下行，形成皮质脊髓侧束，沿途逐节止于脊髓各节段的前角运动神经元。小部分未交叉的纤维，在同侧脊髓前索内下行，形成皮质脊髓前束，分别止于同侧和对侧的脊髓前角运动神经元（只到达上胸节）。下运动神经元为脊髓前角运动神经元，其轴突组成脊神经的前根，随脊神经分布于躯干和四肢的骨骼肌。

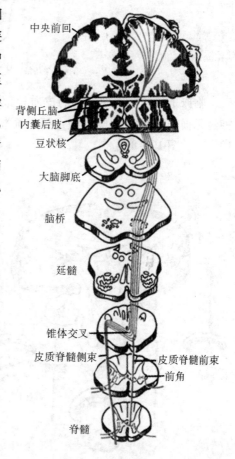

图 10 - 77 皮质脊髓束

（2）皮质核束（图 10 - 78）上运动神经元为中央前回下部的锥体细胞，由其轴突组成皮质核束，经内囊膝下行至脑干，大部分纤维止于双侧的脑神经运动核，但面神经核（支配面肌）的下部和舌下神经核（支配舌肌）只接受对侧皮质核束的纤维。下运动神经元为脑干脑神经运动核内的神经元，其轴突随脑神经分布到头、颈、咽、喉等处的骨骼肌。

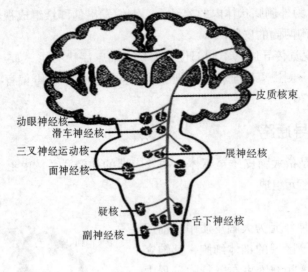

图 10 - 78　皮质核束

临床上发现，不同位置的皮质核束的损伤，其表现也不同。故临床上常将上运动神经元损伤引起的瘫痪称核上瘫；而将下运动神经元损伤引起的瘫痪称核下瘫（图10 - 79，图10 - 80）。

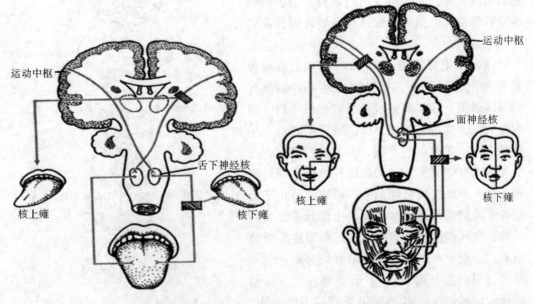

图 10 - 79　舌下神经核上、下瘫　　　　　图 10 - 80　面神经核上、下瘫

【**重点提示**】一侧面神经核上瘫，只会使对侧面下部表情肌和对侧舌肌出现瘫痪。表现为：对侧鼻唇沟变浅、口角下垂、不能鼓腮露牙，嘴歪向健侧；伸舌时，舌尖偏向病灶对侧。面神经核下瘫表现为：损伤同侧所有面部表情肌瘫痪，即除上述面神经核上瘫的症状外，还有额纹消失和眼裂不能闭合。舌下神经核下瘫的特点是损伤侧的舌肌瘫痪。

2. 锥体外系及其功能

锥体外系是指锥体系以外的管理骨骼肌运动的纤维束，包括除锥体系以外与躯体运动有关的各种下行传导通路。结构十分复杂，包括大脑皮质、纹状体、背侧丘脑、红核、黑质、小脑、脑干网状结构等以及它们的纤维联系。其纤维起自大脑皮质中央前回以外的皮质，在上述部位多次换元，最后终于脊髓前角运动神经元或脑神经运动核，通过脊神经或脑神经，支配相应的骨骼肌。锥体外系对脊髓反射的控制常是双侧的，其主要功能是调节肌张力，协调肌群活动。锥体系和锥体外系在运动功能上需要互相依赖共同完成人体的各种随意运动。

正常锥体系和锥体外系的活动是协调一致的。锥体系所执行的随意、准确、精巧的运动，是在锥体外系保持稳定的姿势和适宜的肌张力的基础上完成的。而且锥体系下行过程中也发出侧支终于锥体外系的皮质下核团。因此，从结构和功能来讲，锥体系和锥体外系不严格区分。但在临床上还是把这两个系统分开，因为在疾病的症状表现上，锥体系以大脑功能障碍为主，而锥体外系则是以纹状体和小脑症状为主。

目标检测

1. 比较神经系统灰质和白质、皮质和髓质、神经核和神经节三对术语的异同点。

2. 脊髓半横断损伤可导致何种感觉或运动障碍？说明其解剖学基础。

3. 连于延髓脑桥沟的神经有哪些，它们和脑神经核的关系如何？

4. 脑干内有哪些脑神经躯体运动核，他们分别位于什么部位？

5. 小脑扁桃体位于何处？有何临床意义？小脑的主要机能及损伤表现？

6. 大脑半球分为几叶？各叶有哪些重要沟回？

7. 内囊的位置、分部及各部通过的纤维束，单侧内囊损伤后，患者的功能障碍？

8. 各个语言中枢的位置及损伤症状？

9. 交感神经与副交感神经有什么区别？

10. 试述 12 对脑神经附着于脑的位置和功能？

11. 综述舌的神经支配？

12. 试述躯干、四肢浅、深感觉传导路？

13. 简述脑脊液的产生、循环途径及临床意义？

14. 患者，男，18 岁。两小时前被棒球击中头部，当时伴有意识丧失，持续约 1 分钟。苏醒后，伴有明显头痛，持续性。受伤 2 小时来，疼痛持续加重，伴喷射样呕吐。来院急诊。CT 扫描提示左侧颞部高密度影，考虑硬膜外血肿。

思考：脑外层三层膜的解剖关系如何？硬脑膜在颅顶、颅底与骨膜的关系？

（陈 东）

第十一章

内分泌系统

学习目标

1. 掌握内分泌系统组成和功能；垂体的位置、形态和功能；肾上腺的形态、位置和功能；甲状腺的位置、形态、大小和功能。
2. 熟悉垂体、肾上腺、甲状腺的微细结构；甲状旁腺的位置、大小和功能。
3. 了解松果体的位置和功能。

内分泌系统是由内分泌器官和内分泌组织组成。内分泌器官指内部主要结构为内分泌组织，外表包以被膜，结构上独立存在，肉眼可见到的器官，也称内分泌腺（图11-1）。内分泌组织则指分散于其他组织器官中的内分泌细胞团块，如胰腺中的胰岛、睾丸中的间质细胞、卵巢中的卵泡和黄体及消化管壁上的内分泌细胞等。

内分泌系统对人体起着重要的调节功能。内分泌腺的腺细胞排列成索状、团状或围成滤泡，它们之间含有丰富的毛细血管和毛细淋巴管。内分泌细胞的分泌物称激素。激素进入血液或淋巴，流经全身，对人体的新陈代谢、生长发育及生殖机能等起调节

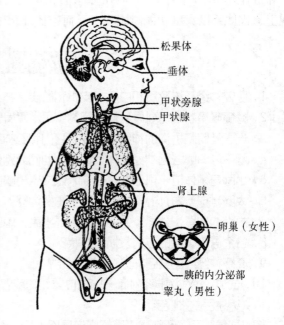

图11-1　内分泌器官及内分泌组织

作用。一种激素只能作用于特定的器官或细胞，这些器官和细胞称为该激素的靶器官或靶细胞。内分泌功能过盛或降低，均可引起机体的功能紊乱，甚至形成疾病。

内分泌系统和神经系统在结构和功能上，都是密切联系的。一方面几乎所有的内分泌腺和内分泌组织，都直接或间接地受神经系的调节和控制，中枢神经系也可以通

过内分泌腺的作用，间接地调节人体的物质代谢和器官的生理活动，这种调节称为神经体液调节；另一方面，内分泌腺也可影响神经系的功能，如垂体分泌的生长素、甲状腺分泌的甲状腺素等，都可影响脑的发育和功能。另外，某些神经细胞也有分泌激素的功能，如下丘脑的视上核分泌加压素、室旁核分泌催产素等。这些神经细胞分泌的激素又称为神经激素。

人体内分泌器官主要有垂体、甲状腺、甲状旁腺、肾上腺及松果体。

第一节 垂 体

垂体是人体最重要的内分泌腺，其主要功能是促进生长发育。

一、垂体的形态和位置

垂体呈扁椭圆形，重约0.6g，位于颅腔内的垂体窝内，连于下丘脑的下方，垂体前上方与视交叉相邻，因此，垂体出现肿瘤时，可压迫视交叉的中部，产生两眼视野的颞侧偏盲。

二、垂体的分部

垂体可分为腺垂体和神经垂体两部分。腺垂体包括远侧部、结节部和中间部。神经垂体包括神经部及漏斗。垂体的表面包有结缔组织被膜（图11-2）。

三、垂体的微细结构

（一）腺垂体

腺垂体由腺上皮细胞构成。腺细胞排列成索或团状。细胞团索之间有丰富的血窦。在HE染色标本中，腺细胞分为嗜酸性细胞、嗜碱性细胞和嫌色细胞三种（图11-3）。

（1）嗜酸性细胞 细胞体积较大，界限清楚，形态不很规则，细胞质内含有嗜酸性颗粒，用HE染色时呈红色，细胞核呈圆形或卵圆形。

（2）嗜碱性细胞 是三种细胞中数量最少的一种。细胞体积大小不等，细胞呈圆形或多边形，胞浆内含有嗜碱性颗粒，用HE染色时呈蓝色。

（3）嫌色细胞 是三种细胞中数量最多的一种，染色浅而轮廓不清，这种细胞可能是无分泌机能的幼稚细胞，可转变为嗜碱性细胞或嗜酸性细胞。

（二）神经垂体

主要由无髓神经纤维和神经胶质细胞构成，其间有丰富的血窦。无髓神经纤维是下丘脑视上核及室旁核分泌神经元的轴突。其末端终于毛细血管周围。神经胶质细胞的体积较小，呈梭形或多边形，有多个突起。神经垂体内有散的、大小不一的均质块，用HE染色时呈红色。这些均质块是视上核和室旁核神经元的分泌物。分泌物进入毛细血管，起激素的作用。神经垂体无分泌功能，只是储存和释放下丘脑激素的部位。

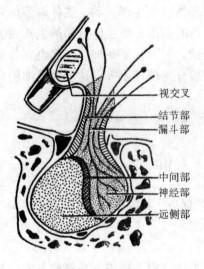

图 11-2　垂体分部

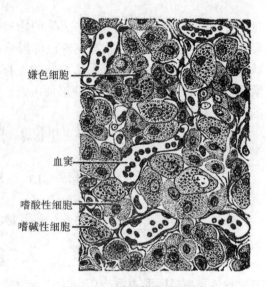

图 11-3　腺垂体的微细结构

四、垂体的功能

（一）腺垂体的功能

腺垂体分泌多种激素，对人体起着重要的调节功能。

1. 嗜酸性细胞分泌的激素

（1）生长激素的主要功能是通过促进肝脏产生生长素介质间接促进生长期的骨骺软骨形成，促进骨及软骨的生长，从而使身体增高。促进肌肉和其他组织细胞的分裂增殖和蛋白质的合成，从而加速肌肉的生长发育。

（2）催乳激素可促进乳腺的发育，在妊娠晚期和哺乳期课促进乳汁的分泌。

2. 嗜碱性细胞分泌的激素

（1）促甲状腺素激素可促进甲状腺的正常发育和甲状腺素的合成与释放。

（2）促肾上腺皮质激素能促进肾上腺皮质束壮带分泌糖皮质激素。

（3）促性腺激素包括卵泡刺激素和黄体生成素。前者在女性可促进卵泡的发育，在男性则促进精子的生成。后者促进女性黄体的形成，在男性又称间质细胞刺激素，促进睾丸间质细胞分泌雄激素。

（二）神经垂体的功能

在下丘脑视上核及室旁核分泌抗利尿激素和催产素，通过轴突运送到神经垂体内储存，身体需要时释放入血液产生激素的功能。

（1）抗利尿激素　抗利尿激素也叫加压素。在一般情况下，它可促进肾远端小管曲部和集合小管上皮细胞对水的重吸收，使尿量减少；也能使小动脉收缩，使血压升高。

（2）催产素　催产素可引起妊娠子宫的平滑肌收缩，促进分娩，也能促进乳腺分泌乳汁。

【重点提示】垂体分为腺垂体和神经垂体。腺垂体由嗜酸性细胞、嗜碱性细胞和嫌色细胞组成。嗜酸性细胞分泌生长激素、催乳激素，嗜碱性细胞分泌促甲状腺素激素、促肾上腺皮质激素、促性腺激素。神经垂体储存抗利尿激素、催产素。

知识链接

生长激素分泌过盛时，在幼年可引起巨人症，成人则发生肢端肥大症；如分泌不足，在幼年可引起侏儒症。

第二节　甲状腺

甲状腺是人体重要的内分泌腺。其主要功能是促进新陈代谢。

一、甲状腺的形态和位置

甲状腺呈"H"形，可分为两个侧叶及连于两侧叶之间的峡部。峡的上缘个别人有一向上延伸的锥体叶（图11-4）。

甲状腺侧叶大部分位于喉和气管的两侧，只有峡部覆盖于第2~4气管软骨环的前方。两侧叶的上极可达甲状软骨板的中部；下端低至第6气管软骨环，有些人的甲状腺向下伸入胸骨的后方，称胸骨后甲状腺，当其肿大时，可压迫气管，导致呼吸困难。

甲状腺借结缔组织附着于环状软骨。因此，甲状腺可随吞咽活动伴随着喉的上下移动而上下移位。这对确定颈部肿块是否与甲状腺有关，有很大帮助。

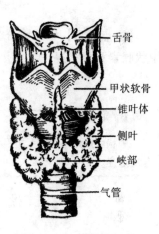

图11-4　甲状腺与喉

（舌骨、甲状软骨、锥叶体、侧叶、峡部、气管）

二、甲状腺的微细结构

甲状腺的实质被结缔组织分为若干小叶。小叶内含有许多甲状腺滤泡（图11-5）。

（一）甲状腺滤泡

大小不一，呈球形、椭圆形或不规则形。滤泡的形状和大小，可因性别、年龄、营养状态及食物中的含碘量等而有变化。泡壁由单层立方上皮构成，核为圆形。滤泡上皮细胞分泌甲状腺素。甲状腺素由细胞的基底部排出，释放入毛细血管，从而进入血液循环。

甲状腺素的主要功能，是促进身体内的物质代谢和生长发育。

（二）泡旁细胞

在滤泡上皮细胞之间，以及滤泡之间的结缔组织内，单个或成群存在的细胞，称泡旁细胞。这种细胞的体积较滤泡上皮细胞的体积略大，呈卵圆形，胞核呈圆形。电镜下可见胞质内有许多分泌颗粒，但在 HE 染色标本上，胞质染色浅淡。

泡旁细胞分泌降钙素，可使血钙降低。

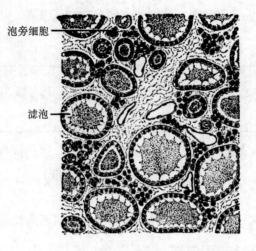

图 11 - 5　甲状腺的微细结构（低倍）

【重点提示】甲状腺分为两个侧叶和中间的峡，可随着喉的上下移动。甲状腺分泌甲状腺素和降钙素。

知识链接

甲状腺素分泌太多引起甲状腺功能亢进症；分泌太少幼儿可导致呆小症，成人导致甲状腺功能减退症。

第三节　甲状旁腺

一、甲状旁腺位置和形态

甲状旁腺是扁圆形的小体，棕黄色，黄豆粒大小，一般有上、下两对，总重量为0.12 ~ 0.14g。两对甲状旁腺，均贴于甲状腺侧叶的后缘，但有时也可埋藏在甲状腺的实质内（图 11 - 6）。

二、甲状旁腺的微细结构和功能

甲状旁腺的腺细胞呈索状或团状排列，其间有少量的结缔组织和丰富的毛细血管。甲状旁腺的腺细胞有两种，即主细胞和嗜酸性细胞。

主细胞呈圆形或多边形，核圆形位居细胞的中央。主细胞能分泌甲状旁腺素，以胞吐的方式释放入毛细血管。甲状旁腺素的主要功能是参与维持血钙的稳定，增强破骨细胞的活动，释放溶酶体酶溶解骨质，并能促进肠和肾小管对钙的吸收，使血钙升高（图 11 - 7）。

嗜酸性细胞数量少，功能尚不明确。

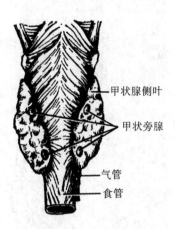

图 11 - 6　甲状旁腺

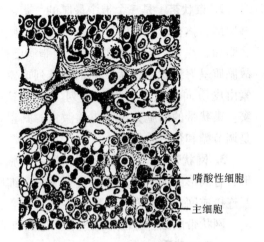

图 11 - 7　甲状旁腺微细结构

知识链接

甲状腺切除术时一定不要切除了甲状旁腺，否则，引起低血钙症，导致肌肉抽搐。

第四节　肾上腺

肾上腺是人体重要的内分泌腺，分泌多种激素，对水盐、蛋白质等物质的代谢起着重要的调节作用。

一、肾上腺的位置和形态

肾上腺左、右各一，在肾筋膜内，分别位于两肾的上端。左肾上腺呈半月形，右肾上腺为三角形。两腺共重 10 ~ 15g。由于肾上腺位于腹膜的后方，故可借腹膜后充气造影，以了解肾上腺的形态，协助肾上腺疾病的诊断。

二、肾上腺的微细结构及功能

肾上腺的表面有结缔组织被膜。肾上腺的实质可分为表层的皮质和深层的髓质两部分。

（一）皮质

肾上腺皮质可分为三个带（图 11 - 8）。由表向里依次是球状带、束状带和网状带。

1. 球状带　此带较薄，位于皮质的浅层，紧靠被膜的内面。细胞呈低柱状或多边形，胞质内含有少量脂滴。细胞排列成环状或半环状的团，细胞团之间有血窦和少量的结缔组织。球状带的细胞分泌盐皮质激素，其主要功能是调节人体内钠、钾和水的平衡。

2. 束状带　是三个带中最厚的一带。细胞呈多边形，体积较大，细胞核染色较浅，胞质内富含脂滴，在 HE 染色的标本上，因脂滴已被溶解，故胞质呈海绵状。束状带的细胞排列成索，细胞索由皮质向髓质呈放射状排列。细胞索间有血窦。束状带的细胞分泌糖皮质激素，其主要功能是调节糖和蛋白质代谢。

3. 网状带　位于皮质的最内层，细胞呈多边形，有圆形的细胞核。细胞排列成索，细胞索相互连接成网，网眼内有血窦。

网状带的细胞分泌雄激素和少量的雌激素。

(二) 髓质

髓质位于肾上腺的中央部，周围被皮质包绕。髓质主要由髓质细胞构成，髓质细胞呈多边形，核圆，位于细胞的中央。细胞浆内含有颗粒，当组织用铬盐处理时，颗粒被染成棕黄

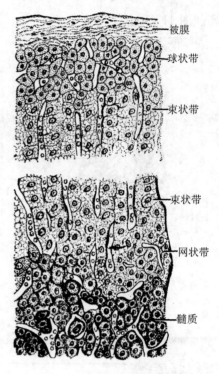

图 11 - 8　肾上腺的微细结构

色，所以髓质细胞也称嗜铬细胞。髓质分泌两种激素：一种是去甲肾上腺素。这种激素的主要功能是使小动脉的平滑肌收缩，从而使血压升高。另一种是肾上腺素。肾上腺素的功能主要是作用于心肌，使心跳加快、加强。

【重点提示】 肾上腺表层为皮质，深层为髓质。皮质由浅到深依次为球状带、束状带、网状带。球状带分泌盐皮质激素，束状带分泌糖皮质激素，网状带分泌雄激素和少量的雌激素。髓质细胞也称嗜铬细胞，分泌去甲肾上腺素和肾上腺素。

知识链接

　　糖皮质激素是临床常用的重要药物，具有抗炎症，抗休克，抑制免疫等多种药效。

第五节　松果体

一、松果体的位置和形态

松果体位于丘脑的后上方，附于第三脑室顶的后部，为一淡红色的椭圆形小体。

儿童时期的松果体比较发达，一般自 7 岁以后，腺组织逐渐萎缩，结缔组织逐渐增生，成年人的松果体常出现钙化。

二、松果体的功能

松果体分泌的褪黑激素，此激素可抑制腺垂体分泌促性腺激素，间接抑制性腺的发育和分泌，特别是在幼年时期，松果体有抑制性成熟的作用。

目标检测

1. 内分泌系统的组成和功能？
2. 内分泌器官包括哪些器官？
3. 垂体的位置和分部？
4. 腺垂体由哪些细胞组成，可分泌哪些激素？神经垂体储存哪些激素？
5. 甲状腺位置、分部和分泌的激素？
6. 肾上腺位置和形态？
7. 肾上腺皮质包括哪些带，各可以分泌什么激素？
8. 肾上腺髓质细胞可称为什么细胞？可分泌什么激素？
9. 甲状旁腺可分泌什么激素？
10. 松果体可分泌什么激素？

（张晓芳）

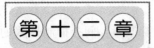

第十二章

人体胚胎学概要

学习目标

1. 掌握受精、卵裂、胚泡、植入、蜕膜、胎膜及胎盘的概念；植入的概念、时间及部位。
2. 熟悉成熟分裂，受精的条件及意义，三胚层的形成及分化。
3. 了解胎儿的血液循环特点，孪生及多胎的概念。

人体胚胎的发生，是从两性生殖细胞的结合——受精开始的，经过一系列的复杂过程，最后发育成为一个胎儿。

月经周期每月以28天计算，从末次月经第一天算起，胚胎在母体子宫内经过10个妊娠月，约280天的发育后后娩出，这种计算法叫月经龄。胚胎在母体子宫内从受精到出生实际发育266天，这种按受精时间计算的胚胎龄叫受精龄。胚胎学通常把从受精到娩出的过程分为三个时期：①胚前期：第1～2周，从受精到二胚层胚盘的形成。②胚期：第3～8周的胚胎，各器官原基建立的过程，到第8周末，胚胎已初具人形。③胎期：第9～38周，胎儿逐渐长大，各器官系统发育日臻成熟。

> **知识链接**
>
> 预产期的推算是以月经龄为标准推算出胎儿分娩时间的方法。计算公式：以末次月经的时间为准，年加1，月减3，日加7。如某孕妇，末次月经的第一天时间为2011年8月10日，其预产期应是：2011年加1为2012年，8月减3为5月，10日加7为17日，即2012年5月17日为这名孕妇的预产期，一般来说在这个时间加减两周内都为正常。

第一节　生殖细胞的成熟

一、精子的成熟

在精子发生过程中，要经过两次成熟分裂：第一次成熟分裂，是由初级精母细胞分裂成次级精母细胞，第二次成熟分裂从次级精母细胞分裂为精子细胞。经过这两次成熟分裂，一个初级精母细胞分裂成为四个精子细胞，细胞核染色体的数目由 46 条（23 对）减少到 23 条。23 条染色体中，22 条为常染色体，1 条为性染色体，这一条性染色体，有一半的精子携带 X 染色体，另一半的精子携带 Y 染色体（图 12 – 1）。精子细胞经过变态形成精子。

新生成的精子，在附睾内虽已有运动能力，但仍没有受精能力，因为精液中含有抑制精子释放顶体酶的物质，顶体酶不得释放，就不能受精。女性生殖管道内有解除这种抑制作用的酶，精子在女性生殖管道内经过 0.5 ~ 1 小时即可解除抑制作用，使精子获得受精能力，这一过程叫获能 capacitation。

排出的精子，在女性生殖管道内，可存活 1 ~ 3 天，但其受精能力，只能维持 24 小时左右。

二、卵的成熟

卵子发育过程中，也经过两次成熟分裂，形成的卵子染色体的数目也由 46 条减为 23 条，其性染色体均为 X（图 12 – 1）。初级卵母细胞经过减数分裂，分为一个大细胞和一个小细胞，大细胞的细胞质多，叫次级卵母细胞；小细胞的细胞质少，叫第一极体。次级卵母细胞再分裂，成为一个大而成熟的卵和一个小的第二极体。第二次成熟分裂，必须在精子刺激下才能完成。若排出的卵子不受精，在 12 ~ 24 小时后即死亡。第一极体也可分裂为二，所以在卵发生过程中，形成三个极体，但最后都退化消失。因此一个初级卵母细胞，只能形成一个成熟卵。

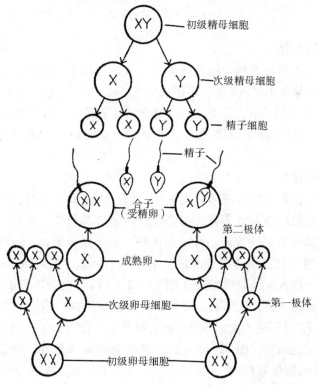

图 12 – 1　精子与卵子的发生

第二节　受精与卵裂

一、受精

精子与卵子结合成为一个受精卵的过程叫受精（图12-2）。

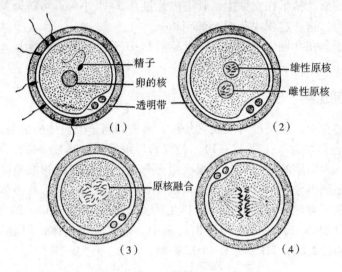

精子	雄性原核
卵的核	雌性原核
透明带	
（1）	（2）
原核融合	
（3）	（4）

图12-2　受精过程

（一）受精的条件

受精的条件：①男女生殖细胞必须发育正常，且精子已获能；正常男性每次射精3~5ml，每毫升含精子1亿~2亿；若精液少于1ml，精子密度低于500万个/ml，或畸形精子超过40%，或精子活力低下，均可造成男性不育症。②男女生殖管道必须通畅。③精子和卵子必须在限定的时间内相遇，排卵12小时之内，射精24小时之内是受精的最佳时间。

（二）受精的过程

受精地点是在输卵管的壶腹部。次级卵母细胞由卵巢排出时，带着放射冠和透明带，经输卵管腹膜腔口进入输卵管，在输卵管的壶腹部和精子相遇。许多精子包围在卵子周围，获能精子头部的顶体，释放顶体酶，如蛋白分解酶、透明质酸酶等，将次级卵母细胞周围的放射冠和透明带溶解，出现一个小孔，然后精子循孔钻入卵子内。一般仅有一个精子进入次级卵母细胞（图12-2（1））。次级卵母细胞受精子的激发，迅速完成第二次成熟分裂，放出第二极体，而成为成熟卵。成熟卵的细胞核，叫雌性原核（图12-2（2））。进入次级卵母细胞的精子头，旋转180°，迅速膨大，恢复成圆形的细胞核，叫雄性原核（图12-3（2）。两个原核逐渐靠近，都失去核膜，雌性原核的23条染色体和雄性原核的23条染色体，融合在一起，即成为受精卵（图12-2（3）、（4））。

（三）受精的意义

（1）受精标志着新生命的开始。在受精之前的次级卵母细胞，处于相对静止状态，物质代谢缓慢。受精后，卵被激发，物质代谢旺盛，受精卵可连续进行细胞分裂和分化，形成一个新个体。

（2）受精恢复染色体的数目。受精卵的染色体数目恢复到46条（23对），其中23条来自父体，23条来自母体。受精卵的染色体带着父母双方不同的遗传基因，使新个体既表现出父体和母体的特征，也表现出新个体的特有特征。

（3）受精决定性别。雌性原核的性染色体为X，而雄性原核的性染色体有两种可能：含X性染色体或Y性染色体。如果雄性原核的性染色体是X，它和雌性原核结合，则受精卵的性染色体为XX，胚胎即为女性。如果雄性原核的性染色体为Y，它和雌性原核结合，受精卵的性染色体为XY，则胚胎为男性。

知识链接

采用人工的方法使精子和卵子结合即人工授精，可分为体内人工授精和体外人工授精。体内人工授精是指用人工的方法将精液注入处于排卵前期的女性生殖管道内，使精子和卵子结合成为受精卵，并在母体内发育成为胎儿。适用于男性不育症。

体外人工授精是指用人工的方法取出卵细胞放在试管内，使其在试管内与精子结合成受精卵。受精卵在试管内发育成胚泡，然后将胚泡送入母体正处于分泌期的子宫内发育成胎儿，最终由母体娩出。通过这种方式发育的胎儿叫试管婴儿。

二、卵裂

受精卵早期进行细胞分裂叫卵裂，分裂后形成的细胞叫卵裂球。卵裂球仍聚集在透明带内，故卵裂球越分越多，其体积越分越小。大约在受精后第3天，受精卵分裂到16个细胞时，形如桑椹，称为桑椹胚（图12－3）。

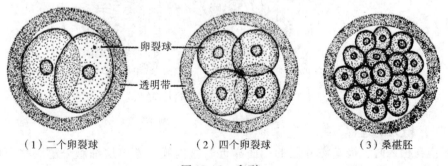

（1）二个卵裂球　　　　　（2）四个卵裂球　　　　　（3）桑椹胚

图12－3　卵裂

在卵裂的同时，由于输卵管壁平滑肌节律性的收缩，上皮纤毛的摆动，以及输卵管腔内分泌液的流动，使受精卵向子宫方向移动，到桑椹胚时，已接近子宫腔（图12－5）。

卵裂速度和向子宫腔移动的速度，是在性激素的调节下互相协调的，因此，能比较准确地到达子宫腔。一般认为雌激素可以加速受精卵的移动，而孕激素则可减缓受精卵的移动。这种协调关系，如果受某种因素的干扰而发生紊乱，受精卵不能在一定的发育阶段内准时到达子宫腔，就可能影响妊娠。

三、胚泡的形成（第1周）

桑椹胚在向子宫腔的运动中，继续进行细胞分裂。分裂的细胞之间先出现一些小腔，随着细胞的分裂增多，小腔逐渐融合成一个大腔，整个胚胎呈囊泡状，称为胚泡。随着胚泡的形成，透明带逐渐消失。胚泡内的腔叫胚泡腔，在胚泡腔的一侧，有一群细胞叫内细胞群。胚泡周围的一层细胞叫滋养层，与内细胞群靠近的滋养层叫极端滋养层（图12-4）。

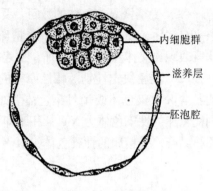

图12-4　胚泡

第三节　植入与蜕膜

一、植入

植入是指胚泡埋入子宫内膜的过程。约在受精后第5～6天开始植入（图12-5），第11～12天胚泡完全埋入子宫内膜。

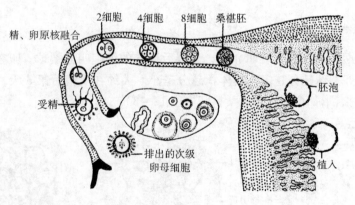

图12-5　排卵、受精、卵裂到植入

（一）植入的过程

胚泡在植入时，极端滋养层的一面靠近子宫内膜。滋养层细胞分泌一些蛋白酶，分解子宫内膜组织，将子宫内膜溶解成一个小缺口，胚泡便逐渐侵入子宫内膜。当胚泡完全嵌入子宫内膜后，由于子宫内膜的再生，将子宫内膜的缺口表面修补完整，胚泡就完全埋入子宫内膜，这样，植入就完成了（图12-6）。

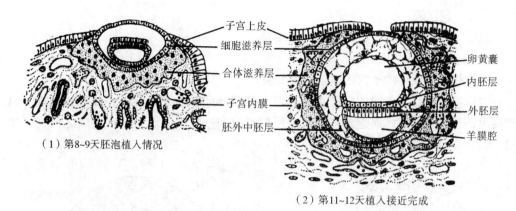

（1）第8~9天胚泡植入情况

（2）第11~12天植入接近完成

图 12 - 6　植入过程

（二）植入的部位

胚泡的正常植入部位，一般是在子宫体上部和子宫底。如胚泡在子宫颈附近植入，以后胎盘位于子宫下段，或覆盖于子宫颈内口，易形成前置胎盘。前置胎盘常引起孕妇子宫出血和分娩困难。

（三）植入的条件

①胚泡植入时，子宫内膜正处于分泌期，内膜肥厚，松软，血液供应丰富。滋养层的细胞可以从子宫内膜吸收营养物质，供给胚胎生长发育。②植入过程，必须在雌激素和孕激素的调节下才能正常进行。子宫内膜的状态和胚泡发育阶段的协调一致、子宫内环境保持正常等，是胚泡植入的必要条件。如果激素调节和所需条件发生紊乱，或受到外界因素的干扰，植入就不能完成。某些抗植入性避孕方法，就是根据这个原理设计的，例如口服避孕药或在子宫腔内放置避孕环等。

二、蜕膜

妊娠后的子宫内膜功能层要发生质的变化，在分娩时也要脱落，所以叫蜕膜。在胚胎植入后，处于分泌期的子宫内膜进一步增厚，血液供应更加丰富，腺体分泌更加旺盛，基质中的结缔组织细胞变得肥大，细胞质中含有丰富的糖原，形成蜕膜细胞。蜕膜的这些变化，有利于胚胎的生长发育。

根据胚泡植入的位置与蜕膜的关系，可将蜕膜分为三部分（图12-7）。

（一）基蜕膜

位于胚泡深部的子宫内膜，叫基蜕膜。随着胚胎的发育，基蜕膜逐渐增厚，将来形成胎盘的母体部分。

（二）包蜕膜

覆盖于胚泡表面的子宫内膜，叫包蜕膜。

（三）壁蜕膜

胚泡植入处以外的子宫内膜，叫壁蜕膜。

包蜕膜和壁蜕膜之间的间隙为子宫腔，随着胚胎的生长发育，包蜕膜逐渐向子宫腔突出，子宫腔也因此而逐渐变窄，最后包蜕膜和壁蜕膜融合，子宫腔随之消失（图12-8）。

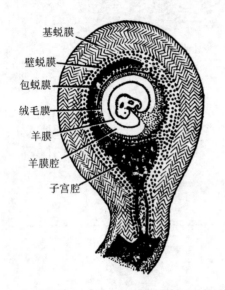

图12-7　2个月的胎膜与蜕膜

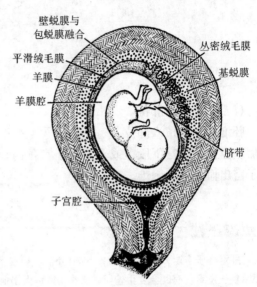

图12-8　妊娠后期的胎膜与蜕膜

第四节　三胚层的形成及其分化

一、胚层的形成

（一）二胚层的形成（第2周）

胚泡植入子宫内膜后，继续发育，内细胞群的细胞继续增殖，并逐渐排列成两层细胞：面向胚泡腔的一层，为小立方状细胞，叫内胚层。内胚层的上方，为一层高柱状细胞，叫外胚层（图12-9）。内、外胚层共同形成一个盘状结构，叫胚盘（图12-10）。胚盘是胚胎发育的基础。胚盘的外胚层面为背面，内胚层面则为腹面。

在外胚层背面的极端滋养层细胞，分化出一层扁平细胞，叫羊膜细胞，羊膜细胞互相连接构成薄膜叫羊膜，羊膜的边缘和胚盘外胚层的周缘相连。羊膜和外胚层之间形成一个腔，叫羊膜腔。在第2周末，内胚层周缘的细胞向腹侧生长，逐渐围成一个腔，叫卵黄囊（图12-9）。

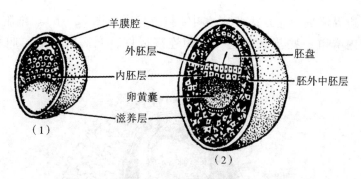

图 12-9 内外胚层的形成

（二）中胚层的形成（第3周）

第三周初，在胚盘中轴线的一端，出现一条细胞索，叫原条（图12-10）。原条的细胞是由外胚层细胞向胚盘中央迁移而来的。原条的出现标定了胚盘的中轴，和头、尾方向，出现原条的一端为尾端，相对的一端为头端。原条的细胞继续分裂增殖，并向深部迁移，于是在内、外胚层之间又增加了一层细胞，这层细胞叫中胚层（图12-11）。

原条头端的细胞增生较快，形成一个细胞团，叫原结。原结的细胞增生，并向深部凹陷，在内、外胚层之间，向胚盘头端发展，形成一条细胞索，叫脊索（图12-10）。

由于脊索和中胚层向头端生长迅速，胚盘由圆形变长，头端较宽大，尾端较狭小。在脊

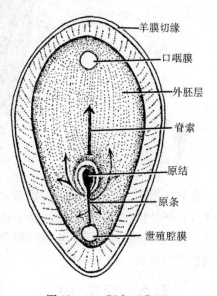

图 12-10 胚盘（背面）

索的头侧和原条的尾侧各有一圆形区域没有中胚层，形成只有内、外胚层相贴的薄膜，前者叫口咽膜，后者叫泄殖腔膜（图12-10）。

脊索和原条，是人胚早期发育阶段的中轴结构。脊索继续发育，对早期胚胎有支持功能。以后脊索逐渐退化，最后成为人体椎间盘中央的髓核。

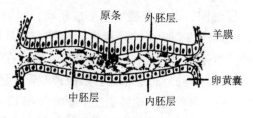

图 12-11 中胚层的发育

（三）滋养层的发育

第2周，在内、外胚层形成的同时，滋养层的细胞分裂增殖，在胚泡外面形成一些不规则的细胞，细胞边界逐渐消失，这一层细胞叫合体滋养层。在其内面的滋

养层细胞，为边界清楚的立方状细胞，叫细胞滋养层（图 12 - 6）。细胞滋养层的细胞，向胚泡腔内增殖一些星状细胞，互相连接成网，充满胚泡腔，叫胚外中胚层（图 12 - 12）。

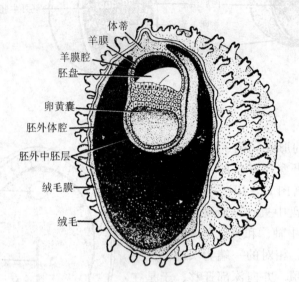

体蒂
羊膜
羊膜腔
胚盘
卵黄囊
胚外体腔
胚外中胚层
绒毛膜
绒毛

图 12 - 12　胎膜与胚盘

在第 3 周初，胚外中胚层的细胞之间，出现一些小腔并逐渐合成一个大腔，叫胚外体腔。胚外体腔的出现，把胚外中胚层分为两层，一层衬于滋养层的内表面，一层贴于羊膜和卵黄囊的外面。连在胚盘尾端和绒毛膜之间的胚外中胚层，叫体蒂，以后参与脐带的形成（图 12 - 12）。

二、胚层的早期分化

从受精卵发育成一个完整的个体，主要有两方面的变化：一方面是量变，就是细胞的分裂繁殖，数量增加，体积增大，这叫做生长；另一方面是质变，就是由结构机能相似的细胞，变为结构机能不同的组织细胞，这叫分化。三胚层的细胞经过生长、分化形成人体的各种组织，由各种组织再构成各种器官。

（一）外胚层的早期分化

位于脊索背面的外胚层细胞，迅速分裂增生形成板状，叫神经板，神经板两侧的细胞，增生较快而高起，叫神经褶。两个神经褶之间的凹陷，从胚的头端到尾端形成一条纵沟，叫神经沟。神经褶逐渐增生，并向中线靠拢，最后在神经沟的背侧中线处愈合，从而形成神经管（图 12 - 13）。神经褶愈合形成神经管，是从颈部开始，逐渐向头、尾两端扩展（图 12 - 14）。神经管头端形成三个膨大（图 12 - 15），从胚头端向尾端，依次为前脑、中脑和菱脑，将来前脑发育成端脑和间脑；菱脑发育成后脑和髓脑，后脑形成脑桥和小脑；髓脑形成延髓（图 12 - 16）。神经管尾端细长，形成脊髓。

神经管以外的外胚层，包被于胚体表面，形成皮肤的表皮及其附属结构。

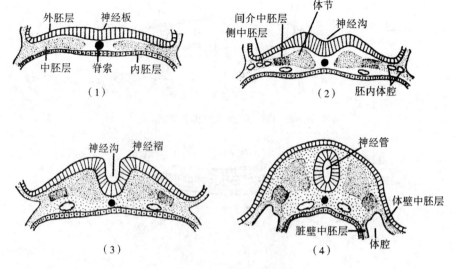

图 12 – 13　胚盘的横切面

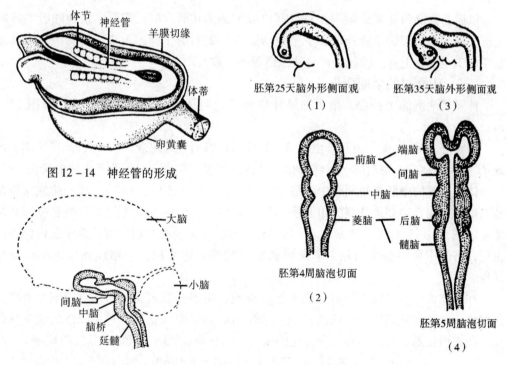

图 12 – 14　神经管的形成

图 12 – 16　大脑和小脑的发生

图 12 – 15　神经管的演变

（二）内胚层的早期分化

第 3 周时，胚胎两侧缘和头、尾部向腹面卷折弯曲（图 12 –17），此时内胚层被包于胚体内，形成原肠。随着胚体的继续弯曲，原肠分为三部：位于胚体头端的部分叫前肠，其头端起于口咽膜；位于胚体尾端的部分叫后肠，其尾端终于泄殖腔膜；中部与卵黄囊相连，叫中肠（图 12 –18）。

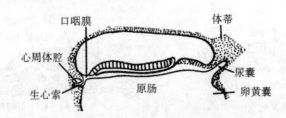

图 12 – 17　第 19 天胚的纵切面

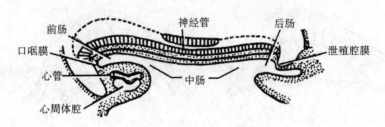

图 12 – 18　第 22 天胚的纵切面

　　以后，前肠演化成从咽到胆总管开口以上的消化管、肝、胆囊、胰和呼吸系等的上皮。中肠演化成胆总管开口以下至横结肠右 3/2 的消化管的上皮。后肠演化成横结肠左 1/3 至肛管上部、膀胱一部分和尿道等的上皮。

（三）中胚层的早期分化

　　神经管两侧的中胚层，增生加厚并呈分节状叫体节（图 12 – 13 （2）和图 12 – 14）。

　　约在胚胎第 16 天，由颈部出现第 1 对体节，以后每天出现 2 ~ 3 对，到第 5 周共出现 42 ~ 44 对体节，每对体节，将分化成胚体该节段的椎骨、骨骼肌和皮肤的真皮。

　　体节外侧的中胚层叫间介中胚层（图 12 – 13 （2）、（3）、（4）），将分化成泌尿系和生殖系。间介中胚层外侧的中胚层叫侧中胚层。在侧中胚层之间出现的腔隙叫胚内体腔（图 12 – 13 （2）（3）（4）），将形成心包腔、胸膜腔和腹膜腔。由于胚内体腔的出现，将侧中胚层分为两层：紧贴内胚层的叫脏壁中胚层；紧贴外胚层的叫体壁中胚层。

　　在胚体内，三胚层之间散在的中胚层细胞，叫间充质细胞。间充质细胞为有突起的细胞，互相连接成网，构成疏松的胚胎性结缔组织即间充质，它在胚体内起支持作用。间充质细胞具有向不同方向分化的能力，能分化成肌肉、骨骼及结缔组织等。

表 12 –1　三胚层分化最终形成的结构

外胚层	中胚层	内胚层
表皮及其附属结构、乳腺、口腔、鼻腔及肛门的上皮、角膜上皮、晶状体、视网膜、内耳、神经系、垂体、肾上腺髓质	结缔组织、肌组织、胸膜、腹膜、心血管、淋巴管、淋巴器官、肾、输尿管、睾丸、附睾、输精管、精囊、卵巢、输卵管、子宫、阴道穹、肾上腺皮质	咽到直肠、肝、胆囊、胆道、胰、喉、气管、肺、甲状腺、胸腺、中耳鼓室、咽鼓管、膀胱和后尿道、阴道和阴道前庭

第五节 胎膜与胎盘

一、胎膜

胎膜也是由受精卵发育而来,是胚体以外的附属结构。胎膜包括:绒毛膜、卵黄囊、尿囊、羊膜和脐带。对胚胎起保护和物质交换的作用,当胎儿娩出后,胎膜也相继由母体排出。

(一)绒毛膜

绒毛膜的形成:在胚胎第2周,滋养层形成绒毛膜。最初细胞滋养层与合体滋养层的细胞共同向滋养层外面延伸,形成许多细小的突起叫绒毛(图12-19(1)),此时滋养层就改称绒毛膜。以后绒毛逐渐长大,胚外中胚层伸入绒毛内,构成绒毛的轴(图12-19(2)),继之,胚外中胚层又在绒毛内发生了血管(图12-19(3)),其中含有胎儿血液。以后绒毛干继续长大,并生出许多分支(图12-19(3)、(4))。

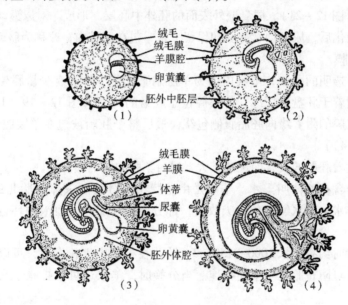

图12-19 胎膜的形成

绒毛膜的功能:主要是从母体子宫吸收营养物质,供胚胎发育。随着胚胎的发育长大,子宫蜕膜也相应地加厚,而绒毛膜的滋养层细胞产生的蛋白分解酶,继续溶解侵蚀子宫蜕膜,使蜕膜出现更大的腔隙以容纳发育中的胚胎。位于绒毛周围的腔隙叫绒毛间隙,其中有母体血液,绒毛的分支就游离于绒毛间隙的血液内,绒毛从母体血液吸收营养物质,供胚胎发育,同时又将胎儿的代谢产物排入母体血液,如此进行物质交换。

随着胚胎的生长发育,绒毛膜也逐渐扩大,最后,包蜕膜和壁蜕膜合并,二者紧密相贴,包蜕膜内的血管受挤压,血液供应不足,所以,面向包蜕膜的绒毛膜的绒毛,因缺乏营养而逐渐萎缩。胚胎发育到4个月左右,该部的绒毛完全退化,即称为平滑绒毛膜（图 12 - 9）。朝向基蜕膜的绒毛膜的绒毛，随着基蜕膜生长加厚，血液供应丰富，绒毛特别发达，分支繁密形如树枝，因此，叫丛密绒毛膜，以后即形成胎盘的胎儿部分（图 12 - 8）。

胚胎发育早期，如果绒毛膜内的胚外中胚层变性水肿，血管消失，绒毛不能进行物质交换，胚胎因而死亡。所有的绒毛都变成水泡状，这种病理变化叫葡萄胎。如果滋养层细胞发生癌变，则叫绒毛膜上皮癌。

（二）卵黄囊

第 3 周，当胚体外形建立时，卵黄囊的顶被包入胚体内，形成原肠。随着胚胎的发育和脐带的形成，卵黄囊底部逐渐变小变细（图 12 - 19（3）、（4）），到第 4 周末，包在脐带内（图 12 - 20）。最后封闭变为卵黄蒂，并且与消化管断离。

（三）尿囊

约在第 16 天的胚，由卵黄囊尾端的内胚层，向体蒂内突出一个小囊，叫尿囊（图 12 - 19（3）、（4））。人类的尿囊不发达，当后肠形成后，尿囊根部和后肠腹侧相通连。尿囊的近端，以后形成膀胱；尿囊的远端包在脐带内，逐渐缩小变细，叫脐尿管，最后闭锁退化（图 12 - 21）。尿囊壁外表面的胚外中胚层，形成一对尿囊动脉和一对尿囊静脉，尿囊退化后，尿囊动、静脉却保留下来，包在脐带内，改称为脐动脉和脐静脉。

（四）羊膜

羊膜为半透明的薄膜，羊膜内面为单层扁平细胞，外面有少量胚外中胚层。最初羊膜的边缘附着于胚盘的周缘，羊膜腔位于胚盘的背面（图 12 - 19（1））。当胚盘卷褶弯曲时，羊膜的附着缘向胚胎腹侧包绕，最后整个胚胎被包在羊膜腔内（图 12 - 19（2）、（3）、（4））。

羊膜腔随着胚胎的发育而逐渐扩大，最后羊膜和绒毛膜合并。

羊膜腔内含有液体叫羊水。羊水是由羊膜组织分泌的液体和胎儿的排泄物组成。胎儿可吞咽羊水，羊水经消化管吸收后，部分废物经胎儿的血液循环运至胎盘，经母体排出。

足月分娩时约有羊水 1000 ~ 1500ml。胎儿在羊水中生长发育，可以减轻外力对胎儿的挤压，并可防止胎儿与羊膜粘连。当分娩时，羊水还可以扩张子宫颈，冲洗和润滑产道。

羊水过少，常由于胎儿无肾或尿道闭锁等所致，易造成胎体粘连。羊水过多，常由于胎儿消化管闭锁所引起，并常伴有神经系发育异常，如无脑儿和脑积水等。

（五）脐带

当羊膜腔逐渐扩大，羊膜向腹侧包绕时，将体蒂、卵黄蒂、尿囊以及尿囊动静脉等，包绕成一条条索状的结构叫脐带。它一端连于胎儿脐部，另一端连于胎盘（图 12 - 20 和图 12 - 21）。除上述结构以外，在早期的脐带内还包含有一部分胚外体腔。晚期的脐带内，卵黄蒂和尿囊都退化消失，只有两条脐动脉和一条脐静脉。所以脐带是连接胎儿和胎盘的血管通道。

足月胎儿的脐带长约 55 厘米，直径约 1.5 厘米。若脐带短至 20 厘米，叫脐带过短，会影响胎儿的娩出。如果脐带长达 120 厘米以上，叫脐带过长，往往能缠绕胎儿颈部或肢体等，影响胎儿的发育，甚至导致胎儿死亡。

二、胎盘

（一）胎盘的组成和形态结构

胎盘是由母体子宫的基蜕膜和胎儿的丛密绒毛膜共同组成的圆盘状结构。

正常娩出的胎盘直径为15～20厘米，厚2.5～3厘米，重约500g。胎盘的胎儿面，因有羊膜覆盖，故表面光滑，中央有脐带相连。胎盘的母体面较粗糙（图12－21）。

胎盘的胎儿面，羊膜的外面为胚外中胚层，在此层内有脐动脉的分支和脐静脉的属支，它们以脐带附着处为中心，向胎

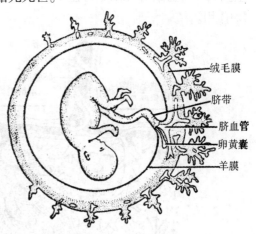

图12－20　脐带的形成

盘周围呈放射状排列，其分支进入绒毛。丛密绒毛膜的绒毛分成许多小叶，绒毛小叶之间有子宫基蜕膜的组织，叫胎盘隔，胎盘隔之间的腔隙即为绒毛间隙，其中有母体血液。每个绒毛的主干和子宫基蜕膜相连，而绒毛的分支则浸于绒毛间隙的母体血液内（图12－22）。

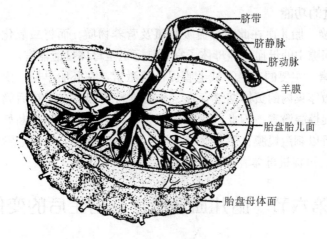

图12－21　胎盘

（二）胎盘的血液循环特点

①胎儿血，由脐动脉经过胎盘的小动脉进入绒毛内的毛细血管，在此进行物质交换后，再由胎盘的小静脉汇入脐静脉，流回胎儿体内。②母体子宫动脉的血，进入基蜕膜的螺旋动脉，螺旋动脉开口于绒毛间隙，血液在绒毛间隙内流动缓慢，然后再由基蜕膜的小静脉流回母体的子宫静脉。

所以，胎盘的母体部分和胎儿部分的血液循环，是两个独立的体系。胎儿血液和母体血液之间，隔着数层结构，即：①绒毛表面的滋养层细胞及其基膜；②绒毛内的胚外中胚层；③绒毛内毛细血管的内皮及其基膜。这几层结构合称为胎盘膜，也叫胎

<mark>•283</mark>

盘屏障。胎盘屏障能阻止母血中大分子物质如细菌等进入胎儿血液循环，对胎儿有保护作用。

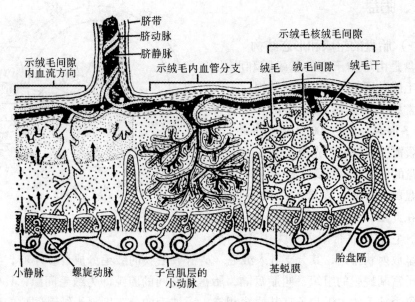

图 12 – 22　胎盘结构模式图

（三）胎盘的功能

1. 物质交换　胎儿血在此由母血吸收氧及营养物质，而将二氧化碳和其他代谢产物，排入绒毛间隙中的母血，经母体子宫静脉运送至母体排泄器官。

2. 分泌激素　主要的有：①绒毛膜促性腺激素：在胚胎早期，由合体滋养层细胞分泌，它可刺激卵巢内的黄体继续存在，从而维持妊娠。在受精后第 3 周，孕妇尿中即出现绒毛膜促性腺激素，因此，用查尿的方法即可帮助早期诊断妊娠。②雌激素和孕激素：它们可以刺激蜕膜，使其继续增厚，以维持妊娠。③绒毛膜促乳腺生长激素（胎盘催乳素）：可促进母体乳腺的发育。

第六节　胎儿血液循环及出生后的变化

一、胎儿心血管系统的结构特点

胎儿的心血管系统除具有心脏、动脉、静脉以外，胎儿肺循环未建立，回流到右心的血液必须通过一定的通道到达左心；胎儿还必须通过脐静脉、脐动脉与胎盘相连，所以胎儿的心血管系统具有以下结构特点。

（一）卵圆孔

胎儿心脏房间隔下部有一卵圆形的孔，称卵圆孔 foramen ovale。该孔将左右心房联通起来，可将流入右心房的血液直接进入左心房。

（二）动脉导管

动脉导管是连接分动脉干和主动脉弓的一条血管，将进入肺动脉的血液直接导入主动脉。

（三）脐动脉

脐动脉有一对，自髂总动脉发出，经胎儿脐部进入脐带，其末端分支在胎盘绒毛中形成毛细血管（图）。它将含有 CO_2 和代谢产物的静脉血运送到胎盘，通过容貌的毛细血管与母体血液进行物质交换。

（四）脐静脉

脐静脉只有一条，起自胎盘绒毛中的毛细血管，经脐带进入胎儿体内，沿腹前壁上行，到达肝脏，经静脉导管和肝静脉进入下腔静脉。脐静脉的血液是含氧量高的动脉血。

二、胎儿的血液循环途径

含氧量高的动脉血经脐静脉进入下腔静脉，到达右心房，一部分直接进入左心房，另一部分经右心室进入肺动脉，经动脉导管进入主动脉，实际上都进入了体循环的主动脉。在主动脉分支髂总动脉处又经脐动脉到达胎盘毛细血管。胎儿体内的血液不存在绝对的动脉血和静脉血，实际上多数部位动脉血和静脉血是混合的。

三、胎儿出生后血液循环的变化

胎儿出生后，胎盘血液循环中断，肺循环建立，胎儿的血液循环发生了一系列的变化（图），逐渐形成人体正常的血液循环。

（一）卵圆孔闭锁

胎儿出生后，肺循环的建立，使右心房压力下降，当左、右心房压力接近时，卵圆孔逐渐失去作用，逐渐自动闭锁。出生后一年左右完全封闭，若一岁后还不完全封闭，叫卵圆孔未闭，是先天性心脏病的一种。

（二）动脉导管闭锁

出生后，肺循环的建立，肺动脉的血液不必再进入主动脉，动脉导管逐渐闭锁，形成动脉韧带。如果出生后一年尚未完全闭锁，则叫动脉导管未闭，是先天性心脏病的一种。

（三）脐动脉闭锁

脐动脉出生后大部分闭锁，形成脐外侧韧带，仅近侧端保留形成膀胱上动脉。

（四）脐静脉和静脉导管闭锁

脐静脉闭锁形成肝圆韧带，静脉导管闭锁形成静脉韧带。

第七节　双胎与多胎

一、双胎

一次分娩生出两个胎儿，叫双胎或孪生。双胎可分为单卵双胎和双卵双胎。

（一）单卵双胎

即由一个受精卵发育成两个胎儿。一卵双胎的形成可以在受精卵分裂成两个卵裂球时，二者分离而形成〔图 12 - 23（1）〕。也可以在一个胚泡内形成两个内细胞群，每个内细胞群发生一个胎儿〔图 12 - 23（2）〕。此外，在一个二胚层的胚盘上如出现两个原条时，也可发生两个胎儿〔图 12 - 23（3）〕。

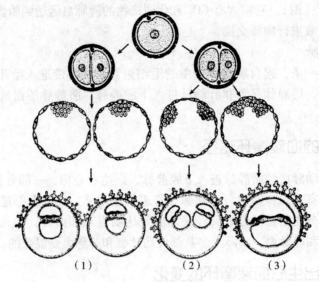

图 12 - 23　单卵双胎模式图

单卵双胎的两个胎儿性别相同，面貌相似。

若双胎的胚胎分离不完全，则可形成联胎。

（二）双卵双胎

一次排出两个卵，而且两个卵同时受精，两个受精卵各自发育成胎儿。双卵双胎的两个胎儿，性别可以相同，也可以不同，其面貌和普通兄弟姊妹相似。

二、多胎

一次分娩生出三个以上的胎儿叫多胎。多胎来自一个受精卵，称为单卵多胎；来自多个受精卵，称为多卵多胎；如果多胎中既有单卵的，也有多卵的，则称为混合性多胎。

第八节　先天性畸形

先天性畸形是由于胚胎发育紊乱而出现的胎儿形态结构异常。先天性畸形是常见之一，是死胎死产的主要原因。

一、先天性畸形的发生原因

凡是能干扰胚胎正常发育过程、诱发胎儿畸形的因素，称致畸因素。致畸因素有遗传因素和环境要素两大类。在各种先天性畸形因素中，遗传因素占 25%，环境要素占 10%，遗传因素和环境要素相互作用以及原因不明者占 65%。

（一）遗传因素

遗传因素是指生殖细胞遗传物质改变的因素，可分为染色体畸变和基因突变两类。

1. 染色体畸变

染色体畸变是指染色体数目和结构发生改变而引起的发育异常，如先天愚型（21号染色体三体）、先天性睾丸发育不全（性染色体三体，染色体47条，XXY），先天性卵巢发育不全（染色体为45，X0），室间隔缺损及双侧唇裂等。

2. 基因突变

基因突变是由于基因碱基的组成或位置顺序发生变化，以致影响细胞的结构蛋白或酶的结构和功能的异常，如多指（趾）、多囊肾、血友病、色盲等。

（二）环境因素

1. 生物因素

母体在妊娠早期感染某些病毒，如风疹病毒、巨细胞病毒、单纯性疱疹病毒、水痘、肝炎病毒等均可以引起胚胎发生畸形，这些病毒主要影响胚胎神经系统发育。

2. 化学因素

某些药物和环境污染物有致畸作用。目前已知有600多种化学物质可致胚胎畸形，如镇静剂、抗肿瘤药、抗精神病药、尼古丁、乙醇、肝素、泼尼松等；环境污染，如汞、铅、有机磷等也可引起神经系统畸形和四肢畸形等。

3. 物理因素

目前确定的对人类有致畸作用的物理因子有射线、机械性压迫和损伤、高温等。大剂量的X线照射和放射性射线都可以引起畸形，如腭裂、脊柱裂等。

4. 其他致畸因子

酗酒、大量吸烟、缺氧、严重营养不良等均有致畸作用。

二、胚胎的致畸敏感期

发育中的胚胎是否发生畸形，不仅决定于致畸因子的性质和胚胎的遗传特性，而且决定于胚胎受到致畸因子作用时所处的阶段。受到致畸因子作用最易发生畸形的阶段称为致畸敏感期。

受精后的前两周，胚胎受到致畸因子作用后较少发生畸形。受精后3～8周，胚胎细胞分裂、分化活跃，器官原基正在形成，最易受到致畸因子的干扰而发生器官形态、结构畸形，此期是最易发生畸形的敏感期。9～38周是胎儿期胎儿的多数器官已基本定型，对致畸因子的敏感性较低，受到致畸因子作用后，一般不出现器官畸形。

三、先天性畸形分类

先天性畸形的表现多样，至今无理想的分类方法，依据先天性畸形的胚胎发育过程，大致分类如下：

1. 胚胎整体发育障碍

多种严重遗传缺陷而致胚胎不能发育成形，胚胎大多早期死亡或自然流产。

2. 胚胎局部畸形

由胚胎局部发育紊乱引起，涉及范围并非一个器官，而是多个器官。如头面发育不全（无脑、独眼），并肢畸形等。

3. 器官和器官局部发育不良

单侧或双侧肾缺失、肺缺失、房间隔或室间隔缺损、唇裂等。

4. 组织分化不良

如骨发育不全（短肢）、甲状腺发育不良引起的克丁病，腺垂体嗜酸性细胞功能不全引起的侏儒症等。

5. 异位发育或退化不全畸形

如大血管移位，异位乳腺、多乳症、多指症等

6. 发育停滞性畸形

如双角子宫、隐睾、异位肾等。

思考题

1. 月经龄、受精龄的概念和时间？

2. 精子和卵子内的染色体数目是多少？分别含有什么性染色体？

3. 受精的条件和意义是什么？

4. 受精、桑椹胚、胚泡、植入、蜕膜、内胚层、外胚层、中胚层的概念？

4. 羊水的量和作用？

5. 脐带的长度和主要结构？

6. 胎盘屏障的构成和作用？

7. 胎儿血液循环的主要特点是什么？

8. 先天性畸形发生的原因是什么？

9. 双胎的概念和发生原理？

10. 胚泡植入的条件、时间、部位和过程是什么？

（庞传武）

参 考 文 献

[1] 盖一峰. 人体解剖学. 北京：人民卫生出版社，2010.

[2] 吴先国. 人体解剖学. 北京：人民卫生出版社，2004.

[3] 邢贵庆. 人体解剖与组织胚胎学. 北京：人民卫生出版社，2003.

[4] 柏树令. 系统解剖学. 北京：人民卫生出版社，2007.

[5] 高应茂. 组织学与胚胎学. 北京：人民卫生出版社，2005.

[6] 牛建昭. 组织学与胚胎学. 北京：人民卫生出版社，2002.

[7] 盖一峰. 人体结构学. 北京：中国医药科技出版社，2009.

[8] 刘文庆. 人体解剖学. 北京：人民卫生出版社，2004.

[9] 丁自海. 人体解剖学. 北京：中国科学技术出版社，2005.

[10] 杨壮来. 人体结构学. 北京：人民卫生出版社，2004.

[11] 李如竹. 护理学基础. 北京：人民卫生出版社，2005.

[12] 窦肇华. 人体解剖学和组织胚胎学. 北京：人民卫生出版社，2004.

[13] 欧阳钦. 临床诊断学. 北京：人民卫生出版社，2002.

[14] 刘应林. 正常人体学基础. 北京：人民卫生出版社，2003.

[15] 羊惠君. 实地解剖学. 北京：人民卫生出版社，2002.

[16] 邹锦慧，刘树元. 人体解剖学. 北京：科学出版社，2005.

[17] 韩秋生，等. 组织胚胎学彩色图谱. 沈阳：辽宁科学出版社，2004.

[18] 王怀经. 局部解剖学. 北京：人民卫生出版社，2005.

[19] 顾晓松，胡兴宇. 系统解剖学. 北京：科学出版社，2008.